LAPAROSCOPIC COLORECTAL SURGERY

腹腔镜
结直肠手术图谱

◎主编　魏　东

中国科学技术出版社
·北　京·

图书在版编目（CIP）数据

腹腔镜结直肠手术图谱 / 魏东主编. 一北京：中国科学技术出版社，2020.1
ISBN 978-7-5046-8363-2

Ⅰ. ①腹… Ⅱ. ①魏… Ⅲ. ①腹腔镜检－应用－结肠疾病－外科手术－图谱②腹腔镜检－应用－直肠疾病－外科手术－图谱 Ⅳ. ① R656.9-64 ② R657.1-64

中国版本图书馆 CIP 数据核字（2019）第 186223 号

策划编辑	焦健姿　王久红
责任编辑	黄维佳
装帧设计	华图文轩
责任校对	龚利霞
责任印制	李晓霖

出　　版	中国科学技术出版社
发　　行	中国科学技术出版社有限公司发行部
地　　址	北京市海淀区中关村南大街 16 号
邮　　编	100081
发行电话	010-62173865
传　　真	010-62179148
网　　址	http://www.cspbooks.com.cn

开　　本	889mm×1194mm　1/16
字　　数	418 千字
印　　张	16
版　　次	2020 年 1 月第 1 版
印　　次	2020 年 1 月第 1 次印刷
印　　刷	北京威远印刷有限公司
书　　号	ISBN 978-7-5046-8363-2/R・2432
定　　价	158.00 元

AUTHORS LIST
编著者名单

主　编　魏　东　解放军联勤保障部队第九八九医院

副主编　杨　阳　解放军联勤保障部队第九八九医院

张胜利　解放军联勤保障部队第九八八医院

曹永丽　解放军联勤保障部队第九八九医院

编　者（以姓氏笔画为序）

丁建华　中国人民解放军火箭军特色医学中心

王　玲　解放军联勤保障部队第九八九医院

王文航　驻马店市中心医院

石守森　解放军联勤保障部队第九八九医院

吕兵兵　解放军联勤保障部队第九八九医院

李　明　解放军联勤保障部队第九八九医院

杨维维　解放军联勤保障部队第九八九医院

张　辉　解放军联勤保障部队第九八九医院

张小桥　解放军联勤保障部队第九六〇医院

张长山　解放军联勤保障部队第九八九医院

张远耀　解放军联勤保障部队第九八九医院

张宗豪　解放军联勤保障部队第九八九医院

周　辉　上海交通大学附属新华医院

赵　军　海军军医大学附属东方肝胆外科医院

赵　艇　解放军联勤保障部队第九八九医院

赵　楠　解放军联勤保障部队第九八九医院

胡志前　海军军医大学附属长征医院

葛雪燕　解放军联勤保障部队第九八九医院

鲁明良　解放军联勤保障部队第九〇三医院

童卫东　陆军军医大学附属大坪医院

蔡　建　中山大学附属第六医院

ABSTRACT
内容提要

随着医学技术的不断发展，腔镜微创技术在外科手术中的应用日益成熟，特别是结直肠手术方面，腹腔镜手术逐渐占据主流地位。作者参考国内外最新文献，结合自身丰富的临床实践经验精心编写了本书，力求客观反映结直肠外科领域腹腔镜手术发展的全貌。

全书共 23 章，详细介绍了腹腔镜结直肠手术的相关基础理论和临床实践内容。第 1 ～ 7 章分别介绍了腹腔镜外科发展简史、腹腔镜外科手术基本操作与技术、腹腔镜结直肠手术常见并发症、围术期处理、麻醉、手术室准备及术后监护；第 8 ～ 21 章完整、系统地讲解了各种腹腔镜结直肠手术的适应证、禁忌证、术前准备、术后处理、常见并发症及其防治等一系列理论知识，同时结合手术图片和手绘图谱，详细、具体地介绍了各类腹腔镜手术的手术器械配置、方法和技巧、规范化操作步骤等；第 22 ～ 23 章则详细介绍了经自然腔道取出标本手术及腹腔镜医生培训的相关内容。

本书内容系统，实用性强，图文并茂，便于读者理解、领会腹腔镜结直肠手术的操作方法和要点，非常适合广大结直肠外科医师参考阅读。

PREFACE
序

从开展腹腔镜胆囊切除术至今已30余年。随着腹腔镜技术的发展，它在普通外科领域应用越来越广泛，其在结直肠手术中的应用更是形成了一个亮点。从早期的阑尾切除术到结直肠良性疾病的手术治疗，再到恶性肿瘤的根治手术，腹腔镜技术已经渗透到了结直肠外科的各个领域，已从试验阶段大跨步地进入广泛的临床应用阶段。目前，腹腔镜手术已经作为结直肠良性疾病和结直肠癌治疗的标准方法被推荐，因而，腹腔镜技术是结直肠外科医师必须掌握的一项技术。

我国的腹腔镜结直肠手术起步虽落后于西方国家，但近年来在广大同仁的努力下，已经在全国广泛开展，手术技术也日臻完美。近几年，解放军联勤保障部队第九八九医院全军肛肠外科研究所在腹腔镜结直肠手术方面做了大量工作，形成了以魏东主任领衔的腹腔镜手术团队，他们怀着对新技术的渴求，从点滴开始学习、专研、摸索，已逐渐形成了自身的技术特色，特别是在腹腔镜结肠全切、次全切术治疗慢传输型便秘，腹腔镜结直肠癌的根治手术，腹腔镜低位超低位直肠癌的保肛手术方面都有独到的临床经验。同时研究所各位同仁在腹腔镜技术的教学推广方面也积累了大量经验，现将多年开展腹腔镜结直肠手术的方法、经验汇编成《腹腔镜结直肠手术图谱》，推荐给同仁。

本书涵盖了腹腔镜结直肠手术的基本理论、基本技术、围术期处理、麻醉、护理，包括结肠癌根治手术、结肠部分切除、次全切除、全切除，直肠癌根治手术，直肠脱垂手术等详细的手术讲解。内容翔实、讲解清晰、图文并茂，是一部适合多层次学者参阅的临床参考书。

愿本书对腹腔镜结直肠手术的外科医师能有所帮助。

高春芳

FOREWORD
前　言

20 世纪 80 年代，腹腔镜摘除胆囊和阑尾的应用，打开了微创外科技术广泛用于腹腔手术之门，而这些手术以前大部分须常规开腹治疗。随着腹腔镜外科的迅速发展，腹腔镜外科手术技术的不断提高，腹腔镜外科器械的日益更新，腹腔镜手术的禁区亦在不断突破。用腹腔镜治疗结直肠疾病的报道首次见于 1990 年，1992 年以来，我国的腹腔镜结直肠外科手术有了飞跃性的发展，并且取得了令人瞩目的成果。

外科设备的不断进步及外科器材的不断创新加速了腹腔镜结直肠手术的普及与发展。腹腔镜在结直肠外科的广泛应用，尤其结直肠恶性肿瘤腹腔镜手术的突破性发展，为腹腔镜在胃肠外科领域的推广打下了坚实的基础。目前，国内尚无系统性的腹腔镜培训教材，大部分年轻医师的培养缺乏系统扎实的训练。我们编写本书的目的是在综合近年来腹腔镜结直肠外科成果的基础上，对全军肛肠外科研究所在腹腔镜结直肠外科开展的实际工作经验进行总结并呈现给大家。

《腹腔镜结直肠手术图谱》，共有 23 章，概括介绍腹腔镜外科的发展历史、基础知识、腹腔镜结构及仪器设备保养，并对各种手术的适应证、禁忌证、围术期处理、手术步骤、各种意外情况及并发症的处理原则等方面都做了翔实的叙述，内容涵盖了结直肠良恶性肿瘤、炎性肠病、结直肠功能性疾病，尤其对顽固性便秘的微创外科手术方法进行了较全面的归纳总结。本书将绘制的手术图解和腹腔镜手术实际照片进行对比参照，使读者对腹腔镜结直肠外科的认识有广度、有深度，更具有可学习性和可操作性。本书实用性较强，可作为结直肠外科各级医学工作者的重要参考书。

尽管我们在编写过程中已竭尽全力，但由于水平有限，书中一定还存在不少缺点，甚至错误，我们诚恳地希望读者随时提出批评，给予指正。

在本书的编写过程中，解放军联勤保障部队第九八九医院高春芳教授给予了悉心的指导，全军肛肠外科研究所全体同仁在编辑及校对工作中付出了艰辛的劳动和大量心血，在此一并深表谢意。

魏　东

CONTENTS
目　录

Part 1　腹腔镜外科发展简史

Part 2　腹腔镜外科手术基本操作与技术

Part 3　腹腔镜结直肠手术常见并发症

Part 4　腹腔镜手术的围术期处理

Part 5　腹腔镜结直肠手术麻醉

Part 6　腹腔镜结直肠手术手术室准备

Part 7　腹腔镜结直肠手术术后监护

目录

Part 8 腹腔镜阑尾切除术

Part 9 腹腔镜右半结肠切除术

Part 10 腹腔镜横结肠切除术

Part 11　腹腔镜左半结肠切除术

Part 12　腹腔镜乙状结肠切除术

Part 13　腹腔镜直肠癌根治术

Part 14 腹腔镜全结肠和次全结肠切除术

Part 15 腹腔镜回盲肠切除术

Part 16 腹腔镜结肠造口术及关闭术

Part 17 腹腔镜直肠脱垂手术

Part 22 经自然腔道取标本手术

Part 23 腹腔镜医生培训

Part 1

腹腔镜外科发展简史

微创外科是近 30 年来高速发展的新兴学科。它在相当长的时期处于停滞和缓慢发展状态，直到 1987 年开展第 1 例腹腔镜胆囊切除术（LC），带动了各类腹腔镜技术及其他微创技术的发展，开创了微创外科的历史新纪元。因此，腹腔镜技术是推动微创外科发展的先锋。

一、腹腔镜的诞生和发展

早期的腹腔镜手术局限于一个人通过目镜观察以进行诊断和治疗。腹腔镜从无到有，器械、设备和技术不断发展和完善，如从无气腹到有气腹，再发展到 CO_2 气腹；气体选择从空气到氧气，最终找到最佳的 CO_2 气体；操作从单套管到双套管技术；光源从头镜反光到热光源，再到理想的冷光源；从无防漏气装置到橡胶密封帽。

1901 年俄罗斯圣彼得堡的妇科医师 Ott 首先介绍了在一位孕妇腹前壁上做一个小切口，将窥阴器插入到腹腔内，用头镜将光线反射进入腹腔以观察腹腔内脏器，并称这种检查为腹腔镜检查，这就是腹腔镜的萌芽，至此开辟了腹腔镜的历史。同年，德国的外科医师 Kelling 在德累斯顿首次用过滤的空气在狗身上制造气腹，并插入腹腔镜进行腹腔内检查。

1910 年瑞典斯德哥尔摩的 Jacobaeus 将腹腔镜技术应用于临床，几年后他便为 69 位病人做了 115 次腹腔镜检查，他是第一位描述肝脏转移癌、梅毒和结核性腹膜炎病变的研究者。1912 年 Nordentoft 报道腹腔镜检查时用 Trendelenburg 位（即头低足高位），并设计了穿刺锥鞘。1920 年美国堪萨斯州的内科医师 Stone 用鼻咽镜插入狗的腹腔进行观察，他发明了一种橡胶垫圈帮助封闭穿刺套管，以免操作中漏气。1928 年德国的 Kalk 发明了斜面为 45° 的腹腔镜，并且他于 1929 年首先应用了双套管穿刺针技术。

1933 年普通外科医师 Fervers 首次报道了腹腔镜下肠粘连松解术。当时他以氧气制造气腹，用电刀松解粘连，由于氧的助燃性，当他接通电流时，腹腔内立刻发生了爆炸。他是第一个建议把做气腹的气体由空气或氧气改为二氧化碳的人。其原因是，二氧化碳气体不助燃，被腹膜吸收后容易从肺中排出，并且二氧化碳进入血管形成的气体栓塞比空气或氧气形成的气体栓塞更容易治疗。

1938 年匈牙利的外科医师 Veress 介绍的一种注气针一直沿用至今（即 Veress 气腹针）。此针针芯前端圆钝、中空、有侧孔，通过针芯可以注气、水和抽吸，针芯的底部有弹簧保护装置，穿刺腹壁时针芯遇到阻力缩回针鞘内，一旦锐利的针鞘头进入腹腔内，阻力消失，针芯因尾端弹簧的作用而凸入腹腔，防止针鞘锐利部分损伤内脏。

1952 年 Fourestie 发明了冷光源，解决了热光源术中腹腔脏器热灼伤问题。1956 年 Fran-Genheim 使用玻璃纤维作为腹腔镜的光传导体使光损失更少，腹腔镜光照度更大，图像变得清亮。1964 年德国妇产科医师 Kurt Semm 发明了自动气腹机，为腹腔镜外科的发展奠定了坚实的基础。

1961 年妇科医师 Palmer 和 Imemdioff 系统地报道了他们成功实施腹腔镜输卵管结扎绝孕术的经验，并为世界所公认。1972 年美国洛杉矶的 Cedars Sinai 医学中心的近 1/3 的妇科手术使用了腹腔镜技术。同年，美国妇科腹腔镜协会成立，在短短几年内参加成员达 4000 余名，完成腹腔镜绝孕术几百万例。

1975 年 Cuschieri 开始巩固并宣传腹腔镜的价值，使腹腔镜技术逐渐成为诊断宫外孕、慢性腹痛、肝病的有价值的方法，尤其成为诊断妇科疾病的一种重要手段。

1980 年 9 月 12 日，德国妇产科医师 Kurt Semm 教授首次成功地用腹腔镜技术进行了阑尾切除，将腹腔镜技术率先引入外科手术治疗领域。遗憾的是，腹腔镜技术却没有被积极应用于普通外科，仅有少数人对应用腹腔镜进行腹内脏器切除感兴趣。1985—1986 年，美国、英国、德国、法国等欧美国家学者都进行了腹腔镜胆囊切除的动物实验研究。

随着光学技术、电子工业的发展，1986 年微型摄像机开始融入医学界，摄像机和腹腔镜的连接给内镜外科带来了盎然生机，使腹腔镜技术发生了变革性的变化，产生了质的飞跃。它把腹腔镜图像传送到监视器上，使视野更加宽阔，图像更加清晰，更重要的是术者和助手等均可同时观看病变，助手能配合术者共同完成腹腔镜操作，从而拓宽了腹腔镜的应用范围，促进了腹腔镜外科的发展。

1987 年 3 月 15 日，法国里昂妇科医师 Philippe Mouret 为一位女病人施行腹腔镜盆腔粘连分离后，又切除了有结石的胆囊，完成了世界上首例临床腹腔镜胆囊切除术（LC），但未报道。1988 年 5 月，巴黎的 Dubois 也成功地开展了腹腔镜胆囊切除术，并首先在法国发表论文，介绍了 36 例 LC 手术经验，在 1989 年 4 月举行的美国消化内镜医师协会的年会上放映了手术录像，一举轰动了世界。随后 LC 在美国、荷兰、英国、比利时等国家相继开展，掀起了腹腔镜胆囊切除的热潮。

二、腹腔镜结直肠手术的发展

在过去的 30 年里，腹腔镜的应用给胃肠外科领域带来巨大的冲击。1987 年实施了首例腹腔镜胆囊切除术，在短短的数年间，腹腔镜技术被广泛地应用并成为治疗胆囊疾病的标准方案。1991 年实施了首例腹腔镜结肠切除术，但其推广速度要远远慢于腹腔镜胆囊切除术，直到近几年才逐渐普及。

结直肠恶性肿瘤是否采用腹腔镜手术，这个争论直到最近外科治疗临床结果试验（the clinical outcomes of surgical therapy trial，COST 试验）公开发表了其研究结果之后才得以解决。COST 试验报道了腹腔镜手术和传统开腹手术之间同等的生存率和复发率。COST 试验研究发表于《新英格兰医学杂志（NEJM）》，同时发表的评论是：“腹腔镜切除术治疗结肠癌——从头再来？”

另外一个争论是从技术角度来说，腹腔镜结直肠切除术是否比胆囊疾病和胃食管反流等的腹腔镜手术更加困难？最近 10 年的技术进步极大地促进和发展了腹腔镜结直肠外科。

腹腔镜结直肠切除术有许多必要的步骤，这些步骤不同于其他的腹腔镜手术，例如胆囊切除术或者 Nissen 胃底折叠术。它需要在腹腔内的多处区域做广泛的解剖，游离切除大血管和切除吻合肠管。因为视频图像质量和摄像头设计的改进和提高，使得对解剖结构的辨认变得更容易，解剖游离更精确。腹腔镜器械操作使术中触觉基本缺失，因此高质量的视频图像对所有的腹腔镜手术都是至关重要的，尤其是那些复杂的手术，如腹腔镜结直肠切除术。

离断大血管是腹腔镜结直肠手术比较独特的要求，除非是很小的血管，单纯电凝是不合适的。可以采用标准的腹腔镜施夹器，但是剥离血管周围组织的过程非常困难，这使得上夹过程变得异常复杂。吻合器技术的发展，比如配用 2.5mm U 形钉的内镜下血管闭合切割器以及 Hom-Lock 夹钳，使大血管离断时可获得很好的止血效果。

配用 3.5mm 或者更大 U 形钉的内镜闭合切割器在腹腔内可以用来在镜下离断肠管。这项技术随着可弯曲型吻合器的应用而得到很大的提高。可弯曲型吻合器可以用来闭合传统直线型吻合器无法到达的位于骨盆深部的直肠，甚至可以用于肛管水平的低位直肠闭合。

能量传导系统也取得了巨大的发展，这对于组织和血管的解剖和游离非常重要。精确的止血非常重要，因为出血会削弱对组织解剖层次的辨别，并且可极大地减弱腔镜光线的强度而导致视频图像模糊。游离组织可以使用标准的电凝，但是大范围的游离，例如结肠次全切除术时广泛地切除肠系膜，采用能量传导系统将容易得多。超声刀（ultracision harmonic scalpel）和高级电凝技术（ligasure）都是非常重要的技术进展，使用它们将使腹腔镜切除术变得更加简便。Ligasure 是一种高频电凝系统，可以闭合直径达 7mm 的血管。它通过改变组织胶原结构来达到闭合血管的目的，止血效果安全可靠。

游离结肠时需要做广泛的解剖，并且有明显的学习曲线。很多新技术比如手辅助器，它可以塞入 7 ～ 9cm 的切口，允许术者在保持气腹压力的同时将手伸入腹腔以帮助组织游离。该技术恢复了术者的触觉和三维深度感，推荐用于缩短腹腔镜结直肠手术的学习曲线和减少中转开腹率。现已发表的研究证据表明，手辅式腹腔镜结直肠手术与标准的腹腔镜结直肠手术在医师培训和临床治疗方面相比，没有明显的优势，该技术仍然需要继续评估。

（一）腹腔镜结直肠癌手术的发展

腹腔镜结直肠手术推广乏力的一个非常重要的原因，是担心腹腔镜结直肠恶性肿瘤的手术，和开放手术相比，会降低生存率和增加复发率。但是最近 10 多年不断增加的证据表明，腹腔镜手术和开放手术在结直肠恶性肿瘤的复发率和生存率方面的比较结果至少是相等的。

最初对腹腔镜结直肠癌手术的担心来自于传统手术不常见的切口局部复发，甚至见于 Dukes A 期的患者，绝大部分发生在术后第 1 年，腹腔镜手术的穿刺孔种植转移，改变了传统手术各类复发方式之间的比例，因而引发了极大的关注。问题似乎与腹腔镜手术早期阶段的技术因素和未能遵守无瘤原则有关，现在穿刺孔种植转移发生率已经下降，和开放手术的切口复发率相似，总体小于 1%。开放手术和腹腔镜手术之间的对比研究表明，穿刺孔复发率和开腹切口复发率之间没有显示任何不同。Ziprin 等在其穿刺孔复发转移的综述中表明，剔除早期病例，腹腔镜手术并未增加穿刺孔转移的危险。已经公布的大量多中心随机对照研究也确认了这一结果。

无瘤生存时间严重影响远期治疗效果。腹腔镜手术的效果是否与开放手术相同，最初的观察集中于实验室客观指标，比如切除的标本各项指标是否相同。Milsom 等和 Lacy 等都报道，腹腔镜手术和开放手术比较，切缘阳性和淋巴结切除个数之间没有差异。之后，腹腔镜切除术患者的远期生存结果被连续报道。Hartley 等报道，109 例患者被前瞻随机分成开放切除组和腹腔镜切除组，两组之间局部和远处复发比较无差异。Fleshman 等回顾性研究 372 例腹腔镜切除术患者，与已报道的开放手术患者比较，3 年生存率相似。

美国、英国和欧洲已有许多的多中心随机研究在进行，但是在这些研究完成之前，大量的单位中心随机研究已经报道了它们的腹腔镜切除术和开放切除术之间的对比结果。在 2002 年，Lacy 等报道了共 200 例结肠癌患者行腹腔镜切除术和开放切除术的随机对照研究结果，腹腔镜组患者的生存率提高，亚组分析显示这归功于Ⅲ期患者生存率提高。Leung 等报道了一组来自香港的乙状结肠直肠肿瘤患者的随机对照研究，显示腹腔镜手术和开放手术之间在生存率和复发率方面完全相同。

严谨的多中心随机对照研究是循证医学证据的“金标准”。想要让腹腔镜结肠癌手术获得更为广泛的认同，多中心随机对照研究是必不可少的。欧美在 20 世纪末即开始了一系列腹腔镜与开腹结直肠癌手术的大宗病例随机临床对照研究（RCT）。外科治疗临床结果试验（COST）研究组于 2004 年发表了腹腔镜手术和开放手术治疗结肠癌的随机对照研究结果。该研究将 872 例患者随机分为腹腔镜组和开放组，分别比较了复发率（16% 与 18%）、切口复发率（两组均＜ 1%）和 3 年生存率（86% 与 85%），结果均没有差异。两组手术并发症比较无差异，但是腹腔镜组显示可以缩短术后恢复时间及减少术后止痛药使用的剂量。其他的大宗病例随机对照研究试验，如欧洲的结肠癌腹腔镜和开放切除（colon carcinoma laperoscopic or open resection,COLOR）试验和英国的结直肠癌传统手术和腹腔镜辅助手术对比（conventional versus laperoscopic assisted surgery in colorectal cancer,CLASICC）数据显示复发率没有差异。COST 试验的研究结果导致美国结肠直肠外科医师协会和美国胃肠道内镜外科医师协会（SAGES）发表了联合声明：“对于可切除的结肠癌，有经验的外科医师实施腹腔镜结肠切除术可以取得与开放手术相同的肿瘤相关生存率。根据 COST 试验的研究结果，对于可切除的结肠癌，至少拥有对 20 例良性结肠病变和转移性结肠癌实施直肠切除吻合手术经验的外科医师才可以实施腹腔镜手术”。我国香港地区的 Leung 等也进行了针对腹腔镜与开腹直肠乙状结肠手术的 RCT 研究。2002 年，巴塞罗那试验首先发表了关于腹腔镜结肠癌短期、远期疗效的 RCT 研究结果。此后，上述 RCT 试验先后完成并发表，研究内容涉及肿瘤根治、远期疗效、生命质量（quality of life,QoL）和成本 - 效益（cost-effectiveness）分析等各个方面，从循证医学的高度，为腹腔镜结直肠癌手术的广泛开展提供了切实可信的临床依据（表 1-1）。

这些大宗病例的前瞻性临床随机对照研究已经证实了腹腔镜结直肠癌手术相比传统手术，在短期疗效方面具有以下优点：①术后疼痛明显减轻；②伤口愈合时间缩短；③恢复正常活动较快；④术后胃肠道功能恢复较快；⑤腹壁切口明显缩小；⑥对病人自身免疫的影响较小。国内外临床研究资料显示，腹腔镜结直肠癌手术同样可做到严格遵循根治原则，并有着理想的短期恢复和长期存活率。我们可以认为，已从循证医学Ⅰ级证据的高度，证实了腹腔镜结肠癌手术长期生存问题（表 1-2）。而这些 RCT 研究在成本 - 效益分析中也证实了腹腔镜手术总的治疗成本并不高于传统开腹手术。

表 1-1　腹腔镜与开腹胃肠肿瘤手术的循证医学 Ⅰ 级证据

作　者	时间（年）	n	随访时间	肿瘤部位	研究内容
CLASICC	2005	794	3 个月	结直肠	短期疗效、生活质量
COLOR	2005	1082	—	结肠	短期疗效
Janson	2004	210	12 周	结肠	成本 - 效益
Leung	2004	403	5 年	乙状结肠和直肠	短期、远期疗效
COST	2004	872	4.4 年	结肠	短期、远期疗效
Lacy	2002	219	43 个月	结肠	短期、远期疗效
Weeks	2002	449	2 个月	结肠	生活质量
CLASICC	2007	794	3 个月	结直肠	远期疗效、生活质量
Braga	2007	168	54 个月	直肠	短期、远期疗效
Lacy	2008	219	94 个月	结肠	远期疗效
COLOR	2009	1248	—	结肠	远期疗效

表 1-2　腹腔镜与开腹结直肠癌手术远期疗效 RCT 研究的比较（ Ⅰ 级证据）

作　者	肿瘤部位	n	时间（年）	复发率 [%(例)]		存活率	
				腹腔镜手术	开腹手术	腹腔镜手术	开腹手术
COST	结肠	872	2004	17.5（76/435）	19.6（84/428）	79.1(91/435)	77.8（95/428）
Lacy	结肠	219	2008	17.9（19/106）	28.4（29/102）	66.0(70/106)	51.0（52/102）
CLASICC	结直肠	794	2007	局部 8.6	局部 7.9	68.4	66.7
				远处 15.2	远处 14.3		
				戳孔 2.5	戳孔 0.6		
COLOR	结直肠	1248	2009	局部 4.7	局部 4.8	24.0	23.1
				远处 10.5	远处 10.1		
				戳孔 1.3	戳孔 0.4		

目前，除了 CLASICC 研究已初步证实了腹腔镜与开腹直肠癌手术的远期疗效相当之外，尚有 COLOR Ⅱ期试验针对腹腔镜直肠癌手术与开腹手术的 RCT 研究。然而，欧美国家目前对直肠癌的 RCT 研究尚不多见。这与欧美国家结直肠疾病的疾病谱有一定关系。在欧美国家，结直肠疾病中炎性疾病等占有重要比例，而结直肠恶性肿瘤比例相对较小，中低位直肠癌比例更小。而日本和韩国等亚洲国家，对于腹腔镜直肠癌的研究开展得相对较多，韩国就 T_3N_{0-2} 期的中低位直肠癌腹腔镜手术与开腹手术的多中心 RCT 研究显示，腹腔镜手术在术后恢复和术后躯体功能、排便控制功能等生活质量方面显著优于开腹手术，肿瘤根治效果与开腹手术相当。关于远期疗效的结果则有待更多大宗病例的 RCT 研究加以证实。

就目前而言，腹腔镜结直肠手术的普及程度仍有待进一步发展。在亚洲的日本和韩国，其普及率约 50%，在欧洲约 30%，而美国和中国，虽然在个别结直肠外科中心腹腔镜结直肠手术可占所有结直肠手术的 80% ～ 90% 或以上，但就全国范围而言，腹腔镜手术比例仅占 10% 左右。此外，循证医学的依据已经证实了微创手术的可行性，其肿瘤根治性和远期疗效的结果在结肠手术中的应用也已得到认可，而在中低位直肠癌手术方面则尚需更多的多中心随机对照研究来证实其远期疗效和生活质量。

（二）腹腔镜结直肠癌手术的展望

从循证医学的角度来看，腹腔镜技术已初步确立了其在结直肠癌手术中的重要地位，并且正在逐渐地普及与推广。我们要在保证伦理、疗效的前提下，鼓励创新实践，然后根据循证医学证据确定疗效。科学的发展规律决定了新的创新术式不断涌现，周而复始，由此推动外科技术的不断进步与发展。所以认清医学的发展规律，在创新的同时把握方向是非常重要的。

从微创的角度来讲，单孔腹腔镜和经自然腔道内镜外科技术（NOTES）对腹腔镜结直肠外科技术起到了推动作用，使其在美容效果、手术微创方面更具优势。然而目前的 NOTES 尚有许多无法克服的困难，如安全的腹腔入路、空腔脏器穿刺口的安全闭合、腹腔感染及内镜缝合技术等。单孔腹腔镜手术操作受到孔道数目的限制，手术部位局限，对邻近脏器的牵引也有一定困难，同时因器械置入部位相对集中，难以形成操作三角，器械相互干扰，影响操作及手术视野，而且器械和光源同轴在一定程度上会影响术者对深度和距离的判断，从而增加了手术难度和外科医生的操作疲劳感。只有进一步研发器械和探索手术技术，腹腔镜结直肠手术才有更大的发展空间。机器人手术在腹腔镜结直肠外科手术中应用，具有减少手术操作震颤，改善手术二维视野，加强腹腔内精确操作的优势，近年来一直是腹腔镜结直肠手术的一个热点话题，但是，其高昂的费用和较长的手术时间仍是制约其发展的重要因素。

由此可见，一系列新兴技术本身尚存在一些难以克服的困难和限制，而腹腔镜结直肠手术虽在技术上已臻成熟，并已获得高级别循证医学证据的支持，但其普及程度仍有待进一步扩大，因此短期内上述新技术仍将在探索和实践中不断谋求发展，而传统的腹腔镜技术仍将在今后相当长一段时期内作为微创结直肠外科手术中的主流技术。

随着数字化、信息化时代的到来，一系列高端数字信息设备已被应用于腹腔镜手术中，高分辨率的腹腔镜摄像头，高清的显示设备，更好的能量设备等，越来越多地在腹腔镜外科手术中使用。近年来 3D 技术不断改进，使得 3D 高清成像技术亦成为腹腔镜设备发展中的热点之一，与早期的 3D 摄像比较，其解决了二维图像解剖辨认不足，缓解了术者的眼疲劳。手术的特殊设备要求和信息集中的需要促进了特殊手术室的快速发展，一体化整合手术室（或称整体手术室）应运而生，并且逐渐在腹腔镜手术的培训实践中发挥重要作用。整合化设备能够提供声音控制和图像管理解决方案，此外，腹腔镜下的结直肠手术结合内镜下的腔内治疗，经过高清数字化的数据传输，可同时显示在所有手术参与者、参观者和学习者的面前，为腹腔镜结直肠手术提供及时与动态的信息共享。随着数字化技术与网络传输能力的不断发展，本地不同医院以及世界各地区医院相连，将数字动态视频和静态影像档案传到网络，达成数据的共享，完成远程手术。

我们可以预期在未来的 10 年内，随着手术技术的不断成熟，手术器械的进一步研发，病人将在更安全、有效的前提下获得更为微创化的治疗。随着科技的进步，机器人价格将会不断下降，手术应用范围将不断扩大，腹腔镜手术将会进入发展的高级阶段，更多的外科医生不须拘束地站在无菌手术区域内，而是坐在控制台上，通过控制手术臂、手术器械和腔镜运动来完成手术。伴随着整个世界数字化时代的全面到来，它在医学领域的优势也将得以显现。微创外科的手术室将不同于现在我们所见到任何一个手术室，由于已经处于完全的数字化与网络化支持之下，我们将获取比今天高级得多的 CT 或 MRI 检查的影像资料，并随之传递给模拟器材，外科医生可以清楚地看到病人的身体结构，甚至细胞或分子水平的生理状况。外科医生在模拟器材上摸索手术的核心步骤，把最佳的手术方式传送给机器人，机器人在外科医生的操纵下精确地完成手术。

相信随着腹腔镜技术本身的不断进步与发展，以及各种外部条件的改善与支持，腹腔镜结直肠手术必将在今后的一段时期内获得更好的发展机遇和更广阔的发展前景。

（三）腹腔镜技术在良性结直肠疾病手术的发展

对于良性结直肠疾病，腹腔镜手术面临的障碍有所不同。关于腹腔镜手术可能导致肿瘤患者生存率降低的担心不复存在，但不幸的是，由于肠憩室病或者炎性肠病过程中的炎症反应，结肠良性疾病实施腹腔镜手术从技术上来说更具有挑战性。在过去的 10 年间，腹腔镜手术治疗良性结直肠疾病的适应证范围反而有所缩小。

直肠脱垂手术时需要解剖游离直肠，除了少数患者需要行直肠切除固定术外，直肠脱垂手术不需要切除和吻合肠管，因此这是一个完全符合腹腔镜操作特点的理想手术方式。Solomon 等报道了目前唯一的腹腔镜和开放手术对比的随机对照研究，结果显示腹腔镜组在住院时间、镇静药需要量和治疗费用方面有改善。

已有多个研究报道肠憩室病的腹腔镜切除术。Purkyastha 等报道腹腔镜和开放手术治疗肠憩室病对照研究的荟萃分析，结果显示腹腔镜组减少了并发症和缩短了住院时间。肠憩室病的腹腔镜手术已经获得很大成功，尽管其中转开腹率比较高。

克罗恩病（Crohn disease）的发病肠管范围相当广泛，但是发生于回结肠部位的克罗恩病仍旧是最常见的外科手术适应证。回结肠切除术更适宜采用腹腔镜入路，可减少并发症和缩短住院时间。复杂的病变，包括回肠乙状结肠瘘，也可以实施腹腔镜手术，但是要求手术医师的经验更加丰富，且手术中转开腹率更高。对克罗恩病和溃疡性结肠炎实施结肠切除术，包括回肠肛管贮袋手术，都是腹腔镜入路的适应证。和结肠恶性肿瘤一样，在未来的时间里，腹腔镜手术在治疗结直肠良性疾病时会逐渐占据更大比例。

三、机器人结直肠手术

20 世纪 80 年代，机器人开始用于辅助诊疗。1994 年，美国 FDA 正式批准首个用于临床的机器人，即 Computer Motion 公司研发的 AESOP 系统。1996 年推出 ZEUS 系统，Marescaux 等在纽约运用该系统为身在法国斯特拉斯堡的女患者实施胆囊切除术，开辟了机器人外科应用新纪元。1999 年 Intuitive Surgical 推出了第 1 代 Davinci Standard 系统，其在 2000 年成为首个获批在手术室使用的机器人。继 2006 年的第 2 代 Davinci S 系统、2009 年的第 3 代 Davinci Si 系统后，Intuitive Surgical 在 2014 年 4 月正式推出第 4 代 Davinci Xi 系统。世界范围内，第 3 代系统应用最为广泛。

2007 年 11 月，美国胃肠内镜外科医师协会（SAGES）和微创机器人协会（MIRA）发表共识，认可了“机器人外科”这一命名和称谓。机器人手术近年来在欧美发展迅猛，2014 年，美国约有机器人腹腔镜手术系统（Davinci）2200 多台，而同期我国国内仅有 29 台。而近年来机器人手术系统在我国发展较快，截至 2018 年底，国内机器人手术系统已达到 70 多台。

机器人主要包含 3 个部分：医师操控台、臂和器械组成的移动系统和视频成像平台。手术过程中，术者坐在医师操控台前，利用视频成像平台提供的 10 ～ 15 倍的立体视野，借助操纵杆控制机械臂及器械完成手术操作。机器人具有以下特点：① 3D 高清影像提供立体图像，手术视野真实、清晰；②仿真手腕可在 7 个自由度 540° 方向旋转，手术操作精细灵活；③机器人能等比缩小操作者的大幅度动作，并智能滤除不自主颤动，手术操作稳定性高；④术者采取坐姿可远离手术台进行操作，手术过程舒适自如，且镜头视野由术者自己掌控，无须专门的扶镜助手。其手术适应证也已几乎覆盖普外科各个领域。但机器人手术亦存在手术时间长、手术成本高、购置价格昂贵、缺乏触觉及力反馈、电子通讯易受干扰导致信号传输异常等缺陷，且对于需大范围改变手术视野的手术，如全结肠切除术，或上、下腹部手术需一期完成者，机器人视野方向较为局限，须重新布置机器人方位，因此不太适于机器人手术。此外，进行机器人手术还需相关资质认证，目前仍只限于一些大型综合医院或教学医院开展该项技术。因此，结合目前国情，短期内在国内尚不能做到迅速推广和普及。对结直肠手术，其在低位直肠 TME 手术中，狭小的骨盆腔内游离有一定优势。机器人技术特点决定其在细小狭窄空间内能精细灵活操作，这是传统开放及腹腔镜手术无法比拟的。

费用高昂是制约机器人应用的重要因素，研发国产机器人是降低手术成本的有益尝试。国产机器人临床应用处于起步阶段，器械仍有待改良设计和深度研发。总体上，我国机器人结直肠手术水平仍参差不齐，机器人系统分布不均。为缩小我国机器人手术应用经验、医师培训等与欧美国家的差距，国内相继成立了手术示范中心和学术协会，旨在规范医师培训并建立指南共识，促进机器人结直肠外科手术的发展。

机器人结直肠癌手术是安全可行的，并在世界范围内得到广泛应用。目前，机器人结直肠癌手术在肿瘤短期和长期结局方面暂未显现出优势，仍需证据级别较高的前瞻性随机对照研究加以证实。随着机器人的不断更新改进，机器人手术有望成为结直肠手术的新潮流。

Part 2

腹腔镜外科手术基本操作与技术

腹腔镜手术中，外科医生不能直接用手触摸腹腔脏器，缺乏直接探查的手感，只能凭借视觉和器械的感觉来判断，这与传统腹腔手术有着本质的不同。因此，外科医生必须培养立体空间感觉和镜下动作的方向感，掌握规范的腹腔镜手术基本操作技能，牢记保证腹腔镜手术安全进行的注意事项。

一、腹腔镜结直肠手术原理

腹腔镜是一种带有微型摄像头的手术器械，腹腔镜手术就是利用腹腔镜及其相关器械进行的手术。其实质上是一种光源内镜，包括腹腔镜、冷光源系统、成像系统和图像显示系统。它使用冷光源提供照明，将腹腔镜镜头插入二氧化碳充气的腹腔内，运用 CCD（charge-coupled device，电荷耦合元件）将腹腔镜镜头获取到的光信号转化为电子信号，然后传输至图像处理中心，经外部采样放大及模数转换电路转换成数字图像信号，最后实时显示在专用监视器上。医生可通过屏幕上所显示的患者器官不同角度的图像，对患者的病情进行分析判断，并且运用特殊的腹腔镜器械进行手术。随着 CCD 技术的不断发展，腹腔镜的图像清晰度已由原先的 SD（标清，低于1280×720 像素级），发展到现在主流的 FULLHD（全高清，1440×1080 像素级）；图像也由传统的 2D 发展到 3D。而在 2015 年，SONY 公司联合 OLYMPUS 公司率先推出了 4K（4000×2000 像素级）腹腔镜，使得腹腔镜的图像质量上升到了另一个新的高度。图像质量的提高，使腹腔内组织、细小的血管和神经更容易被识别，手术操作更为精准。

腹腔镜结直肠手术原理与腹腔镜微创外科是通用的，都是以减少患者手术创伤为主要目的的手术技术，它具有创伤少、出血少、恢复快的微创优点。近年来已有多项研究及 Meta 分析证实，腹腔镜结直肠癌手术联合快速康复（ERAS）方案，可以明显缩短住院时间，减少并发症发生，可作为择期手术的最佳选择。对于手术后的长期生存情况探索，英国 CLASSIC 研究组关于腹腔镜和开腹结直肠癌手术远期疗效 RCT 结果证实，腹腔镜组的总体生存率、无瘤生存率以及局部复发率与开腹手术无显著差异。腹腔镜结直肠癌手术已上升至循证医学 I 级证据的高度，证实了其在长期生存方面的可靠性。

腹腔镜结直肠手术涉及腹腔镜手术操作的特殊技能以及肛肠外科的专业知识两方面，这两方面缺一不可，无论哪一方面的欠缺都将直接影响到手术的质量、手术并发症发生率、肿瘤切除术后的生活质量、局部复发率和患者的生存率。相对于腹腔镜专科医生，肛肠外科医生实行腹腔镜结直肠手术具有得天独厚的优点，但也有一个逐步掌握腹腔镜外科治疗的基本原则，这包括适应证、禁忌证、手术入路、局部精细解剖、吻合技术及无瘤技术等。

二、患者的体位

在腹腔镜结直肠手术中，因腹腔空间大，缺乏传统腹腔牵拉暴露，因此采用适当的体位对术中暴露非常重要。大部分手术可采用屈氏位，患者仰卧，手术台头端向下倾斜 10° ～ 20°，呈头低足高，使肠管向上移至上腹部，有利于显露肠系膜根部及下腹部结构和盆腔，这种体位通常用于疝修补术、阑尾切除、结肠和直肠肿瘤手术。

而上腹部肠道手术患者需要采用反屈氏位，手术台头端抬高 10° ～ 20°，头高足低，肠管向下移动，有利于上腹部术野的暴露，通常用于横结肠、空肠等部位的手术。在反屈氏位的基础上，将两下肢分开，呈大字形为人字位（图 2-1），有时上腹部手术须采用这种体位，术者可站在患者两腿之间，便于操作。采用上述体位时，可根据手术需要进一步将手术台左倾或右倾以利于暴露。

常采用的体位还有改良截石位(图 2-2)。双下肢分开，膝部稍弯曲，术中可将吻合器自肛门插入，完成直肠或乙状结肠与上端肠道的吻合。适用于腹腔镜直肠癌或乙状结肠癌切除术。在该体位摆放中，注意右侧肩部应垫高固定，防止患者下滑，同时右侧肢体要适当放低，以不影响主操作孔操作为宜。

在腹腔镜手术中，可根据术中要求灵活调整体位，但要注意患者应当有完备的固定，避免过度倾斜，防止患者摔下手术台。

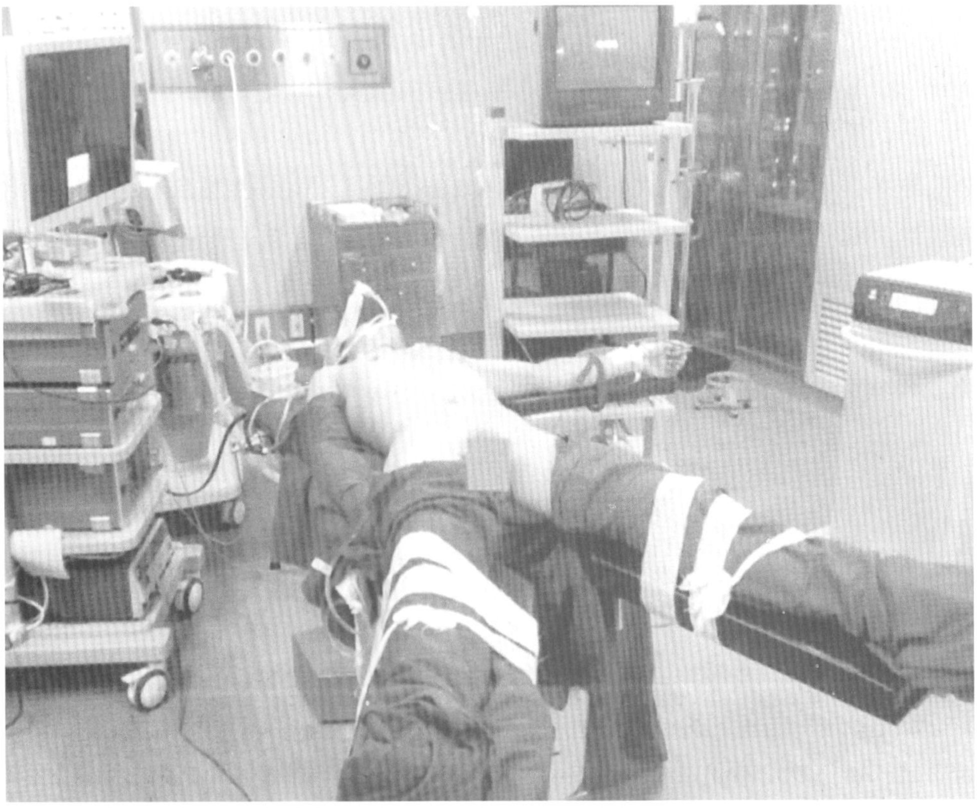

▲ 图 2-1 **人字位**

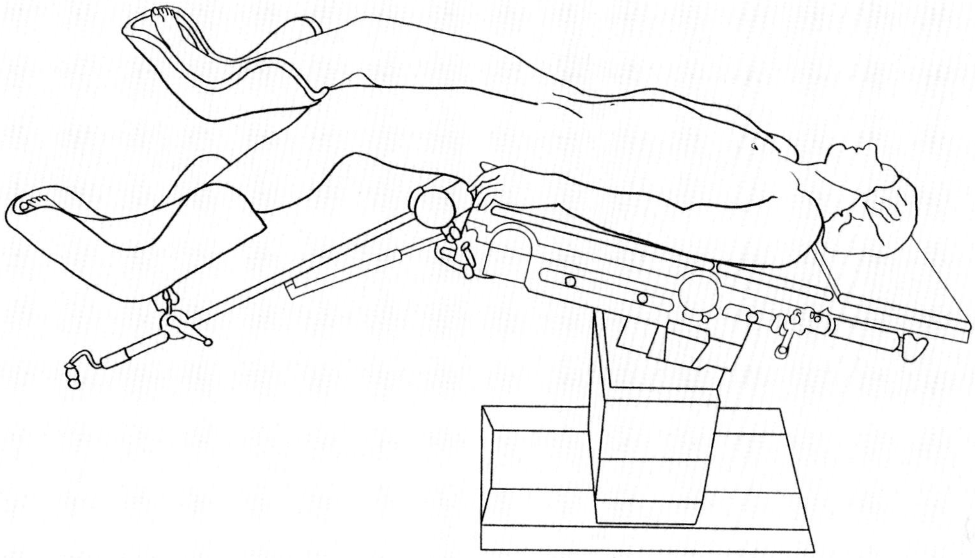

▲ 图 2-2 **改良截石位**

三、气腹的建立

腹腔镜手术必须有足够的空间以便于操作，目前临床上有建立气腹和免气腹两种方法。在日常使用中，普遍采用的是气腹法。常规使用的气体是 CO_2，该气体性质稳定，不易燃，容易获取，无毒，被机体吸收后可通过正常的碳酸代谢途径从肺排出。

建立气腹通常有两种方法：Veress 针穿刺法和 Hasson 法。Hasson 法是先在脐上或脐下做一小切口，逐层解剖进入腹腔后插入套管向腹腔内充气，这种方法虽然繁琐，但不易因盲目穿刺造成腹内脏器损伤，尤其在下腹部有手术病史和腹腔粘连、门静脉高压、可疑腹腔结核的患者，多采用这种方法。缺点是切口较大，容易造成漏气（图 2-3）。

另一种常用的方法是 Veress 针穿刺法。Veress 针具有双层结构，内鞘前端钝圆，带有弹簧装置，外鞘前端具有锋利的切割缘，低于内鞘，穿刺时内鞘前端受腹壁阻力影响，缩回外鞘内，进入腹腔后阻力消失，内鞘重新复位，高于外鞘切割缘，保护腹腔脏器不被损伤。操作时注意手不要压住针尾部，避免弹簧保护装置失去作用（图 2-4）。

Veress 针穿刺法的穿刺部位一般选择在脐上或脐下缘，操作时先做一长约 10mm 的小切口，左手持巾钳向上牵拉腹壁，右手执 Veress 针，持续进针刺入腹腔，穿透腹膜时有明显突破感，介入导气管向腹腔内注入 CO_2，可行叩诊判断是否进入腹腔，也可观察气腹机压力数据参考，若气腹压力迅速达到 10mmHg 以上，每分钟通气量小于 1L，说明穿刺针未完全进入腹腔，需要重新调整位置。穿刺完毕后拔出 Veress 针，自切口放入穿刺鞘管。

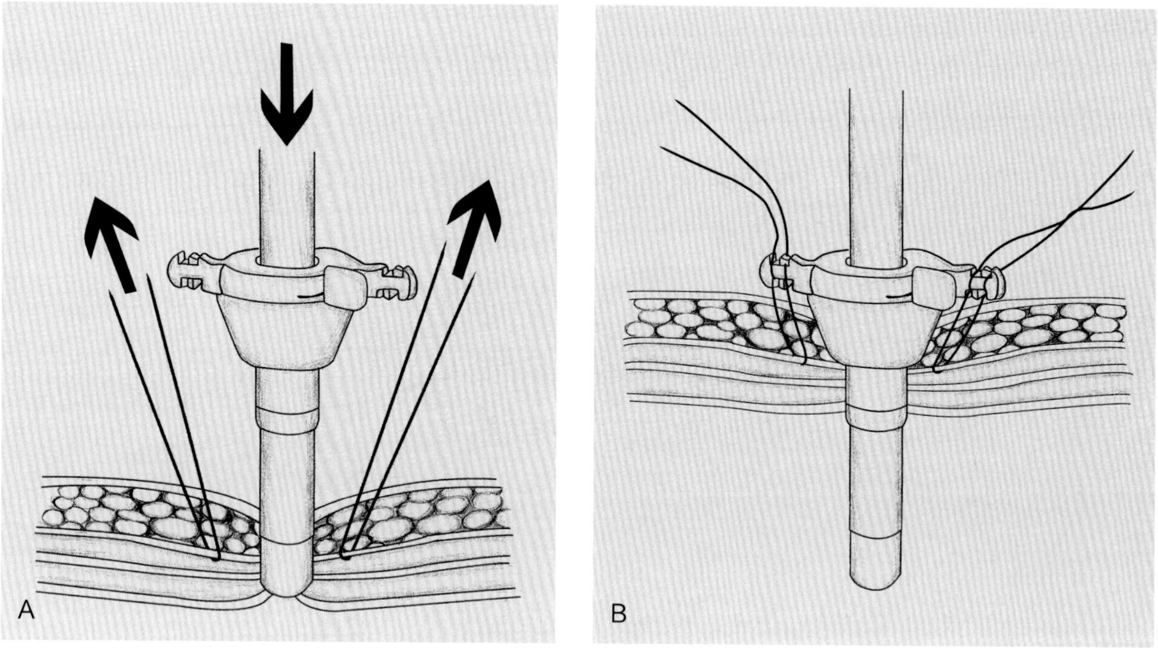

▲ 图 2-3　Hasson 法

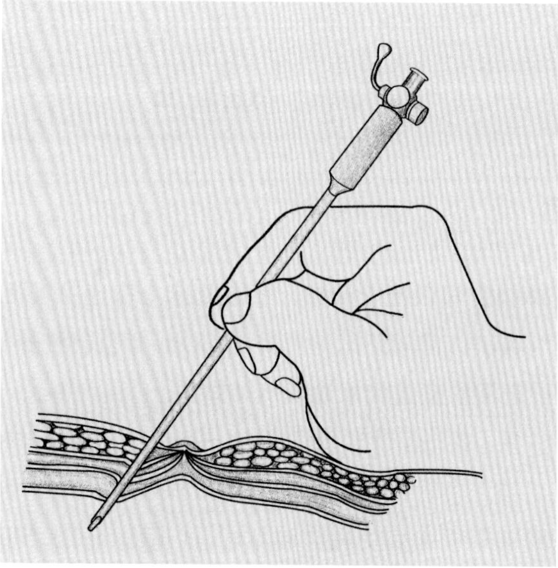

▲ 图 2-4　Veress 针穿刺法

四、放置套管

腹腔镜手术需要建立腹壁通道，用于插入各种操作器械，根据作用不同可分为观察孔、主操作孔、辅助操作孔，各种通道可根据术中需要而相互转换，因此术前应对通道位置及套管直径做具体的设计，以便于器械转换。

常用的穿刺套管有三种：金属尖头穿刺套管、钝头穿刺套管、一次性塑料穿刺套管。其中金属尖头穿刺套管没有安全鞘，其尖头在穿刺过程中始终外露，使用这种套管做第一孔时须特别注意避免副损伤。如患者既往有手术史，可疑大网膜、腹腔脏器与腹壁粘连，可疑腹腔结核，如无把握，最好避免使用这种方法。

腹腔镜手术中，穿刺套管的位置对手术操作非常重要，适当的套管定位便于操作。第一穿刺孔通常作为观察孔，位于脐上或脐下。其他穿刺套管的位置根据所施手术具体设计，操作孔应放置于观察孔两侧，两操作臂夹角最小应大于 30°，以 60°～90° 为宜，观察镜轴应正好等分该夹角，这样有利于术者在二维镜像上把握方向，操作更为方便。具体穿刺套管位置详见各章节。

穿刺套管置入腹腔后，各种操作器械反复进入腹腔，容易使套管脱落，浪费手术时间，影响手术操作。一般来讲，一次性塑料安全套管自带防脱落装置，这种可能性较小，而金属套管活动度大，容易发生这种问题。为避免套管脱出，最好将其固定在腹壁上。常用的简易方法为缝线法，用一 4 号线在套管周围贯穿皮肤，将其与套管充气管口连接固定，皮肤与充气管口之间缝线长度要适中，既要防止套管脱落，又要避免影响腹腔镜操作。

穿刺及放置套管相关并发症及防范如下。

1. 皮下气肿

最常见的原因是入针角度太平，未能穿入腹腔。一般来讲，进针角度越垂直，腹膜的阻力就越小，发生这种可能性的概率越小。可利用滴水试验或开始建立气腹时检测压力的方法来预防。

2. 气体栓塞

尤其在误入静脉后充气时，可能发生这种并发症。因此在开始时，充气流量应控制在 1L/min，这样可以降低该并发症的发生率。如果出现心搏骤停，必须马上停止建立气腹，患者右侧卧位，行右心穿刺，进行抢救。

3. CO_2 相关并发症

过多的 CO_2 吸收会导致心律失常的发生。如果腹腔内压力控制在 15mmHg 以下，一般不会造成 CO_2 吸收过多。CO_2 和体液接触会变成碳酸，高碳酸会引起疼痛，因此腹腔镜手术不能在局麻下进行。同时，这也是术后患者疼痛的一个常见原因。

4. 腹腔内脏器损伤

在遵循常规操作的情况下，这种可能性较小，一般由于腹腔脏器粘连引起，少部分因暴力操作、操作不当造成。因此，术前应针对患者情况选择适当的穿刺方法，选择合适的穿刺套管。放置穿刺套管时，应注意用手顶紧套管，旋转前进，避免过度用力。

五、腹腔镜的扶持

腹腔镜手术为一团队协作完成的工作，扶镜者的工作对手术来讲非常重要，好的扶镜技术可便于手术操作安全、精确地进行，并可避免视觉疲劳，节省手术时间。

腹腔镜摄像头设有精细的焦距调节钮，可手动调节，使近距或远距都能获得清晰的图像，术中可根据操作精细程度和观察需要及时调节，腹腔镜在腹腔内移动时应平稳匀速，避免镜头过度晃动。镜头中心视野应对准操作者的器械，随之逐渐移动，并根据其操作进程给予近距或远景的视野，这需要熟悉手术进程并与术者默契配合。在手术进程中，镜头模糊是一常见情况，原因是腹腔内温度高于镜头，使水蒸气在镜头表面凝聚，处理时可采用碘伏擦拭镜头，也可在进入腹腔前用 50℃水加热镜头，并用防雾液体涂抹镜面。

目前，临床上通常使用30°镜，正立时可下视水平线以下30°，若将镜头绕中心轴旋转180°，可仰视水平线以上30°，还可通过旋转镜头左右侧视。无论镜头如何旋转，摄像头应始终保持正立。在盆腔等狭小空间内进行操作时，应根据情况适当转动镜头，给术者提供最合适的图像。近年出现的四方向腹腔镜头端能够向各个方向弯曲100°，增加了手术观察的灵活性，还能通过一对摄像头录制并合成3D图像，更是缩短了手术学习曲线，获得了广泛的推广。扶镜的基本原则包括以下几个方面。

（一）合理利用远、近景

气腹建立以后，置入腹腔镜头，首先要探查全腹，持镜医师应给出腹腔的远景以了解腹腔内有无粘连、出血、积液等情况以及各脏器的一般情况，然后再近景对各个脏器逐一观察。近景观察目标最好将要观察的术野占到显示器的1/5～1/4。

当术者Trocar穿刺时，镜头应相应转向该部位，并给出穿刺点周围情况，对于30°镜，此时应当180°旋转镜头（非底座），使斜面朝向腹壁；对于头端可弯曲3D腹腔镜，应调整旋钮使头端向腹壁弯曲。Trocar刺破腹膜后视野应当追随尖端前进，时刻观察前进的方向，以防损伤腹腔脏器。当术者更换器械时镜头亦应相应地退后，给出远景，追踪术者器械顺利地抵达术区，避免误损伤。

当术者探查或者寻找解剖标志时，扶镜手应当给予远景，便于术者了解组织间的关系；一旦术者明确操作部位，此时扶镜手应当快速调整画面为近景，便于术者明确切开部位邻近血管、神经关系，避免副损伤。

游离拓展间隙或离断系膜这种有一定范围的操作时，保持适中距离，目标是组织间隙这个面，不要轻易移动，除非术者的操作位置已经要走出视野的边缘；当分离裸化血管或止血等操作时，保持较近距离，要将待处理的目标点居中。针对血管裸化、间隙游离等操作，需要判断大血管壁的位置，需要观察到穿支血管等小血管的走行，这时就需要随时调整镜头与目标的直线距离，通过镜头靠近目标，将其图像放大，清晰地观察到细节的操作，避免出血和副损伤。

腹腔镜操作过程中，超声能量器械的应用会产生大量气雾，造成视野模糊，而且气雾污染镜头后必须取出清洁才可继续，会打断手术进程，影响手术的连贯性。因此，当术者应用超声刀分离、结扎、止血时，扶镜助手应当及时退回镜头给予远视野，既保证超声刀不产生误损伤，又能避免镜头污染。同样的，当进行冲洗时镜头要离术区稍远些，以避免溅上水珠，而吸引时应靠近术区，以便观察有无术野出血。

当术者向腹腔内递送器械比如Hem-Lock、缝针，或者取腹腔内物品比如纱布或者废弃的血管夹等，镜头要全程追踪直至取出，以避免由于不慎落入腹腔内而费时寻找，尤其是细小尖锐物比如缝针。缝合时给出近景，而打结时给出远景观察线尾；Hem-Lock夹闭血管时给出近景。

（二）腹腔镜的视野调节

扶镜手通过调整手中腹腔镜，展现出来的视野应该是平稳、舒适的。扶镜手应当使术者手术观察的目标置于显示器中央或“黄金分割点”，还要具有预见性，使画面适当倾向于术者操作的前进方向。

通过不断地磨炼，扶镜手应当熟悉腹腔镜的性能，做到镜头远近、镜头旋转、底座旋转三个维度同时调整，保证画面的平缓移动，让术者感觉画面没有大动的感觉，尽量避免多个单一维度的反复调整而造成视野的晃动，产生视觉疲劳。我们称之为镜动图静。

（三）合理利用视角差形成立体感

现阶段我院使用 30° 2D 腹腔镜手术较多，而 2D 腔镜的缺点是缺乏立体感、距离感。通过使视线与术者器械形成一定夹角可以部分弥补距离感的缺失，比如分离乙状结肠系膜时，如果调整镜头使视线沿术者器械或者沿乙状结肠系膜走行观察乙状结肠系膜，将无法分清是否接触到手术区域，而调整镜头方向为从右上向左下观察，既满足了手眼协调原则，又为术者提供了纵深感（镜头与所观察平面以及操作器械均形成夹角，可产生纵深感，避免与它们平行或垂直）。当镜头方向与术者器械方向相同时，不能观察到超声刀头的咬合深度，这时需要适当旋转光纤，从侧面观察刀头；行操作孔穿刺及子宫悬吊等操作时，为了观察腹壁的穿刺情况，确切观察有无穿刺器造成腹壁出血，是否穿刺损伤膀胱，需要将光纤进行旋转。对于头端可弯曲的 3D 腹腔镜，由于头端可弯曲，不仅形成立体感，更利于观察。但需要注意，镜尾向同侧偏斜，能够给头端更大的观察和操作空间。

（四）合理利用底座的旋转

镜头进入腹腔后扶镜手操作腹腔镜使腹腔镜底座放平。底座放平是指腹腔镜的观察角度要符合开腹的习惯。不同部位有不同的参照物，游离乙状结肠系膜右侧保持右髂动脉水平，盆腔部位要保持骶膀胱壁水平，游离肠系膜下血管时要保持腹主动脉水平，游离乙状结肠左侧保持左髂动脉水平，游离右半结肠血管时要保持肠系膜上静脉垂直，游离脾区结肠保持胰体尾水平等，注意这些参照物可以使持镜手对角度的调整迅速及准确，保持手术的连贯性。

对于刚刚接触腹腔镜的新手来说，常常不能明确自己是否将底座放在正确的位置，此时应当多观察术者的反应，如果术者头向右侧偏转，说明显示出来的图像向右倾斜了，此时需要顺时针（向右）旋转底座即可，反之亦然。

（五）保持腹腔镜镜头清洁

扶镜手是术者的眼睛，因此需要时刻保持镜头的清洁。注意以下几点。

1. 结合热水浸泡镜头及碘伏纱布擦洗

镜头出现气雾造成模糊分为两种情况：一种为镜头与腹腔内存在温度差，另一种为腹腔内水、油滴喷溅在镜头上造成污染。对于第一种情况，需要提前在热水中浸泡镜头，一般可以避免。对于第二种情况，必须使用碘伏纱布进行清洁。有时经过碘伏纱布清洁之后，镜头温度降低，还需要热水浸泡。一般来说，头端可弯曲镜头需要热水浸泡的频率较低，30° 镜频率稍高，扶镜手在熟悉镜头性能的基础上，可以综合使用两种清洁方式，尽量减少手术的中断和延误。

（1）擦孔：腔镜手术由于腹腔压力高于外界，当镜头或内芯取出后，Trocar 孔常被血液污染，再次插入清洁镜头会造成污染或者镜头模糊。此时应用血管钳或者腹腔镜器械夹持长纱布条伸入

Trocar，拔出后即清洁完毕，动作简单有效。

（2）加热：手术开始前以及经过碘伏擦洗后，都需要对镜头进行热水浸泡，以避免进入腹腔后温差造成镜头起雾。手术用品中配备一个可以反复消毒的全不锈钢保温杯是必要的，杯体高度要求在 15cm 以上，热水温度 60 ～ 70℃，单次浸泡时间 1min 以上，直至镜头温度高于腹腔内温度。手术中因组织液溅洒污染镜头，浸泡时间 10s 内即可。为了避免碰到杯底损伤镜头，杯底要铺一块纱布。要保持杯内热水的清洁，污染的镜头要先擦拭干净再浸泡然后再取出擦拭。

（3）擦镜：镜头浸泡结束后就需要擦拭，擦拭物使用柔软的无菌大块干纱布。先擦干镜身后再擦拭镜面，擦拭镜面时要稍用力，反复擦拭直至镜面无残留的水滴及水雾。整个擦镜动作要尽可能迅速，让镜头尽快进入腹腔，避免镜头温度冷却，这样就可以使镜头不易起雾，较长时间维持一个清晰的术野。如果为了处理出血等紧急情况，也可以迅速用碘伏纱布擦拭镜头，但效果不确实。还有的术者直接将镜头在肝脏、子宫等器官表面蹭拭镜头，这里不予提倡，有副损伤可能，效果也不确实。擦试镜头等动作尽量与术者更换器械同步，以缩短术程。

（4）退镜：扶镜手对正在进行或即将进行的操作会对镜头产生的影响要有一定的预判并做出反应。当术者要进行操作视野的转换，镜头要退，避免移动的肠管、网膜及器械污染镜头；当超声刀要对含水量较大的组织，例如对大网膜、肠系膜、渗血组织、放疗后水肿组织等进行游离时，可能会产生较大的水雾甚至飞溅的液滴，这时腹腔镜应该保持距离目标 10cm 以上，避免反复擦镜；当需要术中冲洗或者蘸血纱布取出时，镜头可以缩回套管内观察，避免镜头被溅染。

2. 镜头污染而又不能马上清洁镜头的情况

如术中突然损伤血管，血液可在短时间充填腹腔内空间，由于血液的“吸光”作用，视野变暗，难以找到出血点，只要没有血液喷溅镜头，则切不可贸然拔出腹腔镜，必须盯牢出血点，术者与助手边吸引血液边寻找出血点进行止血。如镜头被血液溅染，则以最短的时间先准备好擦拭物品后再撤出镜头，擦拭后立即送回腹腔，以方便术者完成紧急情况的处理。

（六）腹腔镜结直肠癌手术中关键解剖部位的暴露

在整个结直肠癌手术过程中，有几个关键的解剖部位，暴露难度较大，也决定手术速度和效果，需要扶镜助手注意并掌握相关技巧。

1. 肠系膜上血管的暴露

肠系膜血管的暴露与解剖常常是右半结肠手术的开始。我们的习惯是术者医生站于患者左侧，扶镜手展现出来的画面应当是从左至右观察，并使肠系膜上血管与腹主动脉形成的“帐篷样”结构底边（腹主动脉）保持水平。当沿肠系膜上血管向上剥离时，应当形成一个自上而下的俯视，从而利于观察回结肠血管、右结肠血管的位置关系。

2. 肠系膜下血管的暴露

直肠、乙状结肠、降结肠手术涉及肠系膜下血管的分离，最重要的一点是保持腹主动脉的水平，当提起乙状结肠系膜时，肠系膜下血管与腹主动脉会形成一个 30° ～ 45° 的自然夹角。

3. 骶前的暴露

我们的习惯是扶镜手站于患者头侧，正视直肠方向，因此是一个自然的水平状态，故而底座无须旋转。因此，腹腔镜下骶前间隙的暴露，扶镜手需要注意的是不断调整镜头的朝向，而非底座的旋转。通过 180° 的旋转“朝天看”，能够轻松看到术者的操作区域。但由于骶前空间狭小，需要特别注意避免镜头与术者器械的碰触，在分离过程中注意合理运用远近景的变化，减少镜头的污染。

六、腹腔镜下止血技术

（一）单极电凝

电凝是让通过高频发生器产生的（50 ～ 500kHz）的高频电流通过人体，电子束摆动形成正弦波，使组织内离子高速移动产生热效应，使组织变性、坏死、炭化，形成焦痂，达到切割、凝固的目的。温度＜ 100℃时形成电凝，胶原纤维收缩，蛋白质凝固，组织脱水；温度迅速＞ 100℃时形成电切，细胞内水分蒸发，细胞气化破裂。与腹腔镜技术发展相呼应的是低压恒定电动电刀，通过降低高频电流的电压并在电流输出改变时保持相对恒定，以微传感器测定组织的阻抗，通过反馈以微控制程序调节输出电流峰压来控制凝切效果，使输出功率适宜。单极电凝因其价格低廉、容易操作而广泛应用于腹腔镜手术止血中。但其缺点是电凝产生的烟雾会影响手术操作视野，电凝时产生 400℃的高温会造成局部组织烧伤过度。

（二）双极电凝

双极电切是应腹腔镜手术的需要设计的，电流流经两极之间而不通过全身，对起搏器、电视系统等干扰小，不至于发生远离部位的器官损伤，可以做精细的切割和粘连分离，使复杂手术便捷有效地进行。美国 FDA 规定腹腔镜用的电刀标准为峰压小于 600V，功率小于 100W。理想的电凝方法为：①不同阻抗的组织先加以分离，以便分别电凝，达到可靠止血效果；②在满足手术要求的基础上调整功率到最低水平，拉紧组织，缩小与电极的接触面积，增加功率密度，加强作用效果；③用双极代替单极电切、电凝；④恪守小功率、高功率密度和短作用时间的准则。大多数情况下用电钩分离，先钩起要分离的组织，确认为非重要组织后接通电凝。切勿大块组织或连续通电分离。

（三）超声刀

超声刀是应用超声频率发生器产生的机械震荡使组织中蛋白质凝固而达到止血效果。超声刀不会产生烟雾及焦痂，令手术野更加清晰。超声刀止血效果可靠，能够控制 3mm，甚至 5mm 以下的血管出血。超声刀操作温度在 50 ～ 80℃，大大减少了对组织的损伤。腹腔镜下超声刀可集分离、夹持、切割、凝血等功能于一体，不用更换手术器械，节省手术时间。目前，超声刀是腹腔镜下结直肠外科手术应用最广泛的止血设备。缺点为价格较昂贵。

（四）氩气刀

氩气刀是应用氩气取代空气作为传导高频电流的媒介，大大提高了凝血的功效。与传统的单极电凝相比，氩气刀具有以下优点：①氩气气流能够将创面渗血彻底清扫干净，保持创面干燥，有利于焦痂形成；②氩气刀产生的焦痂面积大而且牢固，对创面渗血止血效果好；③氩气喷射到组织上充分隔绝空气，使组织不至于炭化，同时氩气可吸收大量热量而降低创面的温度（100℃），减少对组织的损伤。

（五）Ligasure 血管闭合系统

Ligasure 是另一种有效的腹腔镜手术止血设备。其工作原理是使血管壁的胶原融合，从而使血管封闭。该系统可封闭 7mm 以下的血管和组织束，与经典的双极电凝相比，可以明显减少组织热损伤。

七、腹腔镜下结扎技术

腹腔镜下手术对血管的结扎操作有夹闭法和打结法两种。

（一）夹闭法

夹闭法是腹腔镜手术中较简单的血管结扎方法，一般用于小血管的结扎。所用的止血夹有金属材料和生物夹两种。金属夹有脱落的风险，因此对于比较大或重要的血管，一般给予双重结扎。生物可吸收夹前端有一倒钩，夹闭后可预防脱落。施夹时需要判断所要夹闭的组织是否完全置入血管夹的夹闭范围，且应尽量使止血夹长轴与拟夹闭的内容垂直。闭合之前，须检查夹的头端，防止误夹其他组织。

（二）打结法

切开、止血、缝合、结扎这四项外科基本功中，其中前两项在腹腔镜手术中，由于器械的进一步完善而赋予新的生命，而打结由于视野及器械操作困难，限制了它的使用。腹腔镜中打结技术需要熟练地练习后方能得心应手。常见以下几种方法。

1. 传统结

方法与开放手术中的传统打法一致。但在内镜手术中由于立体视觉变成平面视觉、传统器械变成长杆远距离操作器械等不利因素的影响，此种打结方法需要长时间的训练方能熟练掌握（图 2-5）。

2. 时钟结

方法为用针持或分离钳夹住一端线头在自身顺时针转绕 2 ～ 3 圈，另一器械从钳口中取出此线头，针持或分离钳则夹住另一线头，然后收紧线结。同法逆时针再自身绕 2 ～ 3 圈，即可打出标准的方结或外科结。

3. 中国结

具有简便易学的特点，特别适合于初学者。具体方法为一端线尾留在体外，左手器械在距离针尾 3 ～ 5cm 处抓线，与针持垂直夹针，形成一个类直角三角形的线襻，垂直夹针的针持在线襻内顺或逆时针绕 2 ～ 3 圈，然后交给左手器械即可打出标准的方结或外科结。使用转头钳时不用针也能打出中国结。

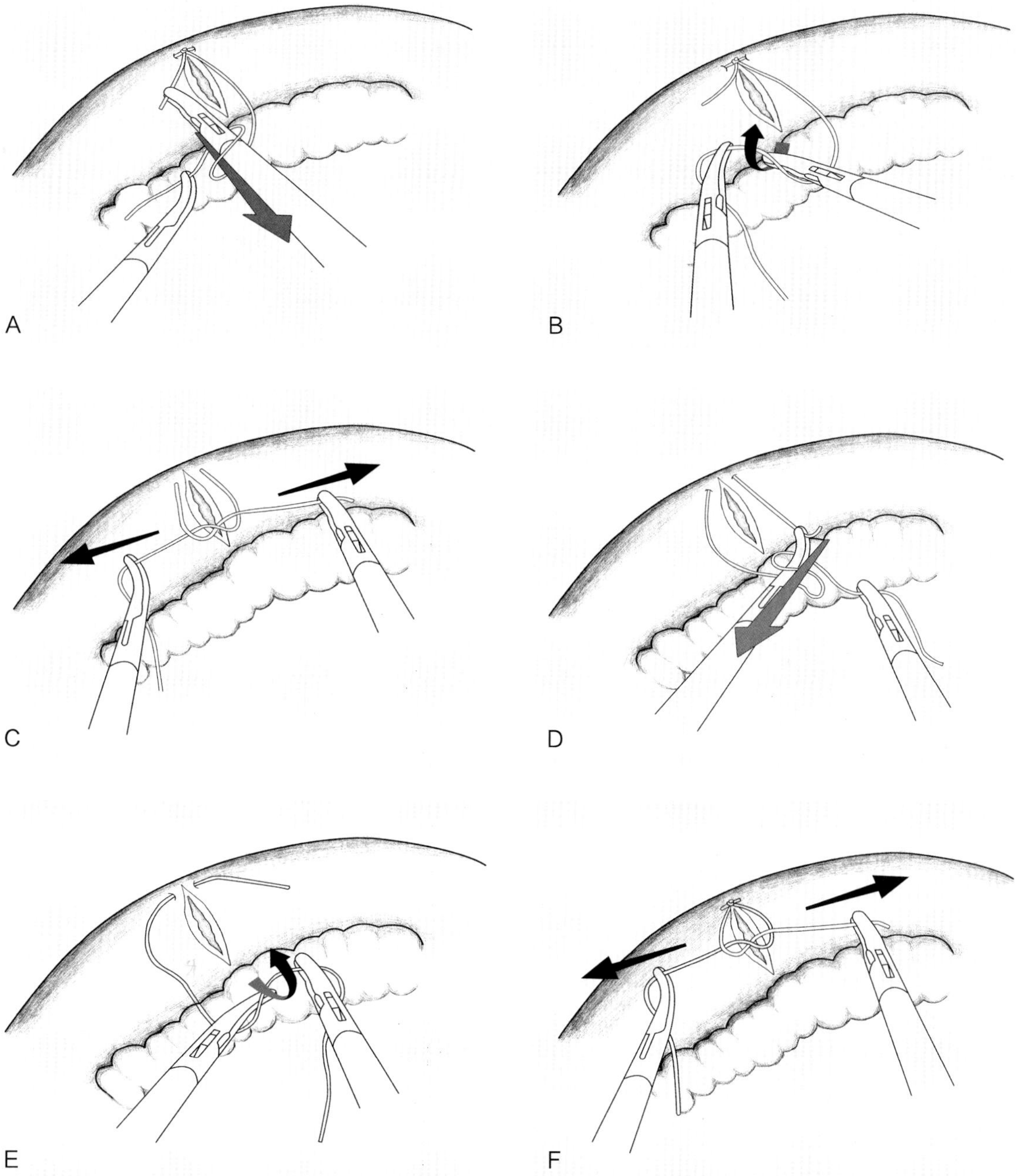

▲ 图 2-5　传统结打结法

4. 推结器打结

该方法简便实用。具体方面为在体外用手打一滑结，再用专用的推结器自穿刺套管送入。另外有专用的套扎器，一般不作为结扎使用，在处理阑尾根部或结扎较粗血管时也可以使用，且成本较高（图 2-6）。

八、腹腔镜下的分离与切开技术

组织分离是腹腔镜手术中重要的步骤，正确分离能够保持组织解剖结构清楚，减少手术创面

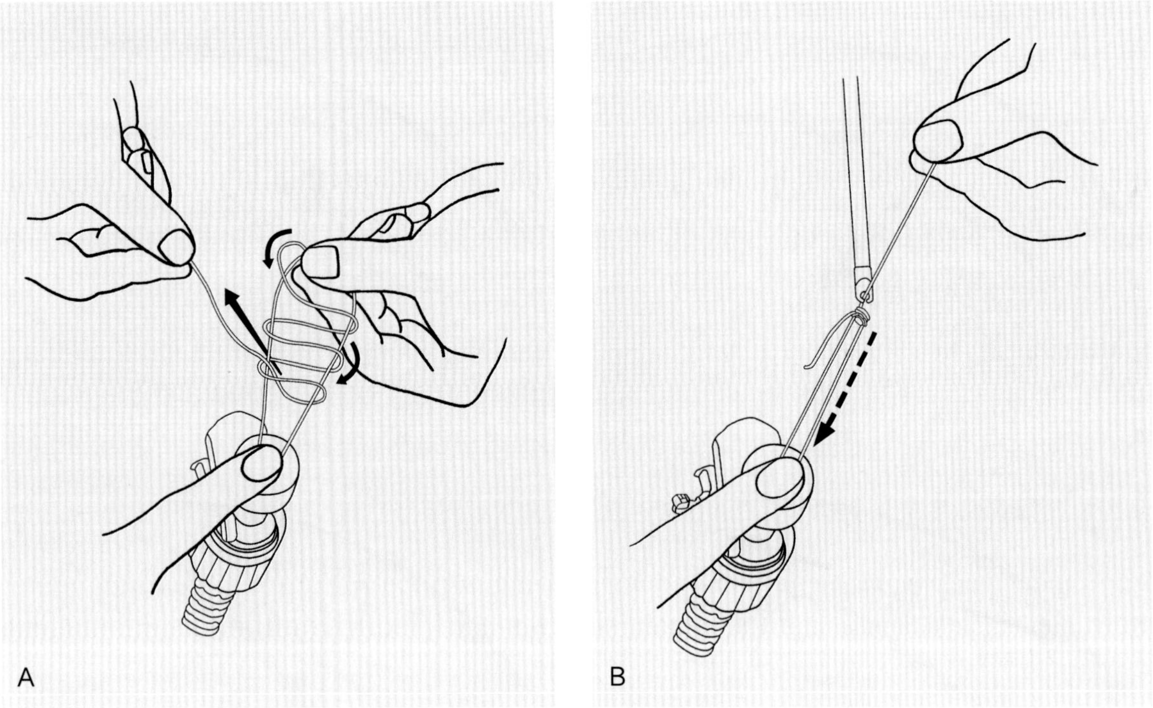

▲ 图 2-6 **推结器打结法**

渗血。在传统的开腹手术中，手术者可以用手触摸以感觉组织的致密与疏松，但在腹腔镜手术中，只能借助视觉和器械操作。因此，腹腔镜手术中更加强调解剖层次。组织切开与分离的具体方法有电凝切开、剪刀锐性分离、超声刀凝固切割、分离钳钝性分离、高压水注分离等方法。具体操作因手术部位及手术者个人习惯而异。

九、缝合技术

腹腔镜下缝合是最难掌握的技术之一，因为术者要根据二维图像完成进针、出针非常困难。另外，在有限的操作空间内使用长柄器械按常规缝针曲度运针，也相当困难。手术者往往需要一定时间的体外训练和手术实践才能熟练掌握。传统手术的缝合技术和缝针、缝线同样可以在腹腔镜下使用。具体方法有间断缝合、连续缝合两种。线结打结方法有腔内打结与腔外打结两种。

十、切割、吻合与钉合技术

腹腔镜肠道手术的切除吻合需要特殊的腹腔镜器械完成，如切割闭合器和吻合器等。

（一）理想吻合 Halstead 原则

1．适当的吻合内径。

2．适当的止血。

3．适当的吻合口血流。

4．无吻合口张力。

5．温柔的吻合操作。

（二）圆形吻合器的使用

圆形吻合器多用于空腔脏器之间的吻合，如肠管与肠管、肠管与胃之间的吻合等。它有一个可拆卸的头部，导入吻合部位的一侧，以荷包缝合结扎固定，吻合器主体插入另一侧后与头部对合，击发后打出三排互相交错的钉合钉，同时将主体与头部之间的一小圈组织切除，完成吻合。按器械头外径有 20mm、25mm、29mm、31mm、33mm 5 种可供选择，用以不同内径的腔道。

1．吻合器外径不是吻合口内径的决定因素，避免选用较肠管内径偏大的吻合器，被牵拉的组织在吻合后恢复到原始尺寸会导致吻合口狭窄。

2．减少吻合口张力是避免狭窄的关键，吻合时肠管若有张力，可能会导致吻合口渗血等情况。

3．减少吻合口周围组织交叠，将系膜处理到钉砧头的边缘，避开钛夹等异物。为了确保血供，要点在于将系膜处理到钉砧头的边缘。避免钉合系膜是十分重要的，否则可能会出现吻合钉损伤动脉后出血并止血困难。

4．选择合适的成钉高度，结直肠建议成钉高度 1.0 ～ 1.5mm，组织水肿考虑 1.5 ～ 2.5mm 成钉高度。

5．按照规范的方法取出，回旋 1/2 ～ 3/4 圈后腔内吻合器可以容易移除，过度回旋会造成吻合口损伤。

6．规范击发，将击发柄的塑料部分和主体的塑料部分收紧贴合，切断垫圈，发出咔嗒声。

7．吻合圈不完整、有明显的吻合口出血、吻合口张力大、缝钉成型不良需要缝合加固。

（三）线形切割闭合器的使用

腹腔镜线形切割闭合器可打出相互咬合成排的钉子，排钉中间有一把刀刃，在钉合的同时切割组织。钉合钉的高度有 2.5mm、3.5mm 和 4.8mm 不等，钉仓长度有 30mm、45mm 和 60mm 不等，须根据组织的厚度和宽度选择。一般来讲，白色钉仓适合切断血管，蓝色钉仓适合一般组织如肠吻合，绿色钉仓适合厚组织如胃空肠吻合。使用时须注意切割闭合器的钉仓长度应足以跨过预切断组织，闭合器两臂末端应超出该组织，以保证完全切割和闭合，在切割范围较大的情况下，可通过几次首尾相连的切割闭合完成。切割肠管时应尽量使切割闭合器与肠管长轴垂直，以利于后续的吻合，现有的腹腔镜线性切割闭合器头部可做一定角度的弯曲，以保证切割效果。

低位直肠癌手术游离操作结束后，腹腔镜下切割离断闭合肿瘤远端的操作不仅仅对初学者，对已经度过学习曲线的熟练团队也有一定难度。肿瘤远端切割闭合要完成两个目的，最主要是切割线要位于肿瘤远端安全位置，尽量满足 2cm 远切缘；其次切割要完全，闭合要完整，尽量避免操作中肠内容物流出造成肿瘤种植及污染。而要达到这两个目的，需要熟练、默契的团队配合以及对切割闭合器械的合理选择和熟练使用。

一次完美的切割闭合是使用一个线性切割闭合器一次切割闭合成功，影响成功的客观因素有两方面：一是手术患者的具体情况，肥胖、肿瘤太大、骨盆空间狭小、既往盆腔手术史以及盆腔放疗照射史等；二是目前的各厂家可弯曲切割闭合器的关节头可弯曲最大角度在 38° ～ 60° ，理论上切割线不可能完全垂直肠管，是斜形切割，低位直肠手术实际的切割线大多数情况是长于肠管的夹闭宽度。患者的情况无法改变，器械的进步也不是短时间可以达到，要想提高切割闭合的质量只能从手术团队的操作着手。

切割闭合器离断低位直肠的步骤及注意事项如下。

（1）进行切割闭合前要在肿瘤远端 1cm 处夹闭肠管，然后将直肠远端进行彻底冲洗。腔镜下夹闭肠管可以使用肠腔阻断夹，夹闭时要求夹子与直肠长轴垂直。

（2）选择闭合器的型号，闭合器的型号不同主要是操作杆长度和钉仓长度不同，其中最重要的是钉仓的长度。目前市场上的钉仓长度大部分集中在 45mm 和 60mm，由于盆腔空间狭小，各品牌器械角度调整尚不完美，低位直肠切割闭合操作时 60mm 闭合器一次离断成功率并不高于 45mm 闭合器。建议初学者不要一开始就尝试一次性切割闭合，可以选择 45mm 闭合器分两次切割闭合，第一次仅离断 2/3 即可，第二次再离断剩余 1/3。

（3）选择钉腿的高度，目前的钉腿高度在 2 ～ 4.4mm，结直肠选用的钉腿高度大多为 3.5 ～ 4.1mm，如果组织水肿或者肠管过度肥厚则选择较高的钉腿高度。

（4）调节钉仓的角度，切割闭合器进入腹腔后就要调节钉仓的角度，低位直肠大多需要调节到最大角度，虽然钉仓角度并不能形成垂直角，可以通过团队的操作配合达到理想的角度。首先第一助手要一手牵拉肠管保持张力并将近端肠管拉向己侧，另一只手暴露已夹毕的肠腔阻断夹远处预定切除位置，并向对侧尽量推挤肠管以利于一次性闭合切割；术者要借助穿刺器套管支点、借助体内的组织以及非优势手的腔镜器械，调整钉仓角度并钳夹抓持待切割闭合组织。

（5）调整切割线并判断切割次数，助手用器械将肠管推向钳口并暴露钳口夹闭后组织压榨后变化情况，如果组织肥厚或者角度无法与肠管垂直，不能一次切割闭合，就果断选择分两次切割；如果夹闭后能够完全含住肠管就选择一次切割闭合。

（6）夹闭后击发前停顿 15 秒，对组织进行充分的压榨，然后再击发。

（7）离断肠管后，将闭合器头端调直然后取出。

十一、系膜的裁剪

结直肠间隙游离，血管、韧带及肠管离断后，常规要通过腹壁切口将目标肠段取出。很多初学者会发现肠段取出不顺利，或者取出后发现很多要清扫的区域还在腹腔内，体外操作困难，不得不扩大切口或将肠段放回腹腔进行补充游离、裁剪。这些不便部分是由于切口的位置选择不合理，但更多的是因为腹腔内的很多必要操作没有完成。

1. 右半结肠手术

要想顺利地将右半结肠及末端回肠拉出体外操作，必须离断回结肠动静脉、右结肠血管（可能缺如）、胃结肠静脉干结肠及胃网膜右分支以及中结肠血管右支或主干；必须贯通分离右半结肠 Toldt 间隙，完整显露右肾前筋膜及十二指肠球部、降段、部分水平段，显露胰头表面；连续切开离断胃结肠韧带、肝结肠韧带、右侧结肠旁沟腹膜以及回盲部与末端回肠尾侧腹膜；腹腔内移动右半结肠可以完整地翻向肠系膜上静脉左侧。并不需要在腹腔内进行沿着边缘血管的系膜裁剪，需要注意的是结肠远端大网膜与结肠粘连要游离充分。

2. 左半结肠手术

要想将左半结肠顺利地拉出体外操作，对应肿瘤位置滋养血管的根部离断是必需的，例如降结肠肿瘤左结肠动脉必须离断。因为左半结肠没有右半结肠胃结肠静脉干这样的短支血管，只要贯通分离左半结肠 Toldt 间隙，完整显露左肾前筋膜、胰体尾、左侧输尿管及生殖血管，并连续切开离断左侧胃结肠韧带、脾结肠韧带、降结肠侧腹膜、乙状结肠左侧先天融合粘连，左半结肠就可以顺利取出。也不需要在腹腔内进行沿着边缘血管的系膜裁剪，对并不需要根部离断的乙状结肠动脉或者结肠中血管，可以在体外完成操作。

3. 直肠、乙状结肠手术

直肠、乙状结肠游离结束后，先在肿瘤下缘预定位置使用直线切割用闭合器离断直肠，然后在下腹切口取出肿瘤及相连肠段，所以取出是否顺利不需要考虑。近端乙状结肠系膜 Toldt 间隙的拓展都要尽量向上延伸到平十二指肠下缘水平，左侧侧腹膜切开向上也要越过降乙交界侧腹膜连接点延伸到降结肠中段。肠系膜下动脉的分支血管需要在腹腔镜下进行适度的裁剪，当然剪裁也可以在游离的过程中同步进行。

血管的剪裁分两种情况：如果从肠系膜下动脉的根部离断，就需要离断左结肠动脉及乙状结肠动脉的第一、二支；如果保留左结肠动脉从直肠上动脉根部离断血管，沿着结肠血管弓离断乙状结肠第一、二支即可。没有必要对近端预备吻合位置进行肠管的裸化，拖出体外后很容易进行操作。这里要关注两个无系膜无血管区，左半结肠和乙状结肠第一支分支之间和乙状结肠第一第二分支之间，无论是否保留左结肠血管，只要离断乙状结肠第一分支并沿着边缘血管横行切开两个无血管区，就可以将直肠乙状结肠顺利取出。

十二、超声刀的使用方法及技巧

（一）超声刀使用注意要点

超声刀在常规腹腔镜手术电外科器械中综合性能最佳，要发挥它最大的性能并尽量避免副损伤，需要注意以下几点。

（1）保持直视下操作：超声刀夹持组织击发时刀头的尖端和两侧边缘的热传导对相邻组织会造成副损伤，所以直视下操作是基本的使用原则。腹腔镜镜头观察不到或观察不确切的情况下，切忌盲目使用超声刀在击发状态下与组织接触，造成穿孔、出血等不良后果。

（2）必须贴近重要器官操作时，尽量选择非工作面：工作刀头的热效应对持续击发时紧贴刀头的血管、肠管等重要器官会造成热损伤，当时可能仅仅表现为组织发白，术后可能会导致迟发的出血或穿孔等严重的医源性损伤。

（3）小口慢咬：超声刀头钳夹大块组织击发，组织易出血、烟雾弥漫，间隙显露粗糙，无法做到精细解剖，多数情况达不到加快速度的目的。坚持小口慢咬，止血离断确实，每次产生烟雾较少，视野清晰，分离间隙层次分明，没有被迫止血、重新寻找层次的动作，推进速度似慢实快另外，超声刀钳夹大块组织往往需要扭转刀头或牵拉刀柄，都可能造成超声刀的损坏，减少超声刀的使用寿命。

（4）尽量避免超声刀头不钳夹组织闭合击发以及持续 10 秒以上的长时间持续击发等损伤刀头的不当操作方式。夹持组织要适量，不能大块钳夹也不能夹持组织太少，正确的击发方式是短促间断击发。

（5）及时清理刀头焦痂：持续使用超声刀较长时间，刀面会附着组织焦痂，刀头变得粗笨，对组织的切割效率低下，切割速度变慢、止血效果变差。因此，要及时用湿纱布抹净刀头上附着的焦痂，清理不满意时可将刀头放入水中快挡击发震荡清洗。

（二）超声刀在腹腔镜结直肠手术中分离组织的手法

分离组织的原则是间隙精准，钝锐结合，白色平面，兼顾速度。

（1）剪切：是超声刀使用中最常见的动作，像剪刀剪切组织一样张开刀头钳夹组织并击发离断，是可以快速推进的锐性游离方法，适用于切开腹膜、筋膜、结缔组织等。操作要点是保持组织张力，用超声刀头前 1/3、2/3 位置夹持组织并快挡击发切割，尽量保持工作刀头朝外，刀头用力方向背离组织，“小口慢咬”，避免钳夹大块组织。

（2）剪推：为了快速一字连续切开光滑的无血管薄层腹膜或者系膜，可以采用维持较高膜张力的方法，超声刀头微微张开，仅用刀头前 1/5 左右轻轻夹住膜切开边缘，快挡击发，边切割边向目标位置一字推进。

（3）电切：当分离直肠后间隙等大片疏松组织时，可以将超声刀刀头张开，快挡位击发，用超声刀工作刀头游离面像单极电刀一样切割游离。操作要点是牵拉张力要尽量高，暴露视野要充分，刀头用力方向背离后腹膜及骶前筋膜等固定组织。

（4）推拨：当游离拓展 Toldt 间隙等融合筋膜间隙或分离直肠后间隙时，可以将超声刀刀头并拢作剥离子使用，操作时副操作钳保持张力，超声刀头保持不击发，动作轻柔地分开组织间隙，一旦发现有穿支血管即转换成凝断或剪切方式。锐性分离间隙出现层面不清时也可以使用钝性游离显露正常间隙。

（三）超声刀在腹腔镜结直肠手术中处理血管的手法

根治手术对血管根部的骨骼化、脉络化提出了较高的要求，我们总结出分离血管要注意：小口慢咬，轻拨慢挑，钝锐结合，血管自现。

（1）凝断：主要针对直径 3mm 以下的，如乙状结肠动脉等分支血管，以及更细的毛细血管、穿支血管等较细动静脉的直接凝断；还有直径 3mm 以上的血管如肠系膜下动静脉等近心端止血夹夹闭后，直接凝固切断血管远心端。凝断血管时要避免血管和组织张力过大，血管或组织应该在慢挡击发过程中自行离断，操作者要有耐心，而不是让血管被较大的张力扯断并出现止血效果不良，离断时残端出血或在随后的术中牵拉中出血。

（2）穿分：超声刀前端是弧形设计，在对肠系膜下动脉根部等血管主干进行显露时，可以模仿分离钳的动作，在血管远离术者侧用刀头穿进疏松组织开合分离反复进行，当露出刀头时可沿着血管主干远近端上下钝性游离，扩大开口利于夹闭止血夹。如果反复开合分离刀头仍不能顺利穿出，可以闭合钳口快挡击发穿透组织，初学者大多会使用这种方法。

（3）剪剥：如果要将动脉血管根部进行“骨骼化”，首先要用超声刀剪切功能在离血管根部3cm左右切开血管鞘，然后用工作刀头尖端插入血管鞘与血管壁间隙，背离血管方向挑起并剪切血管鞘，血管鞘大多会自行分离；如果要分离裸化肠系膜上静脉等静脉鞘，还可以先用副操作手弯分离钳沿血管走行插入血管鞘内，分开血管鞘与静脉壁间隙，再将超声刀非工作刀头插入间隙，夹住血管鞘并剪切。

（4）切分：穿分的操作有两种缺点，一是操作时刀头不在视野内，有副损伤的风险；二是由于角度的原因，血管主干背离术者一面会有较多组织残留。最佳的处理方法是组织在放松的状态下，主副操作手密切配合（下面以右手优势为例）。左手提起血管背离面系膜右手切开并沿血管主干延展3cm左右，左手再提起系膜下疏松组织将血管面向术者内翻牵拉，右手继续剪切直至血管待离断部位完全裸化。

十三、纱布在腹腔镜结直肠手术中的应用技巧

（一）如何选择腹腔镜纱布

（1）吸附能力强、韧性好：能较好地吸附渗血渗液，进出穿刺套管不撕裂。

（2）大小合适：一般长度10～20cm，宽度2～4cm，能够自如进出10～12mmTrocar。

（3）标志明显：在术中容易辨认，并带有显影线，能够通过X线定位。

（4）不掉线头：纱布毛边需要折叠并缝合锁边。

（二）纱布的应用

（1）备用：手术开始时可以将一块纱布放入腹腔内，一般放置在肝区、脾区、盆腔等易取的位置，可以放在视野外，以备不时之需。当遇到出血等意外情况时，可以第一时间使用纱布，避免渗血范围扩大。

（2）压迫：在腹腔镜手术中如果遇到小血管损伤出现速度较慢的渗血，此时使用超声刀和电凝尝试止血没有效果，为了避免对肠管、输尿管等的副损伤，可以使用纱布进行局部压迫止血，要保持耐心，等待或者保持纱布压迫另换区域操作。

（3）隔挡：当通过反复调整内外体位，某部分小肠等器官还是进入操作区域，助手的器械也无能为力时，可以考虑使用纱布进行隔挡。比如在清扫肠系膜下动脉周围淋巴结时，上端空肠积气或肥厚，持续干扰手术，这时可以使用纱布挡开空肠，或者用助手器械夹持纱布挡开空肠。

（4）垫推：当游离直肠后间隙时，为了增加直肠的牵拉张力，有时需要非优势手向前推顶直肠系膜。但腹腔镜手术器械质硬且尖锐，容易损伤系膜，影响完整性。这时利用纱布就可以增加接触面积和操作的力度，既可以减少对组织的损伤，也可以增加暴露的面积使手术空间更大。游离结肠系膜时，为了减少系膜的损伤也可以选择利用纱布。

（5）剥离：在钝性分离Toldt间隙时，可以直接使用超声刀夹持纱布的一角进行钝性分离，由于纱布的摩擦力大，接触面大，分离疏松的Toldt间隙时较器械更有优势。遇到小血管出血时，可以立即压迫止血，判断清楚出血点后再使用超声刀止血。

（6）指示：Toldt 间隙拓展结束，为了避免离断肝区、脾区、结肠旁沟等间隙汇合处时损伤下层正常组织，可以在已经游离好的间隙放置纱布，用来指示间隙的层次。例如乙状结肠手术时左侧 Toldt 间隙放置纱布，可以避免损伤左侧输尿管和生殖血管；右半结肠切除手术时在胰头十二指肠上方放置纱布，离断肝结肠韧带时，可以避免损伤胰腺及十二指肠。

（7）虹吸：用温生理盐水冲洗术野时，先将纱布放进待吸区域，再把吸引器放在纱布中吸，就可以避免周围的组织堵住吸引器口，并利用纱布的虹吸把周围的液体吸附进来，增加了吸引的面积，使得吸引更加高效。

（8）清洁：需要快速清洁镜头时，可以使用碘伏纱布，快速擦拭镜面，虽然效果不确定，但方便快捷，意外出血污染镜面时使用。

十四、手术标本的取出

在腹腔镜结直肠手术中，切除标本的取出是一个重要步骤，根据标本的不同，选择相应的解决方法。

（一）较小标本的取出

较小标本如慢性阑尾炎或单纯性阑尾炎（直径＜10mm），切除活检的小组织标本，或其他软组织标本可直接自套管取出。为避免套管孔感染，感染严重的标本不适用这种方法。在有条件的情况下，最好在标本取出后重新更换取标本的套管，预防种植、组织脱落、感染等相关问题的发生。

（二）污染及感染性组织的取出

感染严重且明显肿胀的阑尾（直径＞10mm），如果直接从套管孔取出，可能引起切口污染，可将其先放入标本袋，再从套管中取出，有时需要扩大切口。

（三）实质性组织的取出

肠道肿瘤等实质性标本，必须延长穿刺套管切口才能取出。设计切口大小要考虑到肿瘤直径，外观美容，切口方向、张力，是否便于进行后续的肠切除吻合等因素。经自然腔道取标本手术（natural orifice specimen extraction surgery，NOSES）作为微创外科的一名新秀，在众多的微外科技术中异军突起，逐渐引起国内外学者的广泛关注和热议。NOSES 术巧妙结合了 NOTES 的无切口理念和腹腔镜技术操作的可行性，既表现出了完美的微创效果，又兼具良好的安全性和可操作性。根据取标本的途径不同，NOSES 术主要分为三种，即经肛门取标本 NOSES 术、经阴道取标本 NOSES 术以及经口取标本 NOSES 术。目前临床应用最广的就是前两种方式，尤其是经肛门取标本。经肛门取标本主要适用于肿瘤较小、标本容易取出的患者；经阴道取标本主要适用于肿瘤较大，经肛门取出困难的女性患者。

腹腔镜肿瘤手术有大量的切口及穿刺孔肿瘤种植的报道，分析原因主要集中在手术创伤对免疫系统的抑制以及高压气腹导致的肿瘤播散，还有术前术中未发现的微小腹膜转移。而手术操作原则需要注意的是尽量减少对肿瘤的直接接触或挤压，以免造成肿瘤细胞脱落播散。为了减少医源性肿瘤播散，手术标本或者目标肠段拖出腹腔外时，需要恰当的切口大小、合适的切口位置以及对切口要有良好的隔绝保护。

首先，切口的大小是由肠管的粗细和肿瘤的大小形状以及患者的肥胖程度决定的，不能被术者微创程度的意愿左右，切口的大小要以对肿瘤通过切口时没有任何挤压为标准，切口用保护圈撑开后直径要略大于肿瘤直径，即使标本已经被取物袋包裹的情况下，也会出现暴力拉扯情况下袋子破裂等意外情况，所以要避免大标本小切口。另外为了显得切口小，切口切开过程层层加长，形成外短内长的梯形切口，然后暴力取出较大标本，腹壁创伤并未减少，伪造微创的表象，这也是不可取的。

其次，切口的位置选择不同的术者有不同的习惯，但主要与手术的区域相关，选择位置的原则就是方便操作。

1. 右半结肠手术

因为目标肠段是襻式拖出，即使肿瘤不大，切口保护圈撑开后直径也应不小于5cm。如果吻合手术结束后，还有腹腔镜观察腹腔的需求，切口位置尽量选择右上腹平脐向上经腹直肌切口，或者切口下缘略高于脐上缘；如果手术过程顺利，吻合结束后没有腹腔镜观察腹腔的需求，为了减少一个腹壁开孔，可以选择以通过观察孔的右侧绕脐切口，撑开直径同样不能小于5cm。

2. 左半结肠手术

目标肠段也是襻式拖出，切口大小同右半结肠手术，切口位置可以选择左上腹平脐向上经腹直肌切口，脾曲已经游离充分，切口并不需要过分向上；降结肠或降乙交界肿瘤可能需要处理乙状结肠系膜血管，也可以选择经过观察孔的绕脐切口。

3. 直肠、乙状结肠手术

目标肠段是单腔取出，肿瘤的直径及形状是考虑切口大小的首要因素。切口的位置大多选择下腹正中脐至耻骨联合连线中段1/3的位置，也有选择耻骨上三横指的横弧形切口。初学者系膜的腹腔镜下剪裁大多不充分，尽量选择正中切口，必要时可以通过延长该切口进行补救操作；肥胖、盆腔狭小、肿瘤位置低以及肿瘤太大导致腹腔镜下肿瘤远端切割闭合困难的，可以选择耻骨上横切口，使用开腹手术的切割闭合器离断肠管并可在直视下吻合。

最后，最重要的是切口的保护。结直肠手术切口保护可以防止切口细菌污染和肿瘤种植。出于减少医疗费用的考虑，目前临床切口保护使用的材料五花八门，有用关节镜套剪取一段，有用橡胶手套的手腕部分等，这些材料活动度很大，实践操作时大部分时间根本不能起切口保护作用。建议使用成品的切口保护圈，切口的保护隔绝作用确实，还有一定的切口撑开作用，通过切口进行一些开腹的操作相对方便很多。

十五、无瘤技术

同开腹结直肠癌手术一样，腹腔镜结直肠手术同样需要强调注意无瘤原则。这一原则贯穿于我们手术的始终。这些原则主要体现在以下几方面。

1. 术中操作轻柔，多用锐性分离，少用钝性分离，提倡先处理血管，后分离系膜，并尽量在根部结扎血管，尽量避免直接接触肿瘤。

2．结肠切缘距离肿瘤须≥ 10cm，直肠远切端距离肿瘤须≥ 2cm，连同原发灶、肠系膜、大网膜和区域淋巴结一并切除，避免术中肿瘤撕裂或穿孔，关腹前常规充分冲洗腹腔。

3．广泛清除所属淋巴引流区域中的所有淋巴结和脂肪组织。

4．在标本移出腹腔前，以套状消毒塑料袋保护切口，再于套内牵引出病变肠管并将其包裹，防止癌肿强行通过无保护的腹壁切口。以往外科医生常担心穿刺孔种植转移的问题，大宗的临床报道显示，相对于开腹手术，腹腔镜手术并不增加穿刺孔种植转移，这为我们开展腹腔镜结直肠手术提供了理论基础。

十六、腹腔镜手术中的冲洗和引流管的放置

腹腔镜结直肠手术标本取出后常规要对术区进行冲洗，可以清除手术操作过程中出现的组织颗粒和渗血渗液，灭菌蒸馏水还可以杀灭腹腔脱落肿瘤细胞，降低腹腔种植的概率。冲洗的操作争议较小。

（一）腹腔镜下冲洗的注意事项

1．体位

冲洗、吸引应及时变换体位。先将局部需要冲洗的物质进行吸引，尽可能吸引干净后再进行冲洗、吸引，然后保持吸引器位置不动，将原先的体位调整至相反的方向，待冲洗液回流时，将其吸引干净，使冲洗效果得到保证，缩短了手术时间，提高了冲洗效果。

2．方法

每次冲洗保证冲洗量在 50ml 左右，随冲随吸。吸引时保持低压连续性吸引，注意吸引管侧孔不要被网膜堵塞。遵循多部位冲洗、吸引原则，避免物质残留，吸引时观察冲洗水质，待冲洗水变澄清可停止冲洗，表示已冲洗干净。避免一次性大量液体注入腹腔，导致冲洗液扩散至全腹腔。

3．其他

充分利用不同位置的腹腔镜 Trocar 孔，直视待冲洗区域，使用冲洗延长管直接冲洗有渗血渗液的区域，避免盲目冲洗。

（二）术后引流

术后是否放置引流管有较大争议，主张放置的使用的引流管种类数量也各有不同。笔者认为手术分离及吻合均较满意的情况下，吻合口位于腹膜反折以上的不需要常规放置引流管；吻合口位于腹膜反折以下建议放置引流管，双套管、单管或双管均可。

1．以下情况建议尽量放置引流管

（1）手术分离过程中出现过较大血管的活动性出血，虽经操作止血完全，但术区积血积液较多，冲洗不满意的。

（2）分离过程出现的活动性出血或渗血，未经处理自行停止出血的，为了监测术后继发性出血。

（3）肿瘤有穿孔或术中有肠内容物污染腹腔的。

（4）组织水肿、血供不佳、吻合不满意或者吻合口张力较大的。

2. 放置引流的注意事项

（1）遵循捷径低位原则，即引流管尽可能放在较低的部位和需要引流的部位，如 Winslow 孔，右结肠旁沟和盆腔，分别是患者平卧和半卧位时的最低部位。

（2）引流管长度适度，腹腔镜手术置入引流管时，在气腹状态下摆好的引流管在气腹消失后，腹腔内段会过长并导致移位，故在解除气腹时要缓慢进行，用腹腔镜直视引流管，同时调整引流管在腹腔内的长度，使气腹消失后，引流管腹腔内段不会过长而引起扭曲，也不会过短，使术后达到通畅引流。

（3）引流管 Trocar 孔大小应与引流管直径大小相适应，避免受压。引流管在腹腔内段应剪多个侧孔，其大小应与引流管内径接近。

（4）术后引流管拔管一般为术后 2 ～ 3d，引流液引流量＜ 10ml/d，非脓性，无发热，无腹胀，可拔除。

（5）腹腔内有感染引流管则需逐渐退出，待脓肿闭合后拔出。部分患者从预防发生吻合口漏角度考虑，必要时引流管需观察 7 ～ 14d 后方可拔除。

（6）利用原来的 Trocar 孔放置引流管不是必需的，引流管从引流孔到达引流位置走向短而直引流效果最好，如果 Trocar 孔过于靠近腹壁中线，经腹膜外的引流管过于弯曲，可以重新选择引流口。

3. 引流管的放置方法

（1）引流管直接从 Trocar 孔中置入，利用其他 Trocar 孔进行位置调整，腹腔内夹住固定引流管后，拔出穿刺套管。优点简单直接。缺点：由于选择放置引流管的大多是 5mmTrocar 孔，较粗的引流管无法置入，较细的引流管腹腔内和腹腔外部分大多有一个凸起的结，也很难置入。临床操作的解决方案是从结上剪除腹腔内部分，自行剪侧孔然后植入，导致引流管变短，增加术后护理难度。

（2）拔除 Trocar，用弯血管钳夹引流管腹腔端从 Trocar 孔置入，可以解决上述问题，腹壁薄的可以考虑。缺点：如果腹壁太厚不容易从原来的穿刺通道进入，造成不必要的损伤。

（3）从预备引流口对侧 10mmTrocar 孔置入引流管腹腔外端，用抓钳从引流口 Trocar 孔进入钳夹住头端顺势拖出体外，然后调整腹腔内部分位置。也可以体外压迫对侧两个 Trocar 至腹腔内套管部分出口相对，引流管可以直接从 10mm 入 5mm 出。

十七、Trocar 孔的关闭

Trocar 孔的术后短期并发症有出血、感染，长期并发症有肿瘤种植和疝。

为了减少 Trocar 孔出血，穿刺时尽量避开腹壁下动脉，第一通道建立后其他位置穿刺要在镜头进入腹腔后通过腹壁透光观察血管走行，避免损伤腹壁血管。拔出穿刺器套管时要用镜头观察拔出过程，观察内口有无渗血。有渗血需要寻找出血点并止血，如果寻找出血点困难，可以腔镜监视下行直针贯穿腹壁缝合穿刺孔止血。

长期并发症主要是 Trocar 孔疝的发生。目前临床使用的穿刺器有三种，无刀微创、平刀和棱锥，其中费用最贵的是无刀微创穿刺器，最便宜的是三棱锥穿刺器。疝气的发生率最低的是无刀微创穿刺器，因为它产生的组织损伤最小，最多的是三棱锥穿刺器。除非患者腹壁非常薄，即使是 12mm 微创穿刺器，Trocar 孔不缝合疝气的发生率也是极低的；相反使用三棱锥和平刀穿刺器的患者，即使缝合了 Trocar 孔，疝气的发生率还是远高于不缝合的微创穿刺器。所以要降低疝气的发生，选择穿刺器是最重要的因素。

如果使用平刀或三棱锥穿刺器，建议直径 5mm 的穿刺孔可以不缝合关闭，直径 10mm 以上的 Trocar 孔或者腹壁较薄患者的 5mmTrocar 孔，为了防止疝的发生，都应缝合关闭。如果有标本取出切口，可以经切口从腹腔内侧进行缝合腹膜；如果没有标本取出切口或者切口太小缝合困难，可以使用弧度较大的缝合针，在拔出穿刺套管的同时，迅速钳夹并提拉腹膜，然后缝合关闭。腹壁较厚的体外无法显露腹膜，也可以在腔镜监视下，将血管钳深入穿刺孔钳夹腹膜并提拉缝合。

十八、如何录制高质量的手术视频

一个优秀的手术视频制作涉及很多因素，患者的 BMI 指数、组织的韧性好坏、是否有水肿、是否伴有糖尿病、术前是否进行过新辅助治疗，尤其是放疗、术者是否有经验、助手是否得力、扶镜手的经验值等，还有腔镜是不是高清、录制设备采集数据的质量等硬件要求。

以上大部分是客观因素，术者无法左右，能通过手术团队的努力改善的是以下因素。

1. 术前对病情进行充分的评估，手术方案从术式选择、路径选择、分离部位和离断血管的先后次序、离断吻合肠管的方式等手术的细节，团队要进行充分的讨论沟通，尽量减少临时起意。

2. 镜头的视野要分手术阶段尽量固定，减少上下左右前后的细微调节，一个视野的操作做完再换视野进行其他操作，减少视频剪辑的困难。

3. 一旦出现哪怕很小的出血渗血，先处理出血点，不能让其进一步扩散，止血完全并吸引或用纱布处理干净术区后再继续手术，除非出血量较大，尽量少用冲洗。冲洗后的组织容易在电器械使用时出现较大的烟雾。腹腔内放置的纱布尽量不要出现在视野内。

4. 分清主次，助手进行的是组织张力的粗牵拉，助手的器械尽量不要出现在视野里，并最大程度减少调整。术者非优势手器械进行的是精细牵拉，可以靠近待分离区域，完善对助手牵拉不足的粗牵拉的补充，牵拉的位移尽量与助手相反。如果助手的牵拉不到位，先调整再操作，不急于一时。术者尽量少出现左右手器械腹腔内交叉的情况。

5. 除非特别稀少的病例或手术操作，分清正常手术和录制手术的区别，操作过程无论是患者的身体情况不宜录制较好的视频，还是操作出现重大的失误，例如大量出血严重污染术区已经不可能录制视野清晰干净的视频，应及时终止录制，正常进行手术，不要浪费时间。

十九、如何减少对第一助手的依赖

优秀的手术视频都离不开优秀的扶镜手和第一助手的作用，但是对于刚开展腔镜手术的团队，手术人员腔镜操作都不是很熟练，手术时配合摸索靠的是开腹手术的直接经验和参观其他人的间接经验，配合不同步会让学习曲线上升期前变得异常痛苦，伦理上对这一时期的病例也不尊重。

解决这一问题除了进行大量的训练平台操作训练，还有进行一定数量动物手术训练，最主要的是术者、第一助手要进行一高一低的配对。刚开始开展腹腔镜手术的高年资主治医师或副主任医师以上人员，建议邀请高水平的腹腔镜医师进行术者助手的互换带教，配合大量的手术视频的学习，会尽快地掌握腔镜技能，尽快完成开腹手术到腔镜手术的转变，再经过自己团队的反复实践，成为成熟的腹腔镜操作医师。

如果手术团队人员较少，或者流动性较大，不太容易形成稳定的成熟的团队，就要想办法减少对第一助手及扶镜手的依赖，也就是没有成熟的助手也要能完成高质量的腹腔镜手术。笔者经常在只有一名初学扶镜手没有第一助手的配合下，完成直肠 TME、左右结肠 CME 包括结肠次全切除等的大范围游离，手术时间及手术效果并没有受到很大影响，可能对比再加一个第一助手，手术时间还快了很多。

气腹压力造成的腹壁膨胀加上体位的运用，腔镜下手术的显露优于开腹手术腹壁切口撑开和助手拉钩作用，第一助手的主要作用是对术者对侧组织的牵拉造成张力利于间隙分离。但是只要术者能够正确地安排分离次序，合理地进行体位的调节，即使进行的是全结肠的游离，也可以独立快速高质量地完成。

操作时不依赖第一助手进行游离操作，应注意以下几点。

（1）先拓展间隙再离断血管，或者说由周围血管韧带等的牵拉形成的“帐篷”要尽量潜行游离平面到不能游离为止，再进行血管离断。例如进行乙状结肠系膜游离时，肠系膜下动脉头侧尾侧都可以进行间隙游离拓展，肠系膜下静脉也可以先行离断，但是在头尾两侧间隙没有游离到侧腹膜前动脉不离断。

（2）不要拘泥于一种入路，内侧外侧、头侧尾侧要灵活运用。还是以游离乙状结肠举例，内侧或中间入路是主流，助手开始先保持乙状结肠系膜的张力。其实先在外侧对乙状结肠先天融合粘连进行独立的分离后，内侧通过非优势手的提拉间隙很容易显露，并不需要很大的力气。

（3）要及时调整体位及小肠、网膜的摆位。有助手存在会下意识地通过助手的操作钳阻挡小肠流向术野，其实通过内外体位的耐心调整，结直肠手术的每一个待操作位置都可以进行良好的显露。

（4）充分发挥缝线悬吊的作用，不仅女性悬吊子宫，男性也可以悬吊膀胱。

二十、如何减少对三人团队的依赖

大部分的手术站位，术者和扶镜手是 90°，术者和第一助手是 180°，扶镜手的镜头视野主要是服务术者的，经常会出现直肠手术游离脾区等第一助手视野出现反向的情况，操作困难。而且很多单位都没有配备第二显示屏，又增加了第一助手的难度。将扶镜手和第一助手合二为一就可以解决这个问题，手术台上减少了操作人员，活动的舒适度也增加了。

唯一的助手非优势手扶镜，优势手用肠钳协助术者操作，不仅仅是减少一名手术人员，还会大大增加手术的流畅度，唯一的缺点是如果手术时间过长，扶镜的一侧上肢疲劳感较强。

二十一、技术优势与不足

1. 腹腔结直肠外科技术的主要优势

（1）避免了患者伤口较大所致的术后疼痛，以及活动受限所致的肺不张和静脉血栓。

（2）创伤小、出血少、胃肠功能恢复快，使住院时间缩短、康复快。

（3）腹腔镜手术的微小创口具有良好的美容效果，深受年轻患者的青睐。

（4）开腹手术显露困难的区域在腹腔镜手术下不受限制，如骶前组织的游离和脾曲结肠的分离。

（5）近年来发展较为成熟的微创技术还包括单孔腹腔镜技术、双镜联合技术和 TaTME（经肛门 TME）手术等。

2. 腹腔镜结直肠外科技术的局限性与不足

（1）同其他腹腔镜手术一样，手术操作缺乏开腹对组织器官的直接感知触觉。

（2）由于腹腔镜手术操作是经腹壁固定操作孔来实施，与腹腔内手术区域形成固定的相对受限角度，缺乏开腹手术时操作者可全方位灵活运用双手的优势。

（3）人工气腹建立后，腹内压增高对下腔静脉回流的影响、膈肌上抬、心肺活动受限所致血流动力学改变等问题，使手术对麻醉的要求更高。

（4）临床气腹建立时，气腹针及穿刺套管的进入多为非直视下的闭合法，主要依靠经验，存在一定的盲目性，可导致内脏和血管损伤。

二十二、禁忌证

1. 不能耐受长时间气腹的疾病（如严重的心肺疾病及感染）

腹腔镜下的手术操作视野空间要依靠建立气腹实现，手术视野的显露依靠调整体位，以重力作用使内脏垂于病变或操作部对侧，从而显露手术区域，常需在手术过程中多次变换体位方能完成手术。而体位的过度调整，持续的气腹压力，可使腔静脉回流阻力增加、膈肌上抬、心肺活动受限，导致血流动力学改变。因此，严重的心肺疾病为相对禁忌。

2. 凝血功能障碍

腹腔境手术对出血尤为敏感，极少的出血都可使视野亮度降低，解剖层次不清，术野模糊。所以，对于有凝血功能障碍者要及时治疗，尽可能术前予以纠正，降低手术风险。

3. 存在腹腔镜技术受限的情况

常见于合并肠梗阻、腹腔内广泛粘连、妊娠和病理性肥胖等。在此类情况下，腹腔内无空间或空间显露较差，解剖关系及解剖层次不清，一些重要结构标志辨认困难，常发生手术并发症。然而，腹腔镜技术的禁忌证是相对概念，随着腹腔镜手术操作技术的提高和经验的积累，原有绝对禁忌证会成为相对禁忌证，而相对禁忌证不再受限。如腹腔内广泛粘连可不用常规方法一次性建立气腹，而选择远离原手术切口的区域以开放方式建立气腹，分离腹内粘连，获得腹腔镜手术操作空间而完成腹腔镜手术。

4. 其他

晚期恶性肿瘤侵及邻近器官、腹膜广泛种植转移、淋巴结广泛转移或肿瘤包绕重要血管，估计腹腔镜下清扫困难，肿瘤致肠梗阻，并伴有近端肠管明显扩张等情况。然而，为力争实施姑息性手术，以减少癌肿对机体的消耗，防止出血和梗阻的简单术式，如造口转流仍可在腹腔镜下实施。

Part 3

腹腔镜结直肠手术常见并发症

1990 年 Jaeobs 等开展了全世界第一例腹腔镜结直肠癌手术，经过 20 多年的临床实践，腹腔镜技术日臻成熟，有越来越多的医生接受并掌握这项技术，积累了丰富的病例数和临床经验。与传统开腹的手术方式相比，腹腔镜结直肠手术尽管在手术创伤、病人恢复时间、远期疗效等方面有显著优越性，但不可避免地存在发生并发症的风险，这与术者经验、手术方式、手术范围和复杂性以及手术病例选择密切相关。除了传统开腹手术可能出现的问题，腹腔镜特殊的并发症包括：套管部位的疝、穿刺孔肿瘤种植和人工气腹相关的问题。不恰当的体位、显露困难和缺乏触觉感受易于造成与腹腔镜操作技术有关的损伤。术中容易损伤的器官不仅涉及盆腔和腹腔内的，甚至包括腹膜后大的血管和神经。除了各类手术的一般并发症，腹腔镜技术相关的常见并发症包括输尿管、血管损伤和由于肠损伤引起的污染和感染。造成这些损伤的直接原因包括机械损伤和热能量损伤，前者由气腹针及 Trocar 穿刺以及各种手术器械如腹腔镜专用的剪刀、分离钳、肠钳、钛夹等误伤所致;后者主要由于超声刀、电刀、电钩等能量平台使用不当造成组织器官热损伤。合理、规范的手术操作可以最大限度地避免上述情况发生，减少手术并发症。下面我们对各种类型常见的并发症分别一一阐述。

一、腹腔镜手术特有的并发症

（一）气腹相关的并发症

主要包括三方面：第一，CO_2 气体吸收造成的高碳酸血症；第二，充气引起的气栓和皮下气肿；第三，腹腔内压力过高影响心肺功能。腹腔镜手术大多依靠建立气腹来提供一个相对较充分的手术操作空间。通常采用电子驱动气腹机，每分钟至少可以提供 10L 以上气体来建立和维持气腹，进行常规手术操作。其最大注气流量可以达到 30 ～ 40L/min，维持气腹压力在 1.07 ～ 1.6kPa（8 ～ 12mmHg）。在套管严密的情况下，即使大流量吸引，也能够保证手术操作的进行。所使用的气体必须是无色无味、无毒性、不可燃，而且在血液中溶解度较高、发生气体栓塞的机会较小。氦气、氩气、空气、NO、CO_2 都可以用来建立气腹，其中 CO_2 是最为常用的气源。由于其在血液中溶解度较高，时间过长容易造成大量吸收，引起酸中毒，所以术中连续的 CO_2 分压监测和血气测定是必需的。所用 CO_2 气体应该是温暖的，以防止发生体温过低，同时能够减少镜头遇冷气凝结的水汽。对于大多数病人，适合压力的气腹并不会对心肺功能造成难以耐受的损害。心肺功能不全的病人则有可能出现气道压力过高，引起血流动力学改变，加重心功能不全，甚至造成严重的高碳酸血症，这需要从术前准备开始就积极调整心肺功能，术中手术医师与麻醉师积极配合，通过调整体位、调节呼吸机流量、加强机械性通气、控制补液种类和速度等几方面来处理。

除了腹膜吸收以外，广泛的皮下气肿含有大量游离的 CO_2，会进一步加重呼吸性酸中毒。皮下气肿多由于腹膜外充气或者 Trocar 切口反复穿刺，气体进入皮下所致。尤其是手术初期，建立气腹的过程中，如果开始进气后进气量与腹腔内压力上升不协调，出现压力突然升高，要高度警惕穿刺针未进入腹腔，气体误入皮下的可能。绝大多数的皮下气肿可以通过皮下捻发音来明确诊断，数日内即可自行吸收，除局部轻微疼痛外，一般没有不良后果。如果皮下气肿延伸至纵隔，或者腹腔内压力过高，气体沿解剖薄弱部，如食管裂孔扩散，可以引起纵隔气肿，纵隔压力过高可使纵隔胸膜破裂，气体进入胸腔发生气胸，严重时可引起休克或呼吸、心搏骤停。此时应立即停止手术，排出腹腔内气体，给予皮下穿刺粗针多点穿刺排气，在进一步明确判断的基础上积极治疗。通常采用床边摄片排除纵隔气肿、气胸及心包积气。如有气胸应立即解除气胸，做胸腔闭式引流，有心包积气必要时做心包穿刺，严重的纵隔气肿可行胸骨上凹皮肤穿刺排气或由此切开纵隔引流。

建立气腹时还有可能出现较为罕见的并发症——气栓。少量的 CO_2 或空气进入血液，由于其溶解度较高，可以自行吸收，气栓常常被肺毛细血管所滤过，因此无静脉栓塞动脉化之虞。比较凶险、致命的气栓通常是由于气腹针直接插入血管内大量充气所致。当病人仰卧时，血中的气体最易栓塞冠状动脉引起心律失常；头低足高位时，气栓多发生在内脏血管；头高足低时，可引起脑栓塞。当怀疑出现气体栓塞时，应立即停止充气，放置中心静脉插管，抽取右心房气体，同时给予纯氧吸入，纠正低氧血症。 近些年来，非气腹装置在腹腔镜手术甚至大型微创手术中逐步推广应用。有腹腔镜手术指征，而因心肺功能欠佳，难以耐受气腹的患者，能够有机会实施业已成熟、定型的腹腔镜手术，感受微创的优越性。因此，合理地使用气腹和非气腹装置对于减少手术并发症、实现快速康复具有积极意义。

（二）全身麻醉常见并发症

建立气腹需要腹肌充分松弛，因此，除了盆腔和下腹部操作范围较为局限、过程较简单的手术，腹腔镜手术首选全身麻醉，即静吸复合气管插管全身麻醉。全身麻醉的并发症主要影响呼吸、循环、中枢神经、消化四大系统。结直肠的腹腔镜手术，由于其特殊的体位，对呼吸、循环系统均有较大影响，这对麻醉提出了更高的要求。除了常见的并发症，腹腔镜手术时全身麻醉引起的并发症多与头低足高的体位、腹腔内压力增高有关，因为这两方面因素都容易引起胃内容物的反流和误吸，造成呼吸道阻塞、窒息或吸入性肺炎等，而腹腔内压力过高可以影响呼吸和循环系统功能。若腹腔内压力≥ 20mmHg，气道阻力增加，潮气量减小；同时，下腔静脉回流受阻，回心血量减少，周围血管阻力增加，引起血压升高，心率增快。目前，临床多采用全自动气腹机，可以自主设定腹腔内压力。我们一般维持最高压力≤ 12mmHg，这要远低于理论要求的 20mmHg。即便如此，对于年龄较大、心肺功能不全，或者手术时间过长、体位受限严重的患者，术中要严密监测气道压力，必要时暂停手术、降低气腹压力或者调整体位，若反复出现气道压力过高，要及时调整手术方案，甚至中转开腹。

（三）气腹针及 Trocar 穿刺的常见并发症

1. 穿刺损伤

气腹针和 Trocar 穿刺都有可能造成肠道、系膜血管甚至腹膜后血管损伤，尤其是用于建立气腹的首次盲穿对不能判定腹腔粘连情况的患者最为危险。掌握正确的穿刺方法是养成良好的操作习惯、减少周围脏器损伤的关键。建立气腹可以通过闭合式经皮穿刺法或直视下开放式技术。经皮闭合式入路最常用的气腹针是 Veress 针，其针芯前端圆钝、中空，有可以注水、注气的侧孔，针芯的尾部内置弹簧。穿刺时一旦遇到阻力即回缩，显露出外部尖锐的针头，进入腹腔后阻力消失即可弹出，从而避免针头造成脏器损伤。对于腹壁较厚、有腹部手术史而穿刺比较困难的患者，因为可能存在腹壁粘连，通常采用直视下开放式入路：常规切开腹壁，用一个比较钝的 Trocar 直接放入腹腔内，将二氧化碳经过 Trocar 注入腹腔内。现有的开放式入路技术包括 Hassons 技术、Scandinavian 技术、Fielding 技术等。总体而言，Veress 针闭合经皮穿刺建立气腹，然后通过腹腔镜指引进行 Trocar 穿刺是最为常用的。采用 Veress 针穿刺，首先注意检查内芯弹簧弹性是否良好，内管是否通畅。穿刺时将气腹针的阀门打开，这样空气可进入腹腔，腹腔内容物即可从气腹针顶端滑开。当体会到二次落空感，穿刺突破腹膜后，沿针尾部轻轻滴入几滴液体，若立即被吸入存在负压的腹腔则表明穿刺成功。如果怀疑误伤腹腔脏器，则立即进行抽吸试验——用注射器抽取 3ml 生理盐水，然后接于气腹针上，抽吸检查有无血液、胆汁、尿液、肠液。操作时要牢记以下三点：①气腹针避开大血管；②以最短的距离进入腹腔；③一定要进行气腹针进入腹腔的检测。

无论采用什么技术放置首个套管，随后的套管放置均应在直视下进行。以脐部穿刺为例：气腹形成后，在脐孔做一与套管穿刺针直径大小相应的皮肤切口，用手术尖刀，刀刃向上方，从脐孔底部向耻骨方向纵行切开皮肤，或在脐轮下方横行切开皮肤。用布巾钳或手向上方提起腹壁，医师手握套管穿刺器，与腹壁皮肤成 90° 旋转进针，通过筋膜和腹膜时，有两个突破感，当穿破腹膜有第二个突破感时，再向腹腔内进入 2 ～ 3cm 深度，拔除套管针芯，打开套管针上的充气阀开关，有二氧化碳逸出即表明套管针已经进入腹腔。任何部位的穿刺都应该以腔壁最薄处、最短距离进入腹腔。进针的角度不要小于 60° ，上提腹壁时，如果以较小的角度进行穿刺，容易进入腹壁内。能安全进入腹腔内取决于几个因素：腹壁皮肤切口大小适中；控制穿刺力度和进入腹腔的深度；套管穿刺器良好的工作状况（穿刺针芯不可太钝，一次性穿刺器的针芯活动良好）。在腹壁其他部位穿刺时，应避开腹壁上的主要血管，如腹壁浅动脉和腹壁上、下动静脉等。由于穿刺是在腹腔镜指引下进行的，通过强光透射可以看到腹壁血管的投影，因而基本可以避免损伤。个别血管显示不清时可以通过体表解剖标记确定血管位置，如腹壁下动脉在近腹股沟韧带中点稍内侧处发自髂外动脉，在腹股沟管深环内侧的腹膜外组织内斜向上内，穿腹横筋膜上行于腹直肌与腹直肌鞘后层之间，至脐平面附近与发自胸廓内动脉的腹壁上动脉吻合，并与肋间动脉的终末支在腹直肌外侧缘吻合。腹壁下动脉的体表投影为腹股沟韧带中点稍内侧与脐的连线。腹腔穿刺时，多在此投影的外上方进针。除了腹壁上的血管，还应注意腹膜后大血管的位置，如靠近下腹部侧腹壁穿刺时，有可能损伤髂外血管。发生腹壁血管撕裂出血，可以采用腹壁全层缝合止血，缝合位置应包括 Trocar 穿刺处上下 1 ～ 2cm 处。一旦不慎出现穿刺损伤，要沉住气，全面观察损伤情况，及时调整手术方案，还要避免不必要的探查、修补造成损伤。笔者在早期为 1 例年轻患者行腹股沟疝（TAPP）手术操作中曾出现因腹壁肌肉紧张、穿刺用力过大而穿透小肠肠壁，造成腹膜后血肿的情况（图 3-1）。通过观察确定腹膜后血肿范围固定，一段时间后无明显变化，小肠创口较小且内容物较少，无肠液溢出，未行任何修补处理，患者术后适当延长进食时间，1 周后病愈出院。

2. 穿刺孔疝

腹腔镜穿刺孔疝发生率较低，主要集中在高龄、腹壁薄弱的患者，与术者操作习惯也有一定关系。以脐部穿刺为例，Torcar 首先垂直穿透皮肤，然后稍稍向盆腔方向倾斜进入腹直肌鞘和肌肉，再垂直穿透腹膜。术中反复穿刺的部位，要尽量保证从原位进入腹腔，避免造成不必要的损伤。对于直径大于 1cm 的穿刺孔，应尽量逐层封合，一些腹壁较薄或者显露困难、难以逐层缝合的，可以将腹壁尽量上提，采用大三角针全层贯穿缝合。此时应保证远离腹腔内容物，尤其不能损伤肠道，造成肠瘘等并发症。对于一层缝合的穿刺孔，适当推后拆线时间，避免皮肤裂开，影响美观。

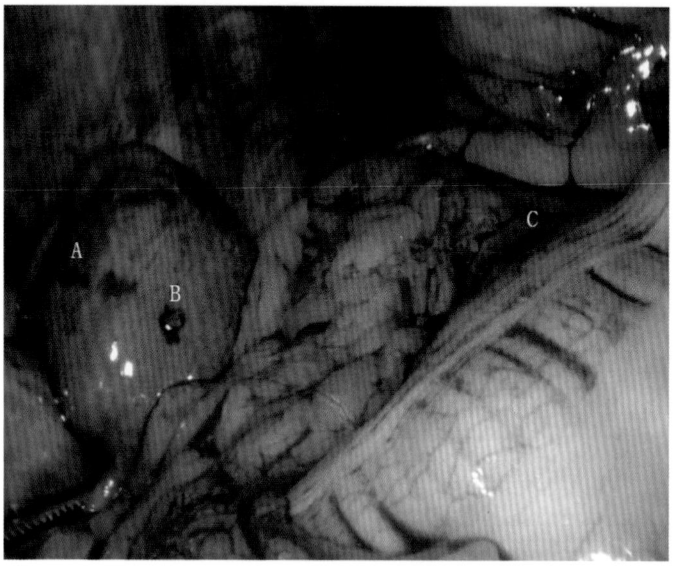

▲ 图 3-1 Torcar 穿刺损伤

A、B. 小肠贯通伤口；C. 腹膜后血肿

二、腹腔镜结直肠手术常见并发症

（一）术中出血

术中出血是困扰初学者常见的并发症。对于要求根治性的手术或者各种原因造成解剖关系紊乱的患者，由于缺乏直视下操作的触觉感受；传统的三维空间转化为二维图像，造成深度和层次缺失；空间感和不同器械位置感没有完全建立，使得清扫大血管根部淋巴结，以及分离肿瘤周围组织尤其是受压变形的血管时，即使经验丰富的腹腔镜外科医生，也有可能发生出血。多数情况下出血是由于在处理血管根部时游离不彻底，未充分裸化造成钳夹血管不完全；或者过度牵拉造成血管撕裂而引发的。如在清扫肠系膜下动脉根部淋巴时易误伤其左侧壁的左结肠动脉根部；行肠系膜上静脉外科干清扫时易损伤其胰腺下缘小静脉分支及横跨其表面的右结肠动脉或中结肠动脉；直肠癌手术时没有正确辨认骶前间隙，强行分离损伤了盆腔壁层筋膜，撕破骶前静脉丛。一旦发生出血，常规处理的方法（图 3-2）包括：在分离肠系膜大血管时出血，术者可以用一把止血

钳维持血管张力，用另一把止血钳控制血管断端。若出血量不大，先将小纱布压住出血点，吸引器吸走周围残血，移开纱布寻找出血点，左手分离钳夹住出血端电凝止血。如果怀疑大血管破裂出血，则不可盲目使用电凝止血，最好能够用小纱布或吸引器吸走积血，仔细观察显露的出血点，然后用钛夹或 Hem-Lock 分别钳夹血管断端。若血管断端回缩或因其他原因找不到出血点，无法

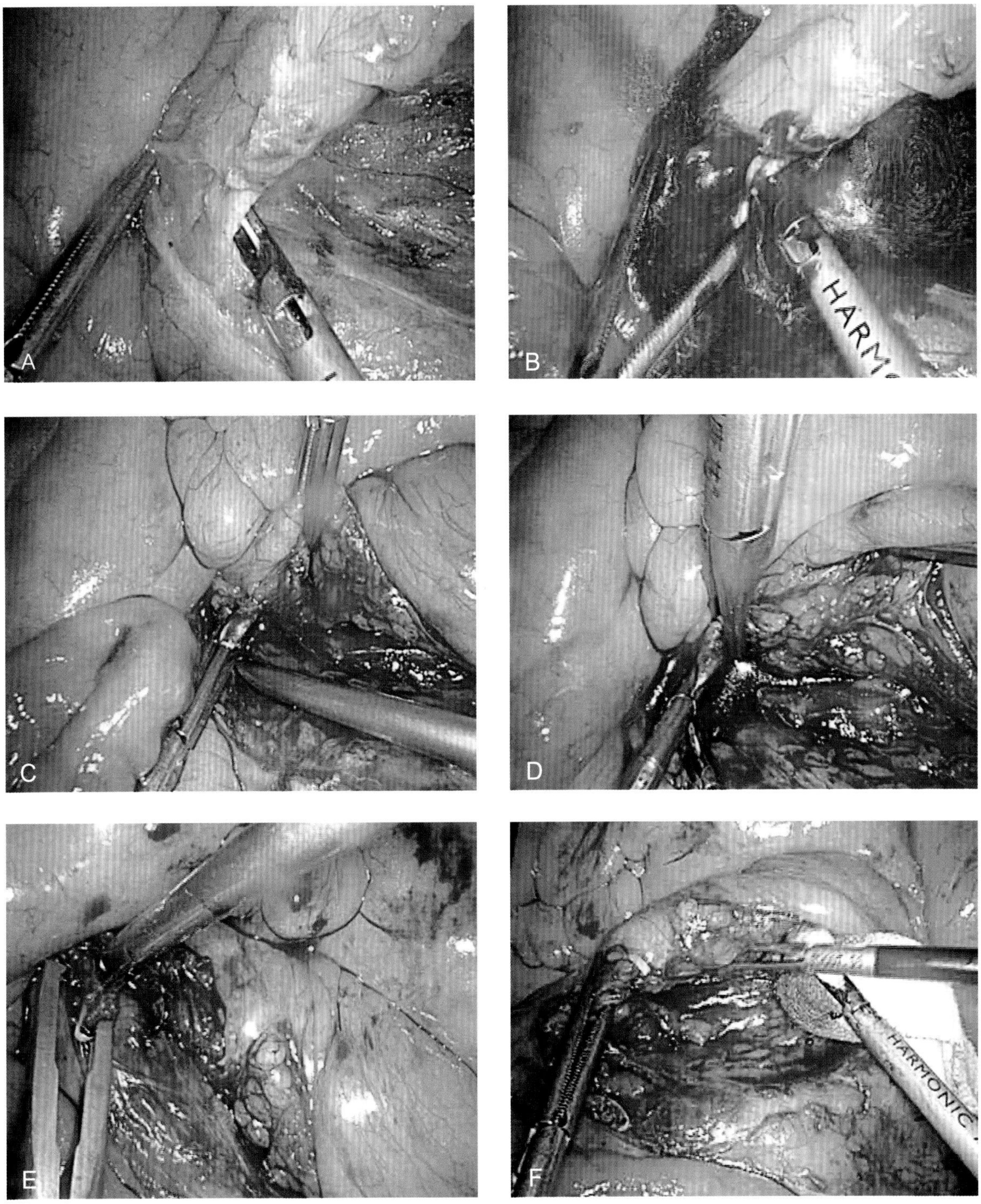

▲ 图 3-2　**直肠癌根治术中肠系膜下动脉缺血**

A. 直肠癌根治术，处理肠系膜下动脉根部；B. 肠系膜下动脉根部出血；C. 夹闭血管断端，吸引器吸走积血；D.Hem-Lock 钳夹血管远端断端；E.Hem-Lock 钳夹血管近端断端；F. 止血完毕

控制出血，则用纱布压迫出血部位，果断开腹止血。在整个操作过程中助手要给予充分的显露，维持良好的操作平面，使术者有足够的空间操作。扶镜者应避免腹腔镜头太靠近喷射性出血点被污染，应使用多侧孔吸引器压在小纱布上，可迅速吸净积血。为避免吸血所致的腹壁塌陷、视野不清，该类手术应使用高流量气腹机 (40L/min)。在充分显露出血点后再用分离钳钳夹并上钛夹，或以 Ligature 止血。若出血量大，术野不清，应及时中转开腹。在处理出血时，保持镜头不被喷出的血液污染是非常重要的，可以通过稍稍远离出血区域，调整放大倍数；或者从侧面观察等手段实现。对于一些特殊部位如骶前静脉出血，术者应熟悉直肠解剖，在盆腔壁筋膜和脏筋膜之间的潜在 Holy 平面分离，游离直肠后壁要找准骶前间隙，在直视下以锐性分离为主，逐步深入，应避免盲目用暴力进行钝性分离。可先用切割闭合器离断乙状结肠，使直肠牵拉方便，保持张力；也可用无损伤钳充分牵拉直肠以保持张力，使骶前间隙充分显露。同时游离两侧直肠侧韧带，充分显露视野。尽量用超声刀或电剪锐性分离骶前间隙中疏散的结缔组织。如遇小出血，尽量用小纱布压迫数分钟，多可止血，通常不宜烧灼止血，以免致大出血。如遇凶猛大出血，应迅速将直肠压向出血点，并固定不动，由助手迅速中转开腹止血。除此以外，由于腹腔镜手术缺乏常规手术的触觉信息，在术前要高度重视影像资料，全面了解操作区域组织关系，肿瘤与重要脏器毗邻、粘连情况，才能心中有数，减少盲目操作造成的出血，做到分离过程忙而不乱，操作有条不紊，需要中转开腹时当机立断。

（二）吻合口出血

腹腔镜结直肠癌术后吻合口出血发病率为 0.7% ～ 6.4%，手术方式、吻合口位置及是否预防性结肠造口均为影响因素。吻合口出血原因大多是腹腔镜下行低位直肠前切除术时，直肠裸化不够彻底，残留较大血管；使用不恰当的吻合器或切割闭合器，尤其是规格不适合、钉仓与肠管厚度不配套造成血管闭合不严密也是吻合口出血的常见原因。吻合口位置较低时，直肠后方及两侧要分离到肛提肌裂孔边缘，显露出环形包绕直肠的耻骨直肠肌，紧贴直肠与耻骨直肠肌间隙（内外括约肌间隙）还能够向下分离 1 ～ 2cm，此时应注意：越靠近肛门，越有可能使直肠残端遗留较大肛管动脉分支未结扎，从而导致吻合口出血。在手术操作中，除了击发吻合器之前注意保持压迫状态 20 ～ 30s，对于位置较低的吻合口，还可以从肛门口观察吻合口有无活动性出血。笔者在手术结束前常规行肛门镜检查，对可疑处均可给予缝合止血。对位置较高的吻合口，注重在闭合钉与吻合钉交叉处间断缝合加固，防止出血和吻合口瘘。一旦术后出现便血，要积极给予止血、控制血压、纠正贫血等处理，不可贸然二次手术，根据笔者的经验，通过局部保留灌肠和全身应用止血药物，控制血压在基础水平，大多数病人可以痊愈。

（三）泌尿系统损伤

主要包括膀胱、输尿管损伤。两者均位于腹膜后，正常情况下与周围组织界限清晰。在腹腔镜手术中，除了缺乏触觉反馈，显露相对困难，出现医源性损伤往往由于肿瘤压迫变形或直接浸润，或盆腔放疗引起后腹膜组织纤维化，造成局部间隙不清、结构紊乱，使得损伤概率增大。膀胱浆膜损伤可保守治疗，注意观察尿液颜色及尿量，出现少尿、血尿、膀胱壁血肿时，除了排除膀胱壁全层损伤，还应排除腹膜内膀胱穿孔，必要时可在膀胱内注入亚甲蓝以辅助诊断。如果是穿刺针引起的小的膀胱穿孔，可以暂时保守处理，如果穿孔较大或者合并泌尿系感染，则应手术修补。输尿管损伤的发生率在 1.5% ～ 12%。容易损伤的部位有两处：一是左侧髂窝入骨盆处；二是输尿管入膀胱处。当肿瘤位于腹膜返折以上，且体积较大、与周围组织粘连较重时容易损伤下段输尿管；手术中没有将 Denonvilliers 筋膜充分游离，会阴组织牵拉过度易导致输尿管入膀胱处损伤。术者必须熟悉输尿管的局部解剖和毗邻关系：输尿管近端到中段在腰大肌前方，跨过髂血管分叉处，经盆壁侧后方，在男性穿过输精管血管的后面，在女性穿过漏斗状盆腔韧带，通过肌层进入膀胱后外侧壁。通常在分离乙状结肠及降结肠时沿着 Toldt 筋膜与 Gerota 筋膜间隙锐性分离，不要刻意打开输尿管前被覆的 Gerota 筋膜。手术中要时刻注意有出现输尿管损伤的可能性，切断类似管腔样结构时要反复检查，注意手术野有无渗尿或输尿管扩张，手术结束前再次检查输尿管的完整性，观察尿液的颜色、集尿袋有无充满大量气体。如有血尿，应注意排除尿路损伤的可能。小段输尿管损伤（破口 1 ～ 2mm），放置输尿管支架和后腹膜引流即可；较大的裂口可直接进行横向对端吻合，如无法行对端吻合，可行输尿管膀胱置入术，内置 Double-J 管。术中损伤输尿管是严重的并发症，常引起输尿管狭窄，因此须高度重视。一旦发生，须开腹处理。对于二次手术、肿瘤位置特殊或者术前已行盆腔放疗的高危患者，可在膀胱镜下插入输尿管导管，以精确指示其走行位置。

（四）精囊腺、前列腺、下尿道或阴道后壁的损伤

因精囊腺、前列腺、下尿道和阴道后壁处在相同的解剖平面，是否正确地处理 Denonvilliers 筋膜与这几个部位的损伤密切相关。全直肠系膜切除术（TME）要求完整切除腹膜返折以下的 Denonvilliers 筋膜，必须裸化并保留精囊腺、前列腺被膜或阴道后壁外膜，尤其是肿瘤浸润 Denonvilliers 筋膜时更易损伤精囊腺、前列腺或阴道后壁，此外，直肠前侧壁与性腺的解剖间隙、Denonvilliers 筋膜侧上方，存在由盆侧壁向前走行并围绕性腺的丰富血管吻合网，一旦损伤出血会使视野显露不清，也易导致精囊腺、前列腺或阴道后壁的损伤。预防方法：手术前行影像学检查如经直肠超声、CT、MRI 等，了解肿瘤浸润情况，合理选择手术方式，严格掌握手术适应证；术中充分牵拉直肠，在 Denonvilliers 筋膜和精囊腺、前列腺被膜或阴道外膜潜在间隙中锐性分离，正确辨认精囊腺、前列腺和阴道；可按照开腹 TME 的方法，遵循由后向前的原则，先分离骶前间隙，再游离两侧直肠侧韧带，尔后再切除 Denonvilliers 筋膜，这有利于充分显露和游离 Denonvilliers 筋膜前间隙。对于女性患者，可由助手经阴道示踪以辨认阴道，可防止阴道后壁的损伤。

（五）盆腔自主神经损伤

盆腔自主神经损伤可以引起排尿功能和性功能障碍。熟悉其组成、走行和分布，了解所在的解剖层次是预防损伤的关键。 腹腔丛神经是体内最大的内脏神经丛，它位于腹腔干和肠系膜上动脉根部，向下延续为腹主动脉丛，一部分纤维向下入盆腔，参与组成腹下丛。腹下丛分为上腹下丛和下腹下丛。上腹下丛位于 L_5 椎体前面，腹主动脉末端和两髂总动脉之间；下腹下丛即盆丛，由上腹下丛延续到直肠两侧，并接受骶交感干的节后纤维和 $S_{2\sim4}$ 神经的副交感纤维，向下伴随髂内动脉的分支分布于盆腔各个脏器，组成直肠丛、膀胱丛、前列腺丛、子宫阴道丛等。

直肠癌手术中需要保护的神经及部位包括：①肠系膜下动脉根部及腹主动脉前的肠系膜下丛和腹主动脉丛；②骶前的腹下丛和两侧的腹下神经；③ $S_{2\sim4}$ 发出的副交感纤维穿过直肠侧韧

带，分布于直肠前方精囊腺和前列腺包膜附近的盆丛传出神经分支。骶前和精囊腺是盆丛神经最易损伤的部位，主要原因是传统分离骶前依靠手法钝性分离，动作粗暴；而分离直肠前壁时未在 Denonvilliers 筋膜两层之间进行，导致前列腺丛神经损伤。盆神经丛分支细小，一般走行于直肠侧韧带，尸体解剖和术中均较难明确解剖，手术时应注意辨认，并只剪断走向直肠壁方向的神经纤维，靠近直肠分离，以最大的可能性保留盆腔自主神经，保护排尿和性功能。

腹腔镜手术时，要注意超声刀、电刀等特殊器械的能量损伤，因为与传统器械相比，它们的热传导对周围组织影响更大。在一些空间狭小、组织结构复杂的部位，如直肠前间隙前列腺部，使用手术剪分离更有利于减少手术出血量和保护术后排尿功能及性功能。若肿瘤已经侵犯的盆丛神经，骶前神经损伤可以引起储尿障碍，盆神经损伤导致排尿障碍。有研究证实，仅保留一侧盆神经丛就可保留自主排尿功能，仅保留盆神经丛远侧部分也有可能保留自主排尿功能。手术在注重功能保护的同时，一定要明确实现肿瘤学根治是减少并发症的前提，也是手术的首要任务。

（六）肠管损伤

腹腔镜结直肠癌手术发生肠管损伤是比较常见的并发症，发生率约为 0.13%，导致的病死率高达 3.6%。引起肠管损伤的原因，一种是机械性损伤，如抓钳损伤肠管时操作粗暴，牵拉力量过大，或建立气腹时穿刺损伤，多发生在二次手术腹腔粘连或肠腔高度积气等情况下；另一种情况是分离时用电刀、超声刀等导致热传导引起肠管损伤，如扩张的肠管突然滑入正在操作的手术区域，电刀与没有绝缘层的器械产生电弧等情况。机械性损伤能及时发现，而热损伤往往是隐性或迟发型，术后数日才出现腹膜炎表现或引流液有肠内容物，病人除了消化道症状外还合并全身感染。肠道损伤的处理原则与腹部闭合性创伤的肠道损伤无明显差异。肠管损伤发生的概率与操作者的熟练程度、器械的使用有明显的关系。熟练地掌握肠道开腹手术的原则和基本操作对于腹腔镜手术并发肠道损伤的处理不无裨益。

（七）吻合口瘘

虽然吻合口瘘的发生率逐步下降，但它仍是结直肠手术无法回避的问题，它所引发的腹腔脓肿、肠梗阻、败血症等一系列并发症严重威胁病人的生命。尤其对于低位直肠癌保肛手术，即使有各种各样的吻合器械，吻合方式层出不穷，围术期管理不断改进，甚至预防性造口，都无法完全避免其出现。对腹腔镜手术而言，吻合口瘘发生率为 0.8% ～ 36.0%，与同期开腹直肠癌手术吻合口瘘发生率相比无统计学意义（$P > 0.05$）。吻合口瘘的发生与吻合口局部因素和全身因素有关，局部因素包括吻合口位置低、血供差、吻合口张力大、引流管应用不当、术前肠道准备不佳，少见原因有吻合口残留病变。全身因素包括高龄、营养状态差、伴随高血压、动脉粥样硬化等影响末梢循环的疾病。腹腔镜下吻合口瘘的发生率与吻合口距肛缘的距离有关，5cm 以内的发生率为 5cm 以上的 6 倍，大于 8cm 的结直肠吻合较少发生吻合口瘘，这主要与低位直肠操作难度较大、游离比较困难，超声刀的热损伤容易造成远端肠壁损伤或血供障碍有关。笔者认为在肠道准备充分、吻合确切的情况下，预防性肠造口对减少吻合口瘘无意义。因此，主要预防措施是确保吻合确切，吻合口无张力，同时保证近端结肠血供良好。这就要求在游离肠管的过程中，远近端要有足够的长度，还要注意保护两端肠管血供。要结合吻合肠管的位置、直径、肠壁厚度等因素，选用合适规格的吻合器和闭合钉。在盆腔吻合完毕，可以向吻合口周围注水将其淹没，由肛门向肠腔内注气约 100ml。肠管膨胀而未发现气泡，表明吻合确切；若有气泡浮出，则加固漏气处的肠壁。术后一旦发生吻合口瘘，首先要明确是否合并肠管广泛坏死，通过肛门镜、指诊等手段了解吻合口局部情况，尤其是近端肠管血供情况，要结合患者腹膜刺激症状、全身炎症反应情况来判断是否二次手术。若出现肠管坏死，则应及早手术切除坏死肠管并行近端造口。对于术后 72h 以后发生的肠瘘，全身中毒症状不明显，可以放置双套管定时冲洗，从而避免肠造口和远期的还纳手术。

（八）其他

诸如肺部感染、切口感染、乳糜瘘、深静脉血栓、肠梗阻、穿刺孔癌种植等并发症发生率低，病因和防治措施同开腹手术没有明显差异。

总之，腹腔镜手术有着陡峭和漫长的学习曲线。对于腹腔镜结直肠手术，尤其是术中出现的并发症，要及早发现，全面探查，沉着冷静，不慌不忙，依据手术原则，一项不漏地处理。这要远胜过于粗枝大叶而没有发现周围脏器损伤；或者慌张开腹，急于修补，没有全面探查而造成漏诊的情况。中转开腹手术不可避免，也不算手术失败，当遇到腹腔镜下难以处理的术中并发症和腹腔镜下难以达到根治性切除效果时，应及时中转开腹，否则可能给病人带来严重的术后并发症及不良预后。

Part 4

腹腔镜手术的围术期处理

第一节　腹腔镜手术病人的术前准备

一、术前健康教育

1. 帮助病人做好心理准备。术前病人多有不同程度的心理问题，表现为焦虑不安或情绪激动，住院环境改变，病人互相影响，不少病人睡眠不良，甚至血压升高，烦躁不安，即使做了充分准备对手术仍会产生心理和生理上的应激反应。因此病人住院后，应进行耐心细致的解释，尽可能满足病人的要求，消除顾虑。

2. 腹腔镜外科手术是近年发展起来的一种新的手术方法，许多病人不了解它的特点。术前床位医生和责任护士应向病人说明这一手术方法具有创伤小、术后疼痛轻、痛苦少、恢复快、安全可靠的优点，同时也应说明它的适用范围，个别特殊情况需要转为常规开腹手术的可能性，取得病人的信任和围术期配合。责任护士还要对患者及家属进行腹腔镜手术后健康教育，提高手术耐受性，包括术后导管的注意事项，静脉镇痛泵的使用、术后早期活动目的。告知患者术后可能留置导管以及各种导管相关作用，让患者了解术后置管的重要性。

二、进一步明确诊断

腹腔镜外科手术是缺乏直观视觉和直接手感的探查操作。对于术前诊断的准确性要求更高，以便掌握手术适应证，估计手术难易程度，确定手术方案，准备必要的特殊器械。

除明确病变部位、性质、范围和合并症之外，还应尽可能了解病变周围的病理状况和某些解剖变异的可能性。腹腔镜直肠癌患者术前应了解肿瘤侵犯的范围、淋巴结情况以及和周围脏器的关系，做到心中有数。

进一步诊断，要仔细询问有关病史，充分利用现代化检查手段，如 CT、MRI、静脉造影。胃、十二指肠疾病的术前胃镜和结肠病变的术前纤维结肠镜检查等，都是必要的。

三、常规的术前准备

任何手术创伤对于机体都是一种打击。虽然腹腔镜外科手术创伤较小，仍然存在不同程度的应激反应。术前应对全身各系统行常规检查，以了解各主要器官的功能状况。

1. 常规准备

B超、心电图以及胸部X线片等检查，了解患者心肺功能有无异常，做血常规、尿常规、便常规、凝血五项、肝肾功能及乙肝五项，了解患者有无贫血，凝血机制及肝肾功能是否正常。术前戒烟戒酒，注意保暖，避免感冒，教会患者正确的咳嗽、咳痰方法，目的在于保持呼吸道通畅，术后利于呼吸道分泌物排出，减少肺部感染。

2. 皮肤准备

皮肤的清洁是防止切口感染的重要环节。脐部清洁的溶液有75%酒精、液状石蜡、松节油。松节油易发生刺痛，过敏反应，现临床上较少应用。脐部清洁时动作轻柔，避免损伤脐部皮肤。术前2小时常规剃去从剑突至耻骨联合、两侧至腋后线范围的毛发，由于腹腔镜结直肠手术是从脐孔周围的腹部打孔，应特别注意脐孔的清洁。先用肥皂水棉球置入脐窝，待污垢软化后用液状石蜡棉签清洁，再用清水反复清洗，动作要轻柔，以免损伤皮肤，引起局部感染。

3. 肠道准备

腹腔镜手术对肠道准备要求高，目的在于清除粪便，减少肠内细菌的数量，良好的肠道准备是确保手术成功，降低手术并发症的重要前提。术前3天起进无渣饮食，禁食易产气的食物，减少肠胀气，以免影响腹腔镜视野。术前禁食12h，禁饮6h，术前3天起口服肠道抑菌、杀菌药（甲硝唑、链霉素），并注意补充维生素K。术前1天下午14:00—16:00口服聚乙二醇电解质散3包，将每包加水至1000ml口服，每小时1包，匀速喝完，聚乙二醇电解质散的作用原理是通过氢键结合固定结肠腔内水分，增加粪便含水量，并迅速增加灌洗液的渗透压而降低钙离子、钠离子、氯离子等电解质浓度，保持肠腔内粪水呈近似等渗液，不会造成水电解质失衡。如果患者排便次数少、粪便量少，术前晚、术晨各清洁灌肠1次，直至无粪渣为止。

4. 检测凝血机制

腹腔镜外科手术，多数依靠电凝或激光止血，难免不完善，因此要特别重视凝血机制的检测，包括出血时间、凝血时间、血小板计数、凝血酶原时间、凝血酶时间、活化凝血酶时间。

四、术前应用抗生素

急诊手术或消化道手术，术前应使用有效的抗生素肌内注射或静脉滴入，预防感染。对于择期手术术前应用抗生素的意见不一，大多数学者的经验是常规术前一天或手术当天应用一定量的抗生素，有助于减少术后腹腔和切口感染。

第二节　腹腔镜手术病人合并症的处理

一、合并心血管疾病

随着人们生活条件的改善及饮食结构的改变，人均寿命逐渐延长，据调查资料表明我国心血管疾病也呈明显上升趋势，现已占腹部外科手术合并症的首位。目前与腹腔外科手术有关的心血管系统疾病主要包括冠状动脉粥样硬化性心脏病（冠心病）、心律失常、高血压、心力衰竭等。

与外科手术有关的心血管系统疾病，主要包括冠状动脉粥样硬化性心脏病（冠心病）、心律失常、高血压、心力衰竭等。心血管系统疾病是当前人类面临的主要疾病之一。随着人们生活条件的改善和饮食结构的改变，人均寿命延长，心血管系统疾病日益突出。调查资料表明我国心血管疾病也呈明显上升趋势，现已占腹部外科手术合并症的首位。

外科手术病人合并心血管疾病的手术危险在于术前处于代偿状态的心脏功能恶化。围术期间由于麻醉、创伤、失血、感染等应激因素反应，使血中儿茶酚胺增加，心率加快、心肌收缩加强、心肌耗氧量增加。有时因麻醉药物刺激、术中失血使血压降低，导致心肌缺血、缺氧，则可使心脏功能处于失代偿。有时因为术中麻醉、失血使血压降低，影响心肌血供，导致心肌缺血、缺氧，则可使代偿的心功能失代偿。因此外科手术合并心血管疾病死亡率和并发症发生率，要比无心血管疾病者高 2 ～ 3 倍。中年以上病人的非心脏手术死亡者中有 1/4 ～ 1/2 是由心血管系统并发症所致。

Goldman 等分析 40 岁以上的非心脏手术千余例，发现下列因素与围术期心脏并发症和病死率有关：①充血性心力衰竭征象，如室性奔马律或颈静脉怒张；② 6 个月内患过心肌梗死；③术前心电图检查有心律失常；④室性期前收缩每分钟超过 5 次；⑤胸腔、大血管或上腹部手术；⑥年龄超过 70 岁；⑦主动脉瓣狭窄；⑧急诊手术；⑨全身状况不良等。腹腔镜手术时，由于 CO_2 气腹使膈肌升高，活动受限，潮气量降低；少量 CO_2 吸收，血中 CO_2 含量增加，更不利于心肌的供血、供氧。

（一）冠状动脉粥样硬化性心脏病

心脏的冠状动脉粥样硬化引起心脏供血供氧不足，常伴有心绞痛、心肌梗死、充血性心力衰竭和心律失常。动脉粥样硬化病变使心脏冠状动脉狭窄甚至闭塞，引起心肌缺血、缺氧。它的临床表现类型有心绞痛、心肌梗死、猝死、充血性心力衰竭和心律失常。外科手术病人合并冠心病者，多数为无明显临床症状的隐匿性冠心病或曾经有过心绞痛的病人。术前诊断主要依靠术前病史询问，心电图、心脏彩超或超声心动图检查等，详细询问有关病史和心电图或超声心动图检查，对于可疑病例必要时加做心电图运动试验等心功能检查。心肌缺血的心电图表现主要是 ST 段水平或下斜形压低 0.1mV(1mm) 以上，ST 段抬高者少见，却有很高的诊断特异性。运动中出现心绞痛发作具有重大诊断价值，若与 ST 段下移同时发生则可确定诊断为冠心病心绞痛。如果既往有心肌梗死，现在有 Q 波的导联上出现 ST 段持续抬高，常反映以往的心肌梗死伴有左心室局部反常运动，即形成室壁瘤。

1. 冠心病病人的术前评估

（1）对病人的目前医疗状况进行评估，如果病人有足够多的心血管方面信息，症状稳定进一步的评估不影响围手术的处理，可以进行必要时的会诊，会诊的目的是为了给病人最佳的治疗，除非患者达到必须进行干预的地步，否则术前干预并不能降低非心脏手术的风险。

（2）手术前需要进行评估和治疗的患者仅限于那些活动性心脏病患者，如严重或不稳定心绞痛、近期发生过心梗、晚期心力衰竭、严重心律失常和重度心瓣膜病等。对于以往有过心前区疼痛或轻微心肌供血不足，但近期无明显心功能异常的临床表现，心绞痛、心肌梗死或心功能不全的临床表现，心电图无心肌缺血改变和心律失常等现象，经适当准备后，方可施行手术。

(3) 不稳定型心绞痛或6个月内有心肌梗死病史，心电图提示冠状动脉供血不足，明显心律失常，左心室舒张期末压（LVEDP）＞ 18mmHg（2.4kPa），心脏指数（CI）＜ 2.2L/min，左心室射血分数（LVEF）＜ 0.4 或左心室造影显示多部位心室运动障碍或室壁瘤者，麻醉和手术的危险性很大，不宜进行择期手术。

(4) 陈旧性心肌梗死（MI），虽非手术禁忌，但手术死亡率高。外科手术与MI发作后间隔的时间有关。MI发作后3个月、3～6个月和6个月以上手术MI再发生率分别为37%～64.1%、16%、4%～5%，再发生MI死亡率可达70%。可见MI发生后距手术时间越长，安全性越大，因此对于陈旧性MI的择期手术，应在MI发生后6个月以上进行。

2. 冠心病病人的术前准备

(1)术前精神紧张、情绪激动可增加心肌耗氧量，诱发心绞痛甚至心肌梗死。术前做好解释工作，消除病人紧张心理，具有重要性。

(2) 手术前晚口服镇静药，戊巴比妥50～100mg或地西泮5mg，过分紧张者可肌注地西泮10mg或巴比妥钠0.1g。

(3) 术前曾服用钙通道阻滞药、普萘洛尔（心得安）等扩张冠状血管、减慢心率的药物者，可持续用药至手术日晨。术前10～15min给长效硝酸盐类药物或复方丹参注射液8～16ml加入5%葡萄糖溶液中静滴，环磷腺苷（cAMP）或双丁酰环磷腺苷20mg，有利于改善冠状动脉循环，减少心肌缺血、缺氧的发生。有心肌梗死病史者，术前应用β受体阻滞药或硝酸甘油可以减少心肌耗氧量，减少心绞痛和心肌梗死的再发率。

（二）心律失常

接受外科手术的病人伴有心律失常者较多，但不少健康者可有窦性心动过速、窦性心动过缓或期前收缩，只有少数器质性病变和明显心律失常者具有临床意义。对于无器质性损害的窦性心动过速、轻度窦性心动过缓或窦性心律不齐者，已存在右束支传导阻滞或左室束支阻滞者，偶发期前收缩者，都无须特殊处理，只需去除诱因，如纠正电解质紊乱、少喝茶叶及咖啡。对于频发或多形新近发生室性期前收缩或阵发性室性心动过速者，需静脉滴注利多卡因加以控制。快速心房纤颤需用洋地黄控制心室率在80/min左右。病态窦房结综合征、严重窦性心动过缓或房室传导阻滞，术前或术中需用阿托品时，最好能在临时起搏器的保护下进行手术。

接受外科手术的病人伴有心律失常者较多，但不少健康者可有窦性心动过速、窦性心动过缓或期前收缩，只有少数器质性病变和明显心律失常者具有临床意义。引起心律失常的原因很多，器质性心脏病、内分泌代谢疾病、药物的毒性作用、情绪紧张、内脏神经兴奋性增加、急性感染、发热、电解质紊乱、创伤、失血、休克等因素均可引起心律失常。

单纯房性期前收缩或偶发性期前收缩不需治疗。窦性心动过速而无器质性心脏病变者，常须找出引起心动过速的原因，进行病因治疗，亦可用镇静药或小量β受体阻滞药普萘洛尔等。倘若明显心律失常则须查明原因，针对病因进行治疗。慢性心房颤动，可用洋地黄控制心室律在80/min左右。频发及复杂的室性期前收缩，如R-on-T、多源性室性期前收缩伴明显ST段压低者，多有较严重的心脏病，对血流动力学有一定影响，除针对病因治疗外，可用抗心律失常药物，一般先用利多卡因静注继以静滴，其他有效药物，如普鲁卡因胺、普罗帕酮（心律平）、普萘洛尔、美西律（慢心律）及胺碘酮也可应用。

MI 或器质性心脏病伴心功能不全，窦性心律＞120/min，提示病情危重，须治疗原发病，病情基本恢复后才能考虑手术。窦性心动过缓持续在 50/min 以下，若无其他禁忌，可静注阿托品 0.5 ～ 1.0mg。有二度Ⅱ型房室传导阻滞或完全性房室传导阻滞，不宜择期手术，但若因病情需要手术者，可在术前安装永久或临时心脏起搏器。有双束支传导阻滞及不能解释的昏厥病史者，发展成完全性房室传导阻滞的可能性很大，应在术前安装临时起搏器，比较安全。术中应用电灼对起搏器一般无影响，但电灼放置的电极应尽量远离起搏器。

（三）高血压

高血压是指动脉收缩压（SBP）和（或）舒张压（DBP）持续升高。高血压的诊断标准为（SBP）≥ 140mmHg（18.7kPa）、DBP ≥ 90mmHg（12.0kPa）。

高血压病是一种全身性疾病，初期小动脉痉挛，周围血管阻力增加，血压升高。长期血压升高可引起小动脉中层肥厚，促使动脉粥样硬化，影响心、脑、肾等重要器官的供血和功能，特别是导致左心室负荷加重、向心性左心室肥厚、心肌收缩力减弱、心功能衰竭及心律失常等严重后果。

因高血压病人围术期的主要危险在于血压动态波动较大，特别是麻醉诱导、气管插管或手术中麻醉过浅加之手术创伤，引起血压骤然升高，易并发脑血管意外、心功能不全等。同时高血压患者能否耐受麻醉和手术的负担，与病程长短、严重程度以及是否伴有靶器官的损害有关。术前应详细询问有关心、脑血管和肾功能方面的病史，常规检查眼底视网膜动脉改变、脑血流图、X 线胸片、心电图或超声心电图、动态血压、血常规、尿常规、血尿素氮和肌酐浓度，掌握各主要器官受累情况，估计围术期的安全性，以便制定有效的术前准备方案、治疗措施和选择手术时机。

对于高血压患者手术前应注意：①消除病人的紧张情绪，保证良好的休息和睡眠，戒烟限酒、低盐饮食，适当给予镇静药，进行有效的降血压治疗；最好不用神经节阻滞药（如利血平等）。②抗高压治疗应持续整个围术期，β 受体阻滞药特别适合术前高血压治疗，术前 3 天使用 β 受体阻滞药；β 受体阻滞药主要有普萘洛尔，钙拮抗药尼群地平、尼卡地平，转换酶抑制药卡托普利、依那普利及利尿药氢氯噻嗪。使用利尿药者，有低血钾可能，术前应注意纠正，使血钾不低于 3.5mmol/L。③择期手术病人：血压小于 180/110mmHg 或舒张压增高（100 ～ 110mmHg）伴有轻度器官损害者，可在降压的同时进行手术。目前术前是否停用降血压药物，比较倾向一致的意见认为，所有降压药物除单胺氧化酶抑制药（如帕吉林）外，均可继续应用到手术当天。但 β 受体阻滞药及可乐定类药物突然停药，有发生术后高血压危象的可能。术后口服困难者，可选用相应的注射用药。④在病房时血压已可以耐受手术，但进手术室后，血压大于 180/110mmHg（收缩压最大仍小于 200mmHg），无心脑血管症状者，一般可用静脉诱导药，或静脉输入小量降压药，待血压降至接近病房时血压再开始诱导，如血压大于 200/100mmHg，则应推迟手术。⑤急诊手术病人血压大于 180/110mmHg，如推迟手术给病人带来风险大于高血压，可在严格检测下应用麻醉药和降压药调控并维持血压在 140/90mmHg 左右。⑥收缩压正常，舒张压 90~100mmHg 的轻度高血压者，术前不一定要降血压控制在正常范围内才进行手术。

高血压病人围术期的主要危险在于血压动态波动较大，特别是麻醉诱导、气管插管或手术中麻醉过浅加之手术创伤，引起血压骤然升高，易并发脑血管意外、心功能不全。术中麻醉过深或失血、休克等因素，又可引起血压过低，影响心、脑、肾等脏器的供血和功能。术后疼痛等因素也可引起血压升高，发生相应并发症。有报道术前 SBP 超过 180mmHg（24.0kPa）者，脑出血发生率较无高血压者高出 3 ～ 4 倍。高血压性心脏病患者，围术期心力衰竭发生率、病死率分别达 88.8%、32%。

高血压患者能否耐受麻醉和手术的负担，与高血压的病程长短、严重程度以及是否伴有靶器官的损害有关。术前详细询问有关心、脑血管和肾功能方面的病史，常规检查眼底视网膜动脉改变、脑血流图、X 线胸片、心电图或超声心电图、动态血压、血常规、尿常规、血尿素氮和肌酐浓度，掌握各主要器官受累情况，估计围术期的安全性，以便制定有效的术前准备方案、治疗措施和选择手术时机。1 级轻度高血压，DBP 在 90 ～ 99mmHg 或 SBP 在 140 ～ 159mmHg，无明显冠状动脉、颈动脉、脑动脉、肾动脉病变，未并发冠心病、心力衰竭或肾功能不全者，可以进行手术。2 级中度高血压，DBP 在 100 ～ 109mmHg 或 SBP 在 160 ～ 179mmHg 者，应先治疗高血压，将血压控制到正常或接近正常范围，各主要器官无明显并发症，无药物不良反应时再行择期手术，并要避免术中剧烈的血压波动。对于 3 级重度高血压或 SBP ≥ 180mmHg 或 DBP ≥ 110mmHg，并有肾功能损害、脑血管病变、心力衰竭、心肌损害等并发症者，手术危险性很大，不宜择期手术。

首先消除病人的紧张情绪，保证良好的休息和睡眠，戒烟限酒、低盐饮食，适当给予镇静药，进行有效的降血压治疗。目前，抗高血压药物已达百余种，1985 年 WHO 推荐的一组主要药物包括氢氯噻嗪、普萘洛尔、肼屈嗪、甲基多巴、利血平等。其他较常用的降压药物有 β 受体阻滞药普萘洛尔，钙拮抗药尼群地平、尼卡地平，转换酶抑制药卡托普利、依那普利及利尿药氢氯噻嗪。使用利尿药者，有低血钾可能，术前应注意纠正，使血钾不低于 3.5mmol/L。

关于术前是否停用降血压药物，曾有争论。目前，比较倾向一致的意见认为，所有降压药物除单胺氧化酶抑制药（如帕吉林）外，均可继续应用到手术当天。但 β 受体阻滞药及可乐定类药物突然停药，有发生术后高血压危象的可能。术后口服困难者，可选用相应的注射用药。

术中血压升高，可加深麻醉，静脉给降压药或扩血管药，如普萘洛尔 0.5 ～ 1mg 静注或酚妥拉明 1 ～ 3mg、硝普钠 25 ～ 100μg/min、硝酸甘油 50 ～ 100μg/min 静脉滴注或甲基多巴 125 ～ 500mg 静脉滴注。若突发高血压危象伴肺水肿，可用血管扩张药及呋塞米静脉注射。术中发生低血压，可减轻麻醉深度或补充液体纠正，但勿用 α 受体兴奋药，以免增加周围血管阻力，加重心肌负担，影响心排血量。

对于必须急诊手术，又难以控制的高血压病人，可在麻醉前静滴 0.01% 的硝普钠或硝酸甘油。

（四）心力衰竭

仅有轻度心力衰竭患者只需术中检测；可纠正的中度心力衰竭，应适当应用血管扩张药、利尿药或正性肌力药物（如毛花苷 C 等）治疗，心力衰竭纠正后方可进行手术；难以纠正的心力衰竭应延迟手术。

（五）糖尿病控制

术前胰岛素控制，术中、术后病人禁食期间采用静脉高营养加入胰岛素治疗，使病人血糖平稳，防止酮症酸中毒。

二、合并慢性呼吸系统疾病

发生肺部感染是腹腔镜腹部手术围术期的高峰期，多有麻醉和术后疼痛等因素，因此在对患有呼吸系统疾病的患者，在药物控制炎症的同时进行“呼吸训练”，鼓励病人深呼吸，用力咳嗽，定期翻身拍背，常规雾化吸入。但腹腔镜手术时，CO_2 气腹使横膈升高影响膈肌移动度，肺潮气量减少，血中 CO_2 含量增加。心肺功能正常情况下，也可能通过辅助呼吸不致造成不良后果，但对于合并心肺功能不全和手术时间较长者，则有可能发生术中高碳酸血症、呼吸性酸中毒或心律失常，术后并发呼吸功能障碍、呼吸窘迫综合征甚至呼吸衰竭。

腹部手术由于麻醉和术后疼痛等因素，呼吸及咳嗽反射受到抑制，术后容易发生呼吸道和肺部并发症。腹腔镜手术时，CO_2 气腹使横膈升高影响膈肌移动度，肺潮气量减少，血中 CO_2 含量增加。心肺功能正常情况下，通过辅助呼吸不致造成不良后果，但对于合并心肺功能不全和手术时间较长者，则有可能发生术中高碳酸血症、呼吸性酸中毒或心律失常，术后并发呼吸功能障碍、呼吸窘迫综合征甚至呼吸衰竭。

长期慢性呼吸系统疾病，如慢性气管炎、支气管哮喘、支气管扩张、慢性阻塞性肺气肿、肺结核、肺心病等，多有不同程度的呼吸功能不全。平时呼吸功能代偿平衡的情况下，可无明显表现，但在围术期，由于麻醉、创伤、感染应激反应等因素的影响，则有可能发生呼吸功能障碍或术后肺不张、肺部感染、呼吸衰竭等并发症。因此，术前应仔细询问有关病史，常规摄 X 线胸片。对于有慢性呼吸系统疾病者，根据情况进行有关的肺功能检查。

（一）肺功能测定方法

常用于了解和评定肺功能，估计手术耐受性的方法如下。

1．运动负荷试验是一种简易粗略的呼吸循环贮备功能估计方法。

（1）屏气试验：屏气时间 20s 以上，可以耐受一般手术和麻醉；屏气时间 10s 以内，多数不能耐受麻醉和手术。

（2）吹气试验：病人尽力吸气后，3s 内全部呼出表示呼吸道通畅，如果 5s 以上才能完成吹气，则提示有阻塞性通气障碍。

2．肺活量、潮气量、最大通气量、第 1 秒用力呼气量（FEV_1）、肺活量（VC）测定简单易行，可以反映限制性通气程度。正常人肺活量为潮气量的 3 倍，如果肺活量接近潮气量，表明肺代偿功能低下。肺活量、最大通气量为预计值的 70% 以上，一般可以耐受麻醉和手术。FEV_1 低于预计值 60%，术后有可能发生呼吸功能不全。通过测定最大通气量、肺活量、残气量及时间肺活量，可以评定肺功能受损程度（表 4-1）。

表 4-1 肺呼吸功能评定标准

肺呼吸功能	最大通气量（占预计值 %）	残气量 / 肺总量（%）	时间肺活量 1 秒率（%FEV_1）
正常	＞ 75	＜ 35	＞ 80
轻度损伤	60 ～ 74	36 ～ 50	65 ～ 79
中度损伤	45 ～ 59	51 ～ 65	50 ～ 64
重度损伤	30 ～ 44	66 ～ 80	35 ～ 49
极重度损伤	＜ 29	＞ 81	＜ 34

综合评定标准：重度，三项中至少有两项达重度损伤；中度，三项中至少有两项达中度损伤，三项中轻、中、重度损伤各一项；轻度，不足中度者残气量 / 肺总量百分比＞ 50%、最大通气量＜ 50%、PaO_2 ＜ 70mmHg（9.3kPa）、$PaCO_2$ ＞ 50 mmHg（6.7kPa），手术和麻醉危险性较大，应慎重

（二）术前准备、术中、术后处理

术前准备：术前戒烟、禁酒，选择有效抗生素控制感染，祛痰、超声雾化吸入，积极治疗呼吸道和肺原发病。

术中处理：术中保持呼吸道通畅，辅助呼吸，合理供氧，加强心肺功能监测，随时注意动脉血气和血氧饱和度的变化，对伴有心血管病的患者进行手术时，麻醉的选择特别重要，术前根据病情合理选择对机体循环代谢干扰小的麻醉方法，以防各种麻醉并发症的发生。如选用局麻麻醉时，尽量避免使用肾上腺素。术中还应维持血压波动不超过 30%，麻醉开始苏醒又未拔管时，血压易波动，此时更应注意。

术后处理：密切监测血压及心电变化；必要时使用镇静药，同时保持呼吸道通畅；术后补液不宜过多，过快，补盐不宜过多，很多心血管疾病（如高血压、冠心病）患者药物需长期服用，术后也不例外。

深静脉血栓及肺动脉栓塞的预防：利用重力原理，抬高患肢促进静脉回流，麻醉消失后，既指导患者足趾及踝关节背伸运动，并给予肌肉被动按摩，术后 6h 常规使用低分子肝素钙及低分子右旋糖酐扩容有效预防血栓的形成。

（三）术前准备、术后处理

术前戒烟、禁酒，选择有效抗生素控制感染，祛痰、超声雾化吸入，积极治疗呼吸道和肺原发病。术中保持呼吸道通畅，辅助呼吸，合理供氧，加强心肺功能监测，随时注意动脉血气和血氧饱和度的变化。术后早期一般都有通气不足和低氧血症，应继续吸氧，用抗生素预防和治疗呼吸道感染，加强血氧饱和度和血气等呼吸功能监测。鼓励病人咳嗽、排痰、深呼吸，保持呼吸道通畅，防止肺不张和肺部感染。

三、合并糖尿病

糖尿病是外科中常见的并存病之一，我国糖尿病的发病率为 6% ～ 10%，近年来有增加趋势，

其病理生理改变的基本特点是体内胰岛素缺乏或胰岛素在靶细胞内不能发挥正常生理作用，导致长期血糖增高，逐渐引起微血管基底膜增厚为主的病理变化，继发肾、眼、神经系统、心血管等组织、器官慢性进行性变化。

由于糖尿病患者长期存在以糖代谢紊乱为主，并有脂肪、蛋白质等物质代谢障碍以及水、电解质紊乱或酸中毒等，机体免疫功能和抵抗力低下，在没有进行有效治疗和充分准备的情况下进行外科手术，有较大的危险性，手术死亡率比一般病人高出 1 倍。特别需要警惕的是，有部分患者患有临床表现不典型或无临床症状的隐性糖尿病，一旦受到麻醉、手术创伤、感染等所致的应激反应，则可发生明显血糖增高和相应的临床症状，甚至并发心、脑、肾功能障碍或难以控制的严重感染。

（一）诊断要点和手术时机选择

1．详细询问有关病史和临床症状。对已经明确诊断糖尿病者，要充分了解病程、治疗经过和近期状况。

2．诊断标准：①明显的糖尿病症状加空腹血糖≥ 7.0mmol/L 或餐后血糖≥ 11.1mmol/L；②无症状，空腹血糖≥ 7.0mmol/L，以及餐后血糖有一次≥ 11.1mmol/L，或两项中有一项符合此标准两次以上；③口服葡萄糖耐量试验（OGTT）结果，空腹血糖≥ 7.0mmol/L 加上口服葡萄糖后任何一次血糖≥ 11.1mmol/L，或空腹正常但服糖后有两次血糖值≥ 11.1mmol/L；④血糖未达上述标准，但过夜空腹行 OGTT 后 2h 血糖≥ 11.1mmol/L。符合上述条件之一者则可诊断。

3．常规进行血糖、尿糖检验。对于可疑病例应行葡萄糖耐量试验和血钾、血钠、CO_2 结合力测定。必要时加做血清 C 肽测量、胰岛素释放试验。

4．检查心电图、脑电图、肾功能和眼科检查。

5．糖耐量受损或减低：OGTT 空腹血糖在 5.83 ～ 7.77mmol/L，以及 2h 血糖在 7.77 ～ 11.1mmol/L，容易发生心、脑、血管并发症，应予注意。

6．明显糖尿病症状，血糖明显增高或伴有糖尿病并发症者，不宜择期手术，须经过治疗使空腹血糖保持在 7.2 ～ 8.3mmol/L，24h 尿糖定量＜ 10g，无酮症和酸中毒，无心、脑、肾功能障碍，这时择期手术比较安全。

（二）围术期处理

1．术前准备

主要是及时治疗糖尿病，控制血糖接近正常范围，纠正水、电解质和酸碱紊乱，保护心、脑、肾功能。

治疗糖尿病，首先控制饮食，按年龄、性别、体力消耗和标准体重供给膳食热量，定时定量进餐。胰岛素依赖型糖尿病，终身需要胰岛素治疗，根据病情和血糖、尿糖测定结果，确定胰岛素的用量和给药方法。非胰岛素依赖型糖尿病一般用口服药物有效。目前降糖药物不下 30 余种。较常用的药物有甲磺苯丁脲（D860）、氯磺丙脲、格列本脲（HB419）、格列齐特（达美康）、格列波脲（克糖利）、格列喹酮（糖肾平）、苯乙双胍（降糖灵）、二甲双胍（降糖片）等。但若发生非酮症高渗性昏迷、酮性或乳酸性酸中毒等并发症，或须提早手术的中度或重度病人，可用胰岛素控制血糖。

胰岛素的用量和方法可根据尿糖定量或定性检查进行调整。开始时宜用常规胰岛素（RI），按饭前尿糖一个（+）给 4U 或每 2g 尿糖给 1U，分 3 次在饭前注射，早餐前用较大剂量，晚餐前次之，午餐前较小量。病情和血糖控制到较好水平后，改用中效和混合胰岛素。每日用量 20U 以下者，可在早餐前皮下 1 次注射。日总量超过 30U 者，宜分 2 次或 3 次于早、晚或中饭前皮下注射。

需要急诊手术，又有明显血糖增高或合并酮症酸中毒者应及时纠正水、电解质和酸碱紊乱，应用胰岛素控制血糖。胰岛素的用量根据血糖和尿糖进行调整，血糖值＞ 11.2mmol/L，尿糖（＋＋＋）～（＋＋＋＋），可增加胰岛素 4 ～ 8U，血糖值＜ 11.2mmol/L 可酌情减量，使血糖降至 7.78 ～ 8.33mmol/L，血 pH ＞ 7.3、HCO_3^- ＞ 20mmol/L 时手术比较安全。

术前常规应用抗生素，预防术后并发感染。

2. 术中处理

选择合适的麻醉，控制高血压，维持水、电解质、酸碱平衡和防止低血糖。严密监测血糖、尿糖及心、脑、肺、肾功能。

3. 术后处理

①加强血糖、尿糖监测，一般 4 ～ 6h 测 1 次血糖和尿糖，按前述原则给予胰岛素，维持水、电解质、酸碱平衡；②加强营养支持，适当输入新鲜血、血浆或清蛋白；③应用抗生素预防局部和全身性感染。

四、合并慢性肝功能不全

肝脏功能复杂，易受损害。肝功能不全的患者，肝储备功能低下，对于麻醉和手术的耐受性显著减弱，手术并发症和死亡率都明显高于肝功能良好的病人。

各种原因所致的慢性肝病、肝硬化都有不同程度的肝功能损害。目前，我国外科病人中常见的慢性肝病主要有病毒性肝炎、毒物性肝炎、慢性血吸虫肝病、慢性胆道梗阻肝病、胆石症肝病和肝硬化等。肝硬化是各种慢性肝病发展过程的结果，比较多见。有报道中、晚期肝硬化患者进行非肝脏的腹部手术后并发症发生率和病死率，分别高达 30% ～ 47.1% 和 19.6% ～ 30%。因此，术前充分了解肝脏病变和肝储备功能有重要意义。

（一）术前肝储备功能的检测和评定

1．仔细询问病史，了解与慢性肝损伤有关的疾病和因素。病史中有急性肝炎、慢性肝炎、血吸虫病、酗酒、长期接触毒物、胆道疾病和黄疸者，应全面检查肝储备功能，警惕肝功能不全。

2．进行各类型病毒性肝炎的抗原、抗体检测。

3．肝功能检测方法很多，下列几项比较常用并具临床价值。

（1）血胆红素：主要反映肝细胞对胆红素的代谢功能。无胆道梗阻情况下，血胆红素升高表明肝细胞功能障碍。一般情况下，胆红素升高程度与肝细胞损害成正相关。

（2）转氨酶：血中转氨酶有 20 多种，常用且较敏感的转氨酶检测为丙氨酸转氨酶（ALT）、天冬氨酸转氨酶（AST）。肝细胞损害及肝细胞通透性增加时，ALT 和 AST 升高。但慢性肝病、重症肝炎时升高幅度与肝细胞损害不一定成正比，应结合临床进行分析。

（3）血清白蛋白：肝脏是机体合成蛋白质的重要场所。测定血清白蛋白能较好地反映肝脏功能。

正常清蛋白和球蛋白比值为(1.5～2.5)∶1。慢性肝病、肝硬化时常表现为清蛋白下降、球蛋白升高。清蛋白减少程度与肝病严重程度成比例，球蛋白增加程度不一定完全反映肝实质病变的严重程度。但动态观测清蛋白与球蛋白比值，有助于了解病情发展和预后。

（4）凝血酶原时间（PT）：肝脏制造的凝血因子Ⅰ、Ⅱ(凝血酶原)、Ⅴ、Ⅶ、Ⅸ及Ⅹ的半衰期（2d左右）比血清白蛋白半衰期（20d左右）短得多，肝细胞损害时可迅速减少。因此PT能较迅速和准确地反映肝功能和凝血功能状况，超过正常对照3s以上则有病理意义。

（5）磺溴酞钠排泄试验（BSP）：按5mg/kg体重静脉注入后，测血中潴留量。正常人5min后血中潴留不超过5%，对于无黄疸型肝功能紊乱有较好的参考价值。

（6）葡萄糖耐量试验（OGTT）：口服75g葡萄糖后，测定2h糖耐量曲线。若呈抛物线性（P型）表示肝能量代谢过程正常；呈直线型（L型）表示肝能量代谢过程受损，储备功能差。

（7）吲哚菁绿试验（ICG）：按0.5mg/kg体重，静脉注入后15min测定血液的吲哚菁绿含量（潴留量），正常15min潴留率为7.83%±4.31%，年龄较大潴留率较高，每增加5岁潴留率增加0.2%～0.6%。目前认为这一试验是确定肝功能最精确的指标，特别是对于慢性肝病的病情和预后估计很有价值。

此外血碱性磷酸酶、γ-谷氨酰转氨酶、乳酸脱氢酶、谷氨酰脱氢酶、凝血酶时间测定、纤维蛋白原测定等均有一定参考价值。

由于肝脏功能十分复杂，检测肝功能的方法虽然很多，但目前尚无一种能够完全准确反映肝脏储备功能。需要多项检查结合临床综合分析，才能比较准确反映肝脏储备功能。目前认为血清胆红素、清蛋白、凝血酶原时间和吲哚菁绿试验，能较好反映肝脏损伤程度。血清胆红素＞51.3μmol/L(3mg/dl)、清蛋白＜30g/L（3g/dl）、凝血酶原时间延长＞5s、BSP 30min潴留＞10%、难以控制的腹水，预示手术危险性大。吲哚菁绿15min潴留率超过正常值，但＜40%表示肝功能已有损害，但尚属代偿期；＞40%则属失代偿；＞50%预后严重。文献报道术前肝功能按Child分级，手术死亡率分别为：A级2.5%～10%，B级6.8%～31%，C级43%～76%。因此，通常情况下Child C级者不宜择期手术；B级者应经充分准备，使之转为A级时手术比较安全；A级病人也应经过良好的术前准备，再行手术。

（二）围术期处理

除一般常规术前准备外，主要是治疗肝病，最大限度地保护和改善肝功能。

1. 加强营养、保护肝功能。饮食多样化，高热量、高维生素，在不增高血氨的前提下，适当增加富含蛋白的饮食。对于营养状况不佳或进食量少者，可行胃肠支持，改善病人营养状况。

2. 纠正贫血和低蛋白血症。适当输入新鲜血、血浆、清蛋白、支链氨基酸等。

3. 注射维生素K，改善凝血机制。

4. 纠正水、电解质紊乱。

5. 术中减少失血，缩短手术时间，术中和术后充分供氧，维持血压稳定，避免低血压和低氧血症。

6. 适当应用抗生素预防感染。

7. 注意保肝治疗，忌用有损肝、肾功能的药物。

8. 保持充分的营养供给，提高血浆蛋白水平。

五、合并慢性肾功能不全

许多全身性慢性疾病（高血压、糖尿病、系统性红斑狼疮等）和泌尿系统本身的急、慢性病变都可引起肾单位损害，造成不同程度的肾功能减退，使体内代谢产物潴留和水、电解质及酸碱平衡失调。有些病例逐渐发展成不可逆转的慢性肾功能不全，手术并发症和死亡率较高。有报道术后肾功能衰竭病死率高达 50% 以上，明显高于内科疾病引起的肾衰竭病死率（7% ～ 26%）。主要原因是术前存在一定程度的肾功能不全，未能适当治疗和充分准备，术中麻醉、失血或低血压等因素引起肾缺血、缺氧或术后感染、滥用对肾有毒性的药物等因素，加重肾功能损害，诱发肾功能衰竭。

虽然腹腔镜外科手术的创伤应激反应较小，倘若手术复杂困难、时间较长或存在术中出血、术后感染等因素，难免影响肾脏供血、供氧，损害肾功能。因此，术前应高度重视肾功能状况，仔细询问有关病史和临床表现，常规检查血常规、尿常规、血肌酐和尿素氮测定。对于有慢性肾病和可能影响肾功能的全身性疾病病史，出现尿少、尿比重改变、尿蛋白增高、细胞数增加或出现管型，血肌酐、尿素氮超过正常值，应进一步检查和评估肾功能状况。

较常用于了解肾功能的检测方法有菊粉清除率测定、内生肌酐清除率（Ccr）测定、血中肌酐和尿素氮测定、肾浓缩稀释试验、尿渗透压测定等。近年文献报道检测尿酶、尿微量蛋白和血清Ⅳ型胶原测定，能较好地发现早期肾功能不全。

（一）慢性肾功能不全分期

1．慢性肾功不全代偿期，肌酐清除率（Ccr）为 50 ～ 80ml/（min·1.73m^2），血清肌酐＜ 176.8μmol/L。

2．慢性肾功能不全失代偿期，Ccr 为 25 ～ 50ml/（min·1.73m^2），血清肌酐为 176.8 ～ 353.6μmol/L。

3．慢性肾功能衰竭早期，Ccr 为 10 ～ 25ml/（min·1.73m^2），血清肌酐为 353.6 ～ 707.2μmol/L。

4．慢性肾功能衰竭末期，Ccr ＜ 10ml/（min · 1.73m^2），血清肌酐＞ 707.2μmol/L。

凡肾功能不全的病人进行外科手术，应慎重对待。必须经过充分准备，在肾功能正常或接近正常时，择期手术比较安全。肾功能不全失代偿或有肾功能衰竭表现者不宜择期手术。

（二）围术期处理

1．术前治疗原发病，如高血压、糖尿病、慢性肾病、肾血管疾病和尿路感染等，纠正水、电解质和酸碱平衡。保护肾功能，忌用对肾脏有毒性作用的药物。尿少或肾性水肿者，适当应用利尿药。贫血或血浆蛋白过低者，可少量多次输入新鲜血、血浆或清蛋白。

2．术中监测肾功能。肾功能与血流动力学状态密切相关。尿量、尿比重、尿成分改变常为血容量改变的敏感指标。因此，术中注意观察尿量极为重要。保持尿量在 30 ～ 40ml/h 或以上，尿比重在 1.003 ～ 1.023，防止较长时间的低血压状态。

3．术后保持尿量在 50 ～ 70ml/h，定时测定尿蛋白、尿糖和血清肌酐、尿素氮。24h 尿蛋白超过 500mg、尿糖（＋＋）以上，表明有一定程度的肾功能不良。尿量减少和血肌酐、尿素氮升高，应及时使用利尿药。维持水、电解质、酸碱平衡。应用抗生素治疗和预防感染。

第三节　术后处理与快速康复治疗

虽然外科学已取得了明显的发展和进步，但手术干预对人体仍然是一种明显的打击。Cuthbertson 证明了手术对正常生理功能的影响，描述了创伤后高代谢——目前称之为应激反应。这种内环境紊乱表现在神经内分泌系统和全身的代谢反应，导致患者的心理和生理发生变化。这种对手术的应激反应导致机体对各器官功能需求增加，从而演变为术后器官功能不全。可能会出现肺和心血管功能障碍、液体潴留和胃肠道梗阻，并伴有乏力、肌无力和疼痛。

腹部大手术术后传统的处理包括：常规保留鼻胃管和腹腔引流管，长时间保留尿管，大量使用镇痛药物，像治疗肠梗阻一样禁食直至肛门排气。这些处理使像结肠切除手术这样的腹部大手术患者不得不在术后住院 5 ～ 10d，且在许多医疗中心术后平均要住院 10d 以上。这一结果明显受手术医生及资料收集地文化的影响，有些国家传统的肠切除术后住院时间长达 3 周。

腹部大手术后住院时间的长短对患者个人和国家均具有重要的临床和经济意义。对患者来说，延长住院时间将增加医院感染和并发症的风险；从国家层面来看，1999—2000 年的医疗资料显示在美国大肠或结直肠切除手术患者术后平均住院时间是 11.3d，这是 161 100 例＞ 65 岁患者行肠切除手术患者的资料，相当于术后总住院 180 万天，估计术后治疗每年花费 17.5 亿美元。

减少术后住院时间的重要性越来越受到重视，并已在文献报道中得以反映。在 1985—1990 年，尽管有 13 篇有关住院时间的文献报道，但没有一篇对如何减少住院时间的方法进行讨论。而在 1995—2000 年，则有 122 篇相关文献，其中包括多篇旨在减少住院时间的前瞻性随机对照和队列研究报道。许多文章鼓励减少住院时间。这是因为一些可利用的资源，如医院的病床数，随着老年人口比例的加大，在医疗保健系统中逐渐变少。因此，强调医疗质量的标准化和最优化，制定管理方案和出院标准，是减少住院时间的重要组成部分。

一、胃管、引流管和导尿管

目前已将快速康复外科理念运用于临床疾病护理，有多种方法用于减少患者住院时间。经术前评估和术前将详细的信息告知患者非常重要，这些通常和患者宣教、标准化的术前医嘱及有关术后预期的信息结合在一起。一个有关肠切除术后使用鼻胃管的 Meta 分析评价了 26 个临床试验共 3694 例患者的资料显示：没有放置鼻胃管的患者发热、肺不张、肺炎的发生率以及禁食的天数均明显减少，而呕吐和腹胀的比例有所升高，但其他并发症没有增加，重新留置胃管的比例为 5%；在术后康复过程中术后 6 ～ 12h 早期拔除尿管将改善患者的活动；选择性地使用引流管，如在超低位直肠前切除术中使用，应在术后 12 ～ 24h 拔除引流管。

二、术后镇痛

手术后疼痛简称术后痛，是手术后即刻发生的急性疼痛，其性质为伤害性疼痛，也是临床常见和最需紧急处理的急性疼痛，疼痛评估是术后疼痛有效管理的重要环节。根据疼痛强度评分法包括：①视觉模拟评分法；②数字等级评定量表；③语言等级评定量表；④ Wong-Baker 面部表情量表。临床工作中对疼痛采用评分方法进行处理，但术后镇痛的问题已通过很多方式介绍过，在处理患者疼痛时，鼓励其早期活动非常重要。曾经认为预防疼痛，进而减少疼痛引起的神经生理和生物化学方面的改变比治疗已发生的疼痛更为有益。但一项包含在临床运用超过 80 个临床随机对照试验的系统分析研究表明，这种“超前镇痛”对术后镇痛没有效果，从循证医学角度看对患者心理也没有显示出益处。

尽管有恶心和肠梗阻等并发症，阿片类药物仍然是最常用的镇痛药物。通过静脉途径的患者自控镇痛（PCA）能降低给药剂量，一旦肠梗阻解除后，患者可以开始口服镇痛药。通过硬膜外途径给药能有效减轻疼痛，且对术后 24 ～ 48h 的镇痛可能好于经静脉给药。研究表明通过硬膜外注入局麻药而不是注入阿片类药能改善胃肠道的功能。Kehlet 认为硬膜外镇痛是大手术术后促进患者康复的先决条件。而 Zutshi 等的一个临床随机对照研究试验表明，经静脉途径的 PCA 和经硬膜外镇痛在住院时间和患者满意度上没有区别。

术后疼痛有几种不同的发生机制，因此运用不同的治疗方法将有助于增强镇痛效果和减少副作用。多个对照研究试验表明，联合运用非甾体抗炎药（NSAIDs）、阿片类药和对乙酰氨基酚能改善镇痛效果。NSAIDs 类药物，如酮咯酸，可经静脉给药直至肠梗阻解除，这样可以减少阿片类药物的剂量。一旦患者能耐受流质饮食，可联合口服镇痛药镇痛，如口服 NSAIDs 类药物双氯芬酸和镇痛药羟考酮。临床研究试验表明，由于切口大小不同，腹腔镜结直肠切除术患者对术后镇痛的需求明显少于开腹结直肠切除术患者。

三、肠梗阻

术后肠梗阻可定义为：因手术的干预，肠管的协调运动暂时停止，从而阻碍了肠内容物的有效传输和（或）没有食欲。这一定义最近受到了 2005 年在纽约举行的名为术后肠梗阻治疗委员会多学科研究小组会议的认可。

导致术后肠梗阻的因素包括：手术局部创伤导致交感神经反射受到抑制、肠管的局部炎症反应及阿片类药。曾经认为硬膜外镇痛可能有助于减轻肠梗阻，但是硬膜外镇痛与早期口服营养剂和活动的相对作用并不明确。早期肠内营养可以减少术后并发症的发生率，取消常规保留鼻胃管联合口服营养剂能显著减少结直肠手术后的住院时间。由于减少了对小肠的触摸，腹腔镜手术后肠梗阻的持续时间比开腹手术后的要短。在笔者的临床实践中，患者术后麻醉清醒后可以适当开始喝水，术后第 1 天早晨进流质食软质饮食。

术后的液体治疗对术后康复，包括肠梗阻持续时间有重要影响。应该避免给予大量液体，因为大量补液能延长肠梗阻持续时间并增加心脏和肺部并发症的风险。Lobo 等的一项随机对照试验显示结肠择期手术术后限制盐和液体可促进胃肠道功能恢复。

药物控制肠梗阻的研究正在进行。一些药物已经显示有望缩短肠梗阻持续时间和减轻术后恶心，这可能是一个研究的重要领域。Taguchi 等报道使用一种名为 ADL8-2698 的外周 μ 阿片受体拮抗药可以缩短禁食时间和术后住院时间。一个目的在于评估腹部手术后使用阿维莫潘（Alvimopan）的多中心试验显示阿维莫潘能明显缩短胃肠道功能恢复的时间，特别在肠切除术后。

联合采取以下措施，如给予有效的动态镇痛、减少手术应激反应和器官功能障碍、早期活动和口服营养剂一起构成了术后“快速康复”或“促进康复”治疗这一概念。快速康复外科治疗已经运用于一系列外科手术中。有许多研究用于评估结肠切除手术，并比较了快速康复治疗和标准的术后治疗对开腹结直肠切除术后的影响。丹麦的 Bassel 等是快速康复外科的先驱，他们比较了130 例结肠手术术后采用常规治疗患者和 130 例结肠手术术后采用快速康复治疗患者，发现后者术后并发症发生率明显降低，排便时间和住院时间明显缩短，且术后住院时间由前者的 8d 缩短至后者的 2d。Delaney 等报道对结肠手术后的患者实施名为通过早期活动和进食调节康复 (controlled rehabilitation with early ambulation and diet，CREAD) 的标准快速康复计划，患者没有常规使用硬膜外镇痛。一项比较 CREAD 和术后常规治疗的随机对照试验发现，前组术后住院时间明显缩短，其术后平均住院时间从 5d 减至 3.8d，而在患者疼痛评分和满意度方面两者没有差别。同一个小组的研究发现类似的方案运用于二次复杂盆腔手术也能缩短住院时间，且不增加并发症的发生率。曾经有人担心采用快速康复方案可能导致出院后再次住院的概率增加。对这个问题还没有相关的文献报道。Kiran 等报道非计划内的再次住院是不可预测的，而且这也不是缩短首次住院时间促成的。

将快速康复运用于腹腔镜结直肠切除手术，很容易整合到快速康复治疗方案中，可以缩短患者住院时间，并有进一步缩短住院时间的潜能。一项经病例配对试验比较了腹腔镜与开腹结直肠手术的临床效果和医疗费用，发现前者的住院时间明显缩短，医疗费用明显减少。Basse 等的一项随机对照试验结果比较了快速康复治疗方案分别运用于开腹和腹腔镜结肠切除术，发现两者的住院时间没有差别，且术后平均住院时间均为 2d。尽管这一问题需要进一步研究，但是大部分比较开腹和腹腔镜结直肠手术的随机对照试验已经显示后者平均住院时间要缩短 2d。

快速康复治疗方案可应用于开腹和腹腔镜结直肠手术患者，并能明显缩短住院时间；减少并发症和再次住院率没有明显增加，患者的满意度得到了较大的提高也是相当的。未来，药物控制和腹腔镜技术联合应用将更好地整合到快速康复治疗方案中。

第四节　腹腔镜结肠切除术的费用问题

尽管腹腔镜结肠切除术正在慢慢被接受，但在现有资料的基础上，很难说此手术具有成本效益。腹腔镜结肠切除术在符合下列条件时才会体现出成本效益：①术者和手术小组已经完成了整个学习曲线；②手术室的仔细评估和所需技术的贯彻落实；③彻底落实了快速康复护理程序以达到最佳术后恢复效果。采用以往老式的术后护理计划，包括留置胃管、延期恢复饮食和大剂量的麻醉镇痛，将抵消由微创结肠切除术带来的潜在好处。总体的医疗费用必须在增加手术本身费用和显著降低病房住院费用之间达到平衡。结肠癌腹腔镜和开放切除（COLOR）试验已经证实没有达到前述三点的话，腹腔镜结肠切除术反而存在显著的不足。

一、手术室费用

腹腔镜结肠癌切除术在手术室发生额外费用的主要来源是手术时间的延长，而手术时间延长的首要原因是术者尚未完成学习曲线。各种手术方式的标准步骤在本书后续章节将详细讲述，在此不再重复。但是，已经得到证实的观点是，所有有经验的手术小组都已经掌握了明确、清晰的手术步骤，以提升手术质量，降低手术的不确定性，减少手术时间和中转开腹率。当完成学习曲线之后，腹腔镜结直肠手术的手术时间最多不能超过开放手术的60min，如果手术时间超过5h，腹腔镜结直肠手术就很难体现出成本效益。

中转开腹手术本身并不会直接增加手术费用，手术小组应当将中转开腹率保持在一个合理的水平（一般应＜15%）。并且，当仔细评估后发现腹腔镜手术将要失败时，应及时中转手术，而不是等到出现术中并发症时才紧急开腹。笔者的经验已经证明，当实施标准化最佳恢复程序时，中转开腹的患者并不会消耗额外的医疗资源。实际上，中转开腹的患者与直接开腹的患者相比，其手术过程没有明显的不同。标准的从中间至外侧入路的手术方式可以在一开始手术时就知道是否会由于解剖结构和重要血管结扎的原因而需要中转开腹。笔者最新的经验证明，50%的中转手术应归咎于上述解剖结构和重要血管结扎，标准的从中间至外侧入路的手术方式可以在15min之内判断是否能完成上述两个步骤和是否需要中转手术，此时绝大多数的一次性手术器械都还不用打开包装。

耗材是手术室医疗费用增长的另一个因素。如果手术小组不能进行经常性评估的话，将会造成巨大的费用增长。众所周知，进出腹腔通路的建立、止血、切断和牢固地结扎血管、切断肠管以及游离周围组织，这些都需各种器械设备，例如穿刺器，可选择的范围就很大，从完全重复使用、部分重复使用到完全一次性使用。决定使用何种器械必须要了解器械的交易价格，可重复使用部件的清洗、损耗和重新消毒包装的费用，设备的库存情况，有效期等。总体来说，在患者数量比较多的医院，其员工团队技术熟练。患者周转较快，选择可重复使用的穿刺器比较好。

在解剖游离组织时，有多种不同的设备可以提供安全、高效的止血效果。一般来说，笔者认为在绝大多数临床实践过程中，从解剖速度和止血效果来讲，单极电刀是效率最高的器械，如果外科医师在自然解剖平面进行游离，将很少碰到需要特别注意的大血管。在少数情况下，可重复使用的双极电凝机钳可以作为单极电刀的补充。有些可靠的方法可以用来代替缝线进行血管结扎，对于主要的器官血管干，代替的方法有血管夹（操作速度慢，可多重夹闭，不能在结扎血管的同时切断血管而需要另外操作切断血管）、超声刀（只能用于小血管，不能用于主要的血管干）、LigaSure（可结扎和切断血管干）以及内镜切割闭合器（可结扎和切断血管干）、Hom-Lock（结扎血管）。决定手术器械费用的因素是需要切断的大血管数目和器械是否可以交替使用。如前文讨论过的那样，绝大多数的解剖游离发生在无血的解剖平面，所以和电刀相比，其他能量切割止血设备的所谓优势让人觉得可疑。对于左半结肠切除术，唯一需要分离的大血管是肠系膜下动脉，可以使用一个血管闭合切割钉匣，价格比那些高级的能量切割止血器械便宜得多（便宜了30%），因为内镜下闭合切割器还可以在后续步骤中用于闭合切断肠管。如果施行的是多节段的结肠切除术，需要切断多处大血管蒂，此时使用LigaSure或者其他能量切割止血器械将更有利，因为其可以同时完成游离、切割和止血，减少因换用器械而浪费的时间，而且价格也比3～4个血管闭合切割钉匣更便宜。

可重复使用的解剖游离器械和其他器械很容易购买到，而且对于绝大多数手术操作来说是唯一的解决方案。对于绝大多数的腹腔镜结肠切除术患者，并非只能用可重复使用器械，但其明显是首选。笔者所在的手术小组已经将手术器械包的组成标准化，包括 3 把腹腔镜无创肠钳、2 把腹腔镜组织钳、2 把腹腔镜剪刀和拉钩。这其中许多器械已经在 200 多例手术中使用过而不需要修理或者更新（除了剪刀变钝后须重新打磨锋利之外）。

目前，在手辅助腹腔镜手术和完全腹腔镜下手术这两种技术之间仍然存在争议。已经证实有经验的医疗团队在缩短手术时间和减少中转开腹率方面有潜在的优势。采用不同手术器械的价格范围在 6000 ～ 12 000 元人民币，且必须与其他一些直接费用相权衡。如果将减少手术时间作为节省手术费用的唯一方法，那么只有将腹腔镜结肠切除术的手术时间压缩到 1.5h 之内，以便在同一个手术室能多完成一台手术，这样才能提高腹腔镜手术的成本效益，但是想在 1.5h 之内完成手术难度非常高。

二、住院费用

术后恢复阶段节省费用很有潜力的方法是采用快速康复护理计划，它可以给患者提供最佳的恢复效果。快速康复护理计划可以让患者从切口小、疼痛轻或减少生理压力以缩短住院时间等方面获得好处。且因为患者更快地恢复正常饮食，还能节省静脉注射药物的费用。此外，腹腔镜手术的患者发生肠梗阻、术后发热、尿路感染和切口感染的机会要少得多。所以使用实验室化验、诊断性影像学检查、微生物评估和留置胃管引流的机会也要少得多，这样也大大地节省了医疗费用。但是，正如前文讨论的那样，如果不能恰当地选用合适的手术器械或未能使用最佳的手术恢复程序，所有的这些好处将全部被抵消。

Part 5

腹腔镜结直肠手术麻醉

第一节　结直肠特点

一、胃肠系统生理功能

胃肠系统（gastrointestinal，GI）的主要功能是消化、吸收、代谢，同时清除有毒物质及致病微生物，并分泌多种激素调节消化系统和全身生理功能，参与机体免疫功能。一个体重 70kg 的成人每天摄入 800 ～ 1000g 食物，1200 ～ 1500ml 水，同时排泄约 50g 未消化的物质和 100ml 水。GI 每日分泌大量含有电解质的消化液，一旦发生肠道蠕动异常或肠梗阻，出现消化液潴留，或呕吐、腹泻导致大量体液丢失，必然造成水、电解质、酸碱平衡紊乱，因此，GI 疾病会导致相应的生理功能紊乱及全身营养状态恶化，纠正上述紊乱是消化道手术麻醉前准备的重要内容之一。

二、胃肠道的神经支配

胃肠道神经系统是自主神经系统的一部分，GI 受交感神经及副交感神经双重支配，内脏牵拉反应与它们密切相关。

1．交感神经的低级中枢位于脊髓 C_8 ～ L_3 的灰质侧角，节前神经纤维起自侧角细胞。交感神经干位于脊椎两侧，由神经节和节间支相互连接组成，交感神经节总数为 22 ～ 25 个，节内为多级细胞，节后纤维起自该细胞。

2．副交感神经的低级中枢位于脑干的副交感神经核及骶部第 2 ～ 4 节段灰质副交感核。节前纤维起自延髓迷走神经背核和骶部副交感神经核。迷走神经后干的腹腔支参与肠系膜上、下丛的组成，各丛分别沿同名血管分支达到相应的脏器。结肠左曲以下肠管和盆腔脏器受 $S_{2\sim4}$ 副交感神经节前纤维分支组成的直肠丛、膀胱丛、前列腺丛及子宫阴道丛等支配。

3．内脏大神经起自脊髓 $T_{4\sim10}$ 节段，终止于腹腔动脉根部的腹腔节，内脏小神经起自脊髓 $T_{10\sim12}$ 节段，终止于主动脉肾节。由腹腔神经节、主动脉肾节等发出的节后纤维分布至肝、胆、胰、脾、肾等实质器官和结肠左曲以上的肠管。在结肠左曲以上肠管和肝、胆、胰、脾、肾等脏器手术时，椎管内麻醉要阻滞内脏神经交感支时，阻滞平面应达 T_4 ～ L_1，但是，迷走神经不能被阻滞，结肠左曲以下肠管和盆腔脏器的手术，阻滞平面应达 T_8 ～ S_4 时，交感神经和副交感神经可同时被阻滞，为消除牵拉结肠左曲以上肠胃等内脏的反应，可辅助用局麻药封闭内脏神经或应用镇静镇痛药。

三、胃肠系统围术期特点

（一）禁食水

全身麻醉抑制保护性咽喉反射和咳嗽反射，患者有误吸胃内容物的危险，因此择期手术患者须术前禁食水。健康个体胃排空时间为 4 ～ 6h，因此建议成人术前应禁食 6h，禁饮 4h，但在情绪激动、恐惧、焦虑或疼痛不适的情况下胃排空显著减慢，并且胃肠道功能紊乱患者胃排空时间明显延长，禁食水时间要相应延长，机械性肠梗阻患者手术应按照饱胃处理。

（二）应激反应

应激反应是指机体对创伤或手术所产生的一系列以交感神经兴奋、垂体 - 肾上腺皮质分泌增多为主的神经内分泌反应，并由此引起机体的各种功能和代谢变化的过程。应激反应对内分泌、炎症、代谢及心理等方面影响均很大，如血糖升高、蛋白分解代谢增加，早期病人血液高凝、抑制免疫功能等。应激反应本是机体对外界刺激的一种非特异性防御反应，属于生理现象，时间短对机体不会产生有害的影响。但是，如果刺激强烈并且持续时间长，对机体会造成一定的伤害，即转化为病理现象。静脉麻醉药如依托咪酯能有效抑制肾上腺类固醇激素的合成，咪达唑仑（咪唑安定）也被发现有减少皮质醇分泌的作用，大剂量阿片类药物具有下丘脑 - 腺垂体 - 肾上腺皮质轴（HPA 轴）抑制效应。神经阻滞可有效避免 HPA 轴激活引起的应激反应，但盆腔手术时神经阻滞范围应达 T_4 ～ S_5 方可产生抑制作用，而上腹部手术神经阻滞难以完全阻断外科手术刺激引起的交感反应，并且神经阻滞不能抑制细胞因子释放并介导的应激反应。镇痛对于减轻应激反应及术后机体康复均有明显的作用，术中镇痛完善可明显减轻应激反应，术后镇痛有利于缩短术后肠梗阻时间、降低呼吸系统并发症，是术后功能康复计划的组成部分之一。

第二节　麻醉前访视

一、访视目的

手术创伤和出血使病人处于应激状态，病人的外科疾病及可能兼有的内科疾病使其具有特定的病理生理改变，而麻醉药及麻醉方法都可影响病人的生理状态稳定性，这些综合因素将使机体承受巨大负担。为减轻这种负担和提高手术麻醉安全性，在手术麻醉前应对全身情况和重要器官功能做出充分估计，并尽可能加以维护和纠正。因此，麻醉科医师应在麻醉前 1 ～ 2d 访视病人，充分了解病人的健康状况和特殊病情，制订具体麻醉方案（包括术前用药），评估围术期病人耐受力及麻醉风险，签署知情同意书并嘱咐病人麻醉前注意事项。

二、系统回顾

（一）循环系统评估

目的在于了解患者当前心脏状况，高血压、瓣膜病、缺血性心脏病、周围血管疾病应列为重点。评估的第一步是采集相应的心脏病病史，包括胸痛、气短、端坐呼吸、踝部肿胀以及心悸等，然后进一步体格检查查找体征，如心律失常、血压升高、心脏杂音等。目前被一致证明为围术期心脏并发症的高危因素包括：近期心肌梗死、心肌梗死后心肌缺血、近期心脏搭桥手术或经皮冠状动脉腔内血管成形术（PTCA）、心绞痛 3 ～ 4 级、临床缺血及充血性心衰、临床缺血并发恶性心律失常等。据报道，术前心肌梗死不足 6 个月的病人，其非心脏手术的再梗率和病死率都显著增高，因此，该类病人择期手术应予以推迟。

（二）呼吸系统评估

术前呼吸系统评估目的是对气体交换及分泌物清除的功能进行量化评估。从采集病史开始，包括胸闷、气短、咳痰、喘鸣、吸烟及既往已知的肺疾病（如哮喘、慢性梗阻性肺疾病）症状，近期胸部感染以及曾因呼吸系统疾病入院治疗的病史。老年人或患有慢性肺疾病的患者还需要了解运动耐量、肺通气功能和呼吸困难程度，了解心肺功能及其储备情况，以便于对病情严重程度进行评估，同时要了解内科治疗及患者对治疗的反应，尤其需要询问激素的使用情况，因为这类患者可能需要加大围术期激素的用量。建议吸烟者在术前最好禁烟 2 周，彻底控制急、慢性肺部感染。

（三）胃肠道系统评估

胃肠道系统疾病病人多有全身的症状、体征或相关并发症，麻醉前应尽量给予治疗、调整，以提高病人对手术、麻醉的耐受性，减少术后并发症，促进康复。

1．消化道溃疡和肿瘤出血病人多有贫血，如果是择期手术，血红蛋白应纠正到 100g/L 以上，血浆总蛋白纠正到 60g/L 以上，可通过小量、多次输血或补充清蛋白达到目的。恶性肿瘤病人术前多有营养不良、贫血、水肿、电解质异常和脏器功能损害等，术前应尽可能调整全身情况，降低麻醉风险，减少术后并发症。

2．消化道梗阻或腹泻的病人发生肠道内容物潴留、呕吐、腹泻，容易发生水、电解质及酸碱平衡紊乱，出现脱水、血液浓缩、低钾血症，上消化道疾病可并发低氯血症、代谢性碱中毒，下消化道疾病可出现低钾血症及代谢性酸中毒等。对于长期呕吐伴有手足抽搐症状的病人，术前及术中均应适当补充钙和镁。对于完全性消化道梗阻病人应按饱胃处理，并且为避免麻醉中出现呕吐、误吸，对幽门梗阻病人术前应常规洗胃，所有胃肠道手术均应常规行胃肠减压。

3．麻醉前用药须根据麻醉方式及病情而定，值得注意的是，对于饱胃及可能呕吐者，应避免麻醉前用药量过大，以便保持病人的意识和有益的反射。

（四）气道评估

气道并发症是麻醉相关疾病和死亡的最重要的独立诱发因素。气管插管困难发生率高达 5%，因此术前气道评估尤为重要。详尽的病史采集、体格检查发现影响头颈活动、气道通畅的因素，如类风湿关节炎、气道恶性肿瘤、唐氏综合征等，结合一些床旁试验可预示气管插管是否困难及困难的程度。以下是几种常用的床旁气道检查方法。

1. 张口度

正常最大张口时，上下门齿间距为 3.5 ～ 5.6cm（相当于 3 指宽），Ⅰ度张口困难是指最大张口度为 2.5 ～ 3cm（2 指宽）；Ⅱ度张口度在 1.2 ～ 2.0cm（1 指宽）；张口度小于 1cm 为Ⅲ度张口困难。Ⅱ度以上张口困难病人无法置入喉镜，传统经口明视下气管插管基本上是不可能的，须采用经鼻盲探或应用可视化喉镜、纤维支气管喉镜等方法插管。

2. 颈部活动度

从上门齿到枕骨粗隆之间连线，取其与身体纵轴线相交的夹角，正常前屈为 165°，后仰大于 90°，若后仰不足 80°，颈部活动受限，提示插管可能有困难。可见于过度肥胖、颈部关节炎、颈部病变、颈部粗短等情况。此类病人可有正常的张口度，但不能充分显露声门，也是多采用经鼻盲探或应用可视化喉镜等方法插管。

3. 切牙间距及甲腭间距

患者张口度达到最大时，测量切牙间距离，如果间距小于 4cm 或三指宽，提示可能有气道管理困难；颈部全伸时，测量甲状软骨上极至下颌骨尖端之间的距离，数值小于 6.5cm 提示插管困难。

4. 气道评估分类法（Mallampat 评分）

测试者直立，头正中位，口尽量张大，舌外伸，根据能看到的咽部结构分为Ⅰ～Ⅳ级，来判断插管的难易程度（表 5-1）。Ⅲ级（只可见软腭及硬腭）及Ⅳ级（只可见硬腭）评估为困难插管，应避免行快速诱导插管，以清醒或保留呼吸插管为安全。

表 5-1　Mallampat 评分

分　级	能见到的咽部组织	实际显露声门的程度
Ⅰ 级	软腭、咽腭弓、悬雍垂	声门可完全显露
Ⅱ 级	软腭、咽腭弓	声门后联合
Ⅲ 级	仅软腭	会厌顶缘
Ⅳ 级	仅硬腭	看不到喉头任何结构

（五）药物治疗史和过敏史

1. 过敏史

病人是否有药物过敏史及其他食物或材料的不良反应史，橡胶过敏较为普遍，且可能引起严重有害的副作用，其特征性表现是迟发型心血管性休克，常见于医务人员及长期接触橡胶的患者。对既往麻醉药物的反应则可以提示对即将实施的麻醉的反应情况，询问病人家族史中是否存在对麻醉药有恶心、高热或假性胆碱酯酶缺乏的病史。总之，尽可能地了解病人既往手术麻醉史中有关气管插管、硬膜外穿刺置管、通气、药物反应、围术期恶心呕吐等不良反应以及术后疼痛强度及持续时间的细节，有助于麻醉科医师为患者近期手术制订专门的麻醉及镇痛方案。

2. 药物治疗史

病人在术前可能应用内科治疗药物，术前需要全面掌握情况并评估，了解其药物名称、用药时间及用量，有无特殊反应，并明确哪些药物与麻醉药之间存在相互影响，决定是否继续或停止使用，确定相应还须注意哪些事项。

三、体格检查

麻醉前要对患者的全身情况和与麻醉实施有密切关系的器官进行重点复查。除了常规测定生命体征（血压、脉搏、呼吸、体温和体重）外，主要是评估重要脏器目前的功能状态，对麻醉手术的耐受力。

（一）肺脏

手术病人并存急性呼吸系统感染者，术后易并发肺不张和肺炎，择期手术须推迟到完全治愈后 1 ～ 2 周；若并存慢性呼吸系统感染者，多见哮喘、慢性支气管炎和肺气肿，要做充分的术前评估，以便准确判断肺功能减退程度。以下是几种简易的肺功能评估方法。

1. 测胸腔周径法

测量深吸气与深呼气时，胸腔周径的差别，超过 4cm 以上者，提示无严重肺部疾病和肺功能不全。

2. 哈火柴实验

病人安静状态下，深吸气，然后张口快速呼气，如能将 15cm 处的火柴火吹灭者，提示肺储备功能好，否则储备低下。

（二）心脏、大血管

心血管功能的检查除了血压、脉搏、皮肤和黏膜颜色和温度等外，还要注意心脏听诊、周围浅动脉、眼底动脉和主动脉情况。若心脏扩大，桡动脉和眼底动脉硬化，对麻醉的耐受性都很差，在麻醉用药量、麻醉深度、氧供应、输液速度和输液量等问题处理上都须格外谨慎合理。以下是几种简易的心功能评估法。

1. 体力活动试验

根据病人日常生活表现，评估心脏功能（表 5-2）。

表 5-2　心脏功能分级及意义

心功能分级	屏气试验	临床表现	心功能
Ⅰ 级	30s 以上	胜任正常体力劳动，无心慌气短	心功能正常
Ⅱ 级	20 ～ 30s	胜任正常活动，不能胜任较用力的工作	心功能较差
Ⅲ 级	10 ～ 20s	必须静坐或卧床休息，轻度体力活动即出现心慌气短	心功能不全
Ⅳ 级	10s 以内	不能平卧，端坐呼吸，任何轻微活动即出现心慌气短	心功能衰竭

2. 屏气试验

病人安静 5 ～ 10min，深吸气后屏气，计算最长屏气时间。超过 30s 提示心脏功能尚可；20s 以下者心脏代偿功能低下，对麻醉耐受差。

3. 起立试验

病人卧床 10min 后，测量血压、脉搏，然后嘱病人骤然起床，立即测血压、脉搏，2min 再测 1 次，血压改变在 20mmHg 以上，脉率增快超过 20/min，提示心脏功能低下，对麻醉耐受力差。但是需要注意的是本法不适用于心功能Ⅳ级的病人。

四、实验室检查

（一）血液学检查

检查血常规、凝血功能等，主要明确术前病人有无贫血、脱水，血小板等凝血因子的数量及功能，有无出凝血异常，有无应用抗凝药及阿司匹林等影响凝血功能的药物，有无严重的肝脏疾病或其他影响凝血功能的疾病。

（二）血生化检查

明确肠梗阻或腹泻的病人有无电解质异常，是否纠正，术中是否需要补充；长期应用利尿药的病人，常有低钾血症、肾衰竭病人常伴有高钾血症，术前是否纠正以及术后是否需要继续治疗。

（三）心电图检查

病人应常规行心电图检查，对于有冠心病高风险因素的病人，静态心电图往往不足以发现隐匿性心肌缺血，须加做运动试验或 24h 动态心电图检查。异常心电图应结合病史、体检及既往心电图结果综合考虑，必要时做进一步检查并请心内科会诊。

（四）胸部 X 线检查和肺功能检查

有助于评估呼吸系统功能，对于评估肺部疾病的严重程度及气道对支气管扩张药的反应性，尤其是对于剖胸手术有更重要的意义。

五、麻醉风险评估

根据病人病史、检查结果，结合手术及麻醉的影响，进行综合分析，可对其全身情况和麻醉手术耐受力做出较为全面的评估。同时麻醉科医师有责任告知病人及家属术中与麻醉有关的危险，有助于他们做出合理的决定，但通常告知发生率高的并发症而不是所有可能发生的危险。

（一）美国麻醉医师协会体格情况分级

依据美国麻醉医师协会（ASA）体格情况分级，将病人术前情况进行 6 级评估分级。尽管不同医师引用该法评估病情时存在着判断上的差异性和含糊性，但许多作者认为该法适用于整体病情、整体死亡的评估，但对于预测与麻醉有关的风险及死亡则缺乏敏感性。通常，Ⅰ、Ⅱ级病人对麻醉的耐受性良好；Ⅲ级病人麻醉风险较高，麻醉前尽可能地做好充分准备，将已有的疾病最大限度地调整到平稳状态，积极采取措施预防各种可能发生的并发症；Ⅳ、Ⅴ级病人麻醉风险极大，需要更为充分细致的麻醉前准备（表 5-3）。

表 5-3　ASA 体格情况分级

分　级	评估标准
Ⅰ级	无生理、心理异常的健康人
Ⅱ级	有轻度系统性疾病，日常活动不受限
Ⅲ级	患有严重系统性疾病，但器官功能上可代偿，日常活动受限
Ⅳ级	患有严重系统性疾病，经常可危及生命，需不间断治疗
Ⅴ级	濒死病人，无论手术与否存活不超过 24h
Ⅵ级	脑死亡患者，组织器官准备捐赠

（二）我国的术前病情分级

我国根据病人对手术麻醉耐受性的临床实践经验，将病人全身情况分为两类四级（表 5-4）。对于第 1 类病人，术前不需特殊处理，可接受任何类型手术和麻醉；对于第 2 类病人，须对各器官、系统均做好全面的特殊准备工作，才可以实施麻醉和手术，必要时分期手术，等全身情况改善后再行根治性手术。

表 5-4　我国手术病人全身情况分级

类　级	全身情况	外科病变	重要生命器官	耐受性
1 类 1 级	良好	局限，不影响全身	无器质性病变	良好
1 类 2 级	好	轻度全身影响，易纠正	早期病变，可代偿	好
2 类 1 级	较差	明显全身影响，代偿	明显器质病变，代偿	差
2 类 2 级	很差	严重全身影响，失代偿	严重器质性病变，失代偿	劣

（三）延期手术

有些疾病在未得到合理评估和治疗时，会明显增加病人围术期病死率，因此须暂停或延期手术，待进一步评估和治疗后再行手术。

6 个月内曾发生心肌梗死的病人，一般不建议行择期手术，对于亚急诊手术，需要多科室医师会诊评估，决定是否需要干预治疗。新发生的阵发性心律失常如房颤、房扑、室上性或室性心动过速、Ⅱ度或Ⅲ度房室传导阻滞，需要心脏专科会诊，进一步对病情评估、治疗，待病情稳定后手术。凝血功能异常者手术期间有潜在大出血风险，须详细评估，给予病因、对症等治疗。

六、术前用药

（一）合并症的治疗

病人除外科手术疾病外若合并其他疾病，术前应当接受规范化治疗，并控制病情于稳定状态。

1. 高血压

慢性高血压病人术前应行规范化治疗并使其得到控制，未控制的高血压病人术中出现血压异常可导致终末器官的损害，若给予治疗但是血压仍持续不降，择期手术应延迟到血压得到有效控制。

2. 冠心病

冠心病病人或有冠心病高风险因素者应用 β 受体阻滞药有益，术前、术中 β 受体阻滞药治疗可显著降低围术期心肌缺血以及心脏意外发生率。若长期应用 β 受体阻滞药治疗者，应持续用至手术当日。

3. 高血糖

高血糖病人常处于高渗状态，导致多种酶功能丧失，如淀粉酶、脂肪酶、一氧化氮合成酶等，甚至出现酮症酸中毒或高渗性非酮症昏迷。术中应监测血糖，根据需要给予葡萄糖或胰岛素治疗。

（二）麻醉前用药

麻醉前用药的目的是减轻病人的焦虑，稳定情绪，提高痛阈，减轻疼痛与不适，以及减轻自主神经应激性，降低围术期应激反应，同时术前用药还可减少胃酸分泌、升高胃酸 pH，减少误吸危险。麻醉前用药的理想效果是病人进入手术室时处于安静、欲睡状态，但呼之能应。病人手术前大都有明显的焦虑和恐惧，但不同病人术前焦虑程度区别很大，因此，麻醉前用药的剂量和种类要因人而异。

1. 镇静药

（1）咪达唑仑：属于短效苯二氮䓬类药物，口服、肌注及静脉给药均有效，可增强其他麻醉药的镇痛作用，消除半衰期短，仅为 2h 左右，镇静效果强，为地西泮的 2 倍，是目前应用最广的镇静药，静脉或肌注 1 ～ 3mg，可以产生良好的镇静和遗忘作用。

（2）地西泮：作用效果不及咪达唑仑及劳拉西泮（氯羟安定），消除半衰期为 20 ～ 40h，几乎全部在肝脏进行生物转化，代谢产物半衰期 60 ～ 90h，因此该药可引起蓄积作用。

（3）劳拉西泮：镇静作用强，作用时间长。对于手术时间短且希望术后快速清醒的病人不宜用作麻醉前用药。

2. 抗胆碱能药

应用抗胆碱能药物抑制腺体分泌，可以减少呼吸道分泌物，常用的有阿托品、东莨菪碱、盐酸戊乙奎醚。但要注意阿托品可引起心率增快，对已处于交感神经兴奋、心动过速状态的病人避免使用该药。

3. 止吐药

诱导前或术中给予止吐药，可阻止术后恶心、呕吐（PONV）的发生，因此，对于有恶心、呕吐危险因素者，如女性、既往恶心和（或）呕吐史、晕动病史、应用阿片类药物等可以考虑预防性应用止吐药。对于具有 PONV 高风险的病人，建议给予两种不同作用机制的止吐药。常用的有甲氧氯普胺、5-HT 受体拮抗药等。前者是多巴胺拮抗药，属于胃动力药，不仅可以排空胃内容物，同时又可以增加食管下端括约肌张力，减少误吸的危险。

第三节　麻醉选择

选择麻醉方式时，要结合病情特点、手术性质、麻醉方法特点、麻醉科医师技术水平和经验以及设备条件等方面的情况制订出切实可行的麻醉方案。

一、病人情况

体格健康者，几乎所有的麻醉方法均适用；体格基本健康，某些器官有轻微疾病，术前准备前全身情况和器官功能已改善者，大部分麻醉方法都能应用；对于合并较重全身或器官病变者，应选择对全身影响轻、可控性强的麻醉方法，如休克病人避免选择椎管内麻醉这种对循环影响较大、可控性较差的麻醉方法，既要防止因麻醉选择不当、处理不妥而加重原有病情，有要防止片面满足手术医师的要求而加重病情；甲状腺肿瘤、颈部肿块压迫气管或呼吸道部分梗阻病人需要清醒气管插管全麻；老年病人应参考年龄大小、实际生理和病理情况来选择麻醉，与年轻体壮者相比，通常麻醉药剂量应减少、麻醉深度应减浅；小儿多以全麻为主，根据手术部位、是否需要肌松、呼吸道可控性判断是否气管插管全麻。

二、手术要求

手术对麻醉的要求主要是镇痛、肌松、消除内脏牵拉反应，同时还有一些特殊性的要求。不同手术部位的要求，如颅脑手术选择局麻或全麻、胸内手术和上腹部手术选用气管插管全麻、心血管手术选用气管插管低温全麻等；手术对肌松程度的要求，凡需要良好肌松的手术如腹腔内手术、盆腔深部手术等，宜选择应用肌松药的全麻；手术的体位要求，俯卧位或坐位应采用加强型气管导管插管全麻；食管、肺、纵隔病变等需要胸内操作的手术，为减少肺损伤、方便手术操作宜选用支气管插管全麻等。

三、术后镇痛

麻醉科医师在选择麻醉方法的同时，应考虑病人术后伤口疼痛的问题，即应用术后镇痛措施，减轻术后疼痛带来的痛苦不适，并减少由于术后疼痛带来的相关并发症如肺部感染、肺不张等，对病人十分有益。尤其是近年来越来越认识到术后镇痛的优越性，不论是全身麻醉还是区域麻醉，都可使病人在术后仍处于基本无痛的状态，可显著增加病人术后的安全性。

术后镇痛主要采取静脉和硬膜外两种途径给予镇痛药。前者是以静脉镇痛泵定时定量或加自控方法输注阿片类、曲马多等镇痛药；后者是在硬膜外麻醉结束时给予一个初始量，然后硬膜外导管连接镇痛泵持续注入局麻药、阿片类药等镇痛药。

第四节　麻醉管理

一、麻醉诱导期的管理

（一）早期扩容

由于绝大多数麻醉药对循环系统有抑制作用，并且术前禁食水，加之有原发疾病如肠梗阻、腹泻、脱水、长期高血压、应用利尿药等的影响，循环系统往往处于容量欠缺状态，对任何原因引起的循环波动都极为敏感，造成循环不稳，因此需要术前早期快速扩容，建议在诱导前后30min内输入平衡液或代血浆500～800ml，以保证诱导期的循环稳定。

（二）诱导给药缓慢平稳

快速静脉注入镇静镇痛药可以引起呼吸抑制甚至呼吸停止，对循环影响也很大，可出现血压急剧下降，还可以引起类过敏反应发生率增加或其他的不良反应，如快速注入芬太尼、舒芬太尼可以出现胸壁、腹壁肌肉僵硬而影响呼吸。因此，诱导给药一定要缓慢匀速，还可应用静脉输液泵泵入或靶控输注（TCI）静脉诱导，可使血药浓度平稳上升，减少不良反应的发生。

二、麻醉维持期的管理

（一）麻醉药物的应用管理

首先是依据病人生理和病理生理情况选择麻醉药物种类并计算用药量，根据病人的耐药性及手术刺激的强弱调整药量，尽量应用半衰期短、代谢快、对肝肾等脏器功能影响小的药物，使得麻醉可控性强、药物副作用小，同时也要考虑到药物之间的相互作用。有条件的可以做到更精细的麻醉管理，如根据麻醉深度监测、肌松监测等调整麻醉药物的应用。

（二）围术期液体管理

手术和麻醉带来的机体生理改变可导致液体平衡发生变化。椎管内麻醉可产生不同程度的交感神经阻滞作用；全麻药物可阻断机体对低血容量的正常生理反应及对压力反应等影响的血管扩张作用；手术除了失血外还会导致大量第三间隙液体积聚，该间隙液体虽然存在于体内但是不能维持血容量，并且其量难以测定。可见，接受大手术的病人除需要补充失血量外，还要使用其他液体进行替代治疗。在围术期的液体治疗中，麻醉科医师的正确评估和恰当管理至关重要。

应当注意的是，围手术麻醉期输入大量的晶体液势必会降低血浆胶体渗透压，容易导致体液分布不均和有效血容量难以维持，有必要适时、适量补充胶体溶液以稳定胶体渗透压。总体来讲，围手术麻醉期液体补充主要有基础需要量、术前丢失量和术中损失量组成。

1. 基础需要量

一般按体重计算：第一个 10kg 体重为 4ml/（kg・h），第二个 10kg 体重为 2ml/（kg・h），第三个 10kg 体重以后加 1ml/（kg・h）。通常一天的基础需液总量为 20 ～ 40 ml/（kg・h）。

2. 术前丢失量

包括术前禁食水、胃肠道丢失（如呕吐、腹泻、肠梗阻等）及不显性丢失等。禁食水可按照生理需要量补充，其他的丢失量应根据症状、体征、循环监测等相应补充。

3. 术中损失量

手术麻醉期间体液丢失主要是手术创面出血、组织液和淋巴液的流失、第三间隙体液丢失、手术野显露不显性蒸发丢失。因此，该阶段除了补充正常生理需要量外，还要按照手术创面大小、创伤程度轻重，适量增加补充性输液，临床上常采用下列简便计算方法对补液量估算：小手术（轻度创伤）4ml/（kg・h）；中等手术（中度创伤）6 ml/（kg・h）；大手术（严重创伤）8 ml/（kg・h）。

（三）围术期监测

1. 麻醉深度监测

麻醉深度监测，实际上是对麻醉所处状态和状态的变化进行监测。目前，临床常用的麻醉深度监测方法是脑电双频谱指数（BIS）和 Narcotrend 意识深度监测系统，BIS 是应用非线性相位锁定原理对原始脑电图（EEG）波形进行处理的一种方法，BIS 变量是通过多变量数学回归方程计算产生的值，其数值为 0 ～ 100，数值越大越清醒，反之提示大脑皮质的抑制严重。Narcotrend 意识深度监测系统是收集原始脑电波信号，对脑电频率进行实时、精确的分析，其有脑电自动分级系统，可对不同吸入和静脉麻醉药下的脑电图进行分析并分类，与自动分级之间相关性高达 98%，此分级称为 Narcotrend 分级，数值也为 0 ～ 100。

2. 循环系统监测

围术期循环系统不仅要受到麻醉药的影响，而且还会受到外科手术的影响。早期麻醉科医生仅仅依靠直观感觉（如呼吸、肌张力、瞳孔、体动和皮肤颜色）来判断麻醉深度和循环状态。随着科学的发展，循环监测技术得到突飞猛进的发展，现在人们可以利用这些技术来早期、准确地判断病人循环功能，指导临床操作及用药。

除了常用的心电图、无创血压、脉搏氧饱和度外，可以根据病情及手术的需要增加监测项目，使得麻醉管理更为精细化，增加围术期安全性。

（1）有创血压监测：有创动脉压可反映瞬时血压的变化，并且通过动脉波形的观察可以粗略估计循环状态。动脉波形上升、下降支大致可反映心排血速度及量、大血管弹性、外周血管阻力等。中心静脉压是测定位于胸腔内的上、下腔静脉或右心房内的压力，结合临床可评估血容量、右心前负荷及右心功能。

（2）经食管超声心动图（TEE）：联合应用二维超声心动图和脉冲多普勒血流计，并与心电图相结合，最终通过计算获得心排血量数值。

（3）肺动脉漂浮导管心排血量测定：通过颈内静脉置入漂浮导管监测包括肺动脉收缩压、肺动脉舒张压、肺毛细血管楔压、右心房内压、右心室内压、心排血量等指标，并根据直接监测的数据间接计算出混合静脉血氧饱和度、心指数、体循环阻力、肺循环阻力和全身氧供、氧耗及氧摄取率等一系列循环指标。

3. 呼吸功能监测

麻醉期间常规监测呼吸频率、呼吸运动和呼吸音，目的在于发现呼吸功能异常，并据此指导进一步的检查和治疗。全麻应用机械通气和麻醉呼吸机时，选择合适的呼吸频率、潮气量、吸呼比等参数，给予正常的呼吸支持，同时要监测相应的呼吸力学指标如气道压、气道阻力、胸肺顺应性，监测脉搏氧饱和度（SpO_2）、呼气末二氧化碳浓度（$PetCO_2$）或分压、血气等。

4. 血气分析监测

血气分析监测可判断机体酸碱平衡状况、肺通气及换气功能，尤其是目前很多血气分析仪可监测包括电解质、血红蛋白、血细胞比容、血糖、血乳酸等项目，有力地支持了围术期多系统、多器官功能的监测。同时，该项目监测也为机械通气参数的正确选择和调整提供依据，在机械通气过程中，潮气量、通气频率、吸 / 呼比率、通气方式以及吸入氧浓度（FiO_2）的选择和调整，都应以血气分析的结果为依据，才能使病人处于恰当的通气状态。

5. 体温监测

围术期尤其是麻醉期间，机体体温调节中枢受到明显影响，干扰了产热及散热环节，体温均有不同程度的波动。一般体质病人可以耐受 1 ～ 2℃体温升降，但是超出该限度即会对机体代谢和药物的体内过程有明显的影响，轻则延迟康复，重者可能危及生命，因此，围术期加强体温监测有助于在术中、术后提高病人的安全性。

Part 6

腹腔镜结直肠手术手术室准备

第一节　腹腔镜手术常用仪器

一、手术灯

手术灯是手术必不可少的一种工具。其分类有移动式、壁挂式、吊顶式，其中吊顶式最常用（图6-1）。

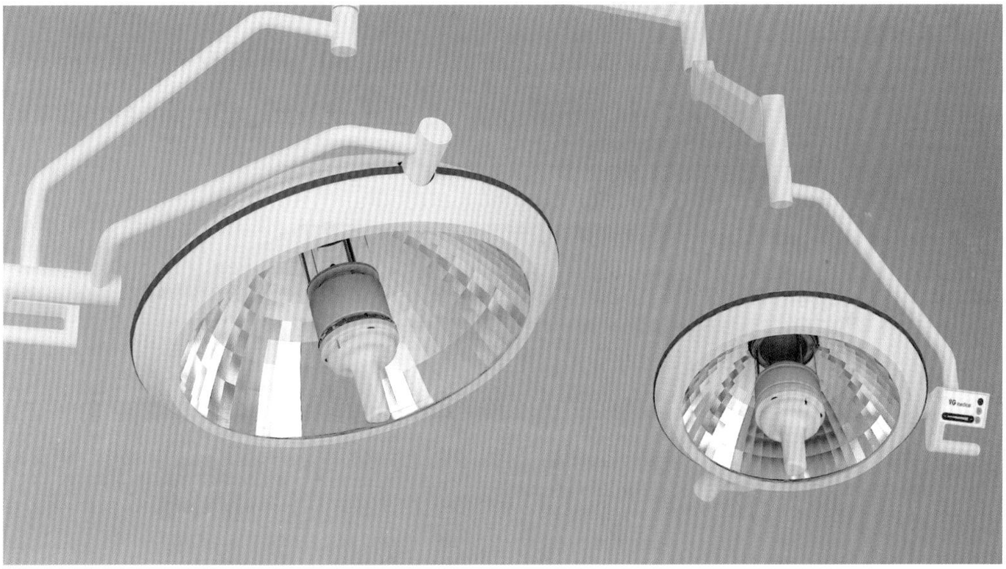

▲ 图 6-1　手术灯

（一）特点

1．无影、冷光、多反射系统设计，确保手术区域无影；有冷光源过滤器和冷光反射镜，最大幅度地减少热辐射。

2．灯的外形设计符合层流净化手术室要求，最好为多头镂空灯，确保手术间的净化空气能顺利地进行对流循环，使手术区域保持无菌状态。

3．结构轻巧且调节范围广，稳定性好，并有可调节灯柄，方便手术者在术中随意调节；通过调节灯柄及中央控制面板调节手术所需要的照明。

4．光线色彩逼真，接近自然光，使人容易辨别出组织的最细微差异，同时可减轻手术人员的视觉疲劳。

5. 预留中央摄像系统，以供教学、科研及管理使用。

（二）使用注意事项

1. 安装人员或专业工程人员应定期检查手术灯的紧固件是否松动，防止发生意外。

2. 非专业人员勿随意拆卸无影灯或控制电路。

3. 调节灯柄每次使用完毕应拆卸下来进行清洁，采用高温灭菌法，以供手术者在手术台上随意调节，按动控制面板上的膜片时勿用力过大，以防破损而失去控制。

4. 调节手术灯位置时，应注意摆动范围，勿碰撞吊塔或输液架等。

5. 注意开关顺序，以免损坏灯泡。开启顺序一般为打开手术灯开关→调节光亮度；关闭顺序为把光亮度调至最小→关闭手术灯开关。

6. 做好手术灯的清洁工作，术前0.5h及术后应湿式清洁1次，确保无尘、无污迹。

7. 清洁完毕，无影灯应固定在功能位，保持平衡，防止持重不同影响固定功能。

8. 更换灯泡时，确认无误方可使用，以免损坏控制电路。

二、高频电刀

高频电刀是利用高频电流对人体组织进行切割、止血的一种高频、大功率的电器设备（图6-2）。

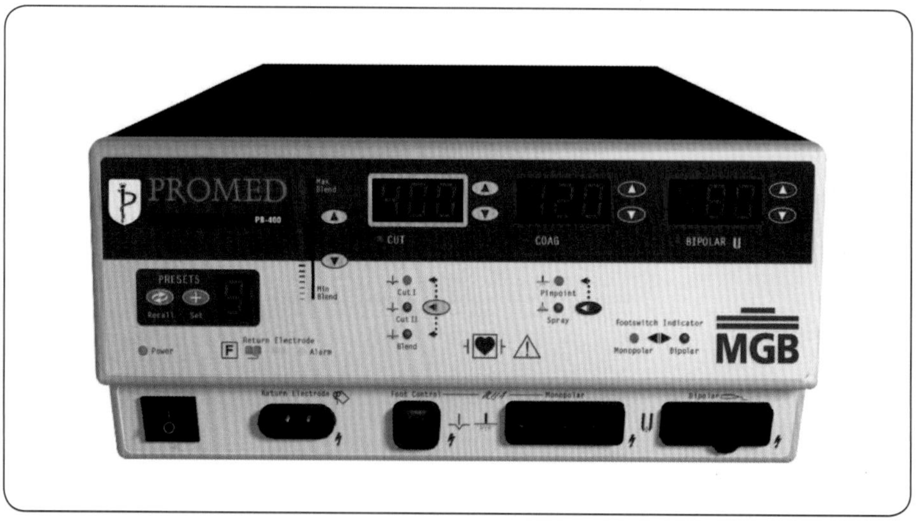

▲ 图6-2 高频电刀

（一）使用范围

在所有外科手术和皮肤科、牙科等都得到广泛的使用。

（二）原理和性能

由于高频电刀的刀尖与生物体组织的接触面积很小，故电流密度很高，在接触处因放电和热能而切开组织，而且因热能使血液凝固，同时可达到止血的作用。高频电刀所用的频率可达到几兆赫。但由于频率太高容易引起寄生电容的静电反应，并使电流流至手术部位以外的可能性增大。因此，就功耗和安全性而言是不适宜的。但是频率太低也会对生物体造成不良影响，所以目前一般所使用的频率为 300 ～ 500kHz。高频电刀的切开作用本身并不随频率变化而变化。

（三）操作方法

1．接通电源，打开电刀背面总电源开关。

2．打开机器自检开关，所有显示屏均显示“8”，所有指示灯均亮过一遍，同时伴有“嘟”的声音，负极板接口显示为黄色，方可使用。

3．将电刀、电凝的输出调节至所需要的量。前面板中间黄色显示部分为切割功率显示，LOW 为低压切割模式，主要用于腹腔镜外科或精细组织的切割；PURE 为纯切割，主要用于对任何组织的清晰、精确、无损伤的切割；BLEND 用于对任何组织的切割，同时具有很好的凝血作用。前面板蓝色显示部分为凝血功率大小显示控制部分，DESICATE ／ LOW 为低压接触式凝血，适用于腹腔镜手术和精细组织；FULGURATE ／ MED 用于大部分组织的有效非接触式凝血；SPRAY/HIGH 为喷射式凝血，适用于大面积组织渗血，并形成薄浅的组织焦痂层。

4．将负极板贴于病人肌肉丰富处。

5．将电刀笔的插头，插入电刀机器插口上，即可使用。

6．关机时，拔下电刀笔插头，关闭自检开关。

7．关机器背面电源开关，拔掉电源线。

8．整理机器，在登记本上记录。

（四）仪器特点

1．高频电刀有电切、电凝功能，还可通过脚踏，使用双极电凝。

2．高频电刀笔有可以高压消毒反复使用和一次性使用两种。

3．高频电刀还可以与 CASU 手柄相连，与 CASU 同时使用，达到止血作用。

4．高频电刀的输出功率高达 100 ～ 700W，会发生烫伤，并对其他医用电子设备产生干扰。

（五）仪器保养注意事项

1．电刀笔不得用水冲洗，应顺势缠绕，不要打折。

2．使用过程中电刀头上的结痂应及时处理，以免影响使用。

3．手术中电刀笔应配放安全套装置，在不使用时存放电刀，以免烧伤病人。

4．负极板的位置，应选择病人肌肉丰富且汗毛少的部位，放置位置应注意避免与切口的连线穿过心脏。15 个月以下的小儿，应选择婴幼儿负极板。

5．固定病人时，要保证肢体不接触金属物，以免发生旁路电灼伤。

6．医护人员应戴好绝缘手套及穿干燥鞋袜，以免灼伤自己。

7．仪器应有专人负责，定期检查测试和维修。

8．安装心脏起搏器的病人不得使用单极高频电刀。

三、超声刀

超声刀是腹腔镜结直肠外科手术最重要的器械之一，它是集抓钳、分离钳、切割止血功能为一身的高科技器械（图 6-3）。

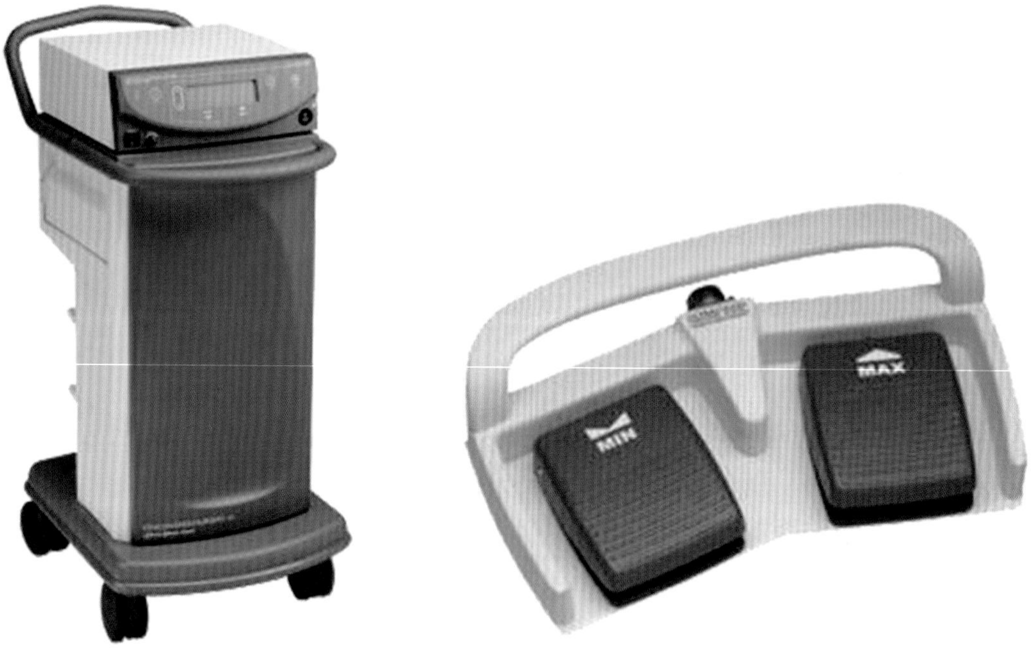

▲ 图 6-3 **超声刀**

（一）适应证

广泛应用于胃肠手术、肝、胆、胰腺手术、妇产科手术等内镜外科的各种手术。

（二）原理与性能

超声切割止血刀是超声频率发生器使金属探头以超声频率 55.5kHz 进行机械震荡，使组织内的水分气化，蛋白氢键断裂，细胞崩解，从而使组织被切开或凝固，达到切割分离及止血的目的，对 7mm 以下血管均可有效止血。

（三）仪器组成

1．主机，输出功率为 55.5kHz，重量约 20lb(1lb ＝ 0.453 592kg)。

2．脚控开关机电缆线，电压在 0.010A 下约 12V。

3．超声刀手柄和刀头扳手。手柄和刀头扳手可反复使用。手柄 7in（1in ＝ 0.0254m）；电线除手柄外的长度为 10ft(1ft ＝ 0.3048m)。

4．5mm 刀与保护鞘、10mm 刀与保护鞘、凝血剪刀（LCS）和抓持套管，开腹手术用。

5．5mm 刀头转换帽、10mm 刀头转换帽。

6．各种型号的刀头，如 5mm 的分离钩、锐型钩、球形止血刀、弯形玻璃刀、直径 10mm 的多用剪刀等。

（四）操作方法

1. 器材准备与手柄连接

①确定在器械准备过程中，超声刀的电源是关闭的；②将插座电源线正确接地线；③将脚踏开关与主机背面相连，将脚踏开关 4 针的阳极电插头的红点与主机背面左下方的 4 针的阴极电插头的红点连接；④将无菌的超声刀连接在主机的前面。

2. 手柄的连接

①连接手柄和转换帽。②连接手柄和刀头，顺时针将刀头与手柄旋紧（感到紧即可）。用扭力扳手扭紧刀头，听到“喀、喀”两声，这表明扭矩已足够，可以安心地使用刀头。将扭力扳手从刀头上取下。③部分刀头需要接刀鞘，将保护鞘套到刀头上的合适位置，保护鞘在移动刀头进入适当位置时用来保护刀头。④手柄接超声刀主机（2 个插口，1 个能量转换接口，另一个为冷却排气孔）。

3. 开机

①确定脚踏板、电源连线以及手柄连接无误后，开机。机器自检开始，之后屏幕上显示已存的能量级别（1 ～ 5 级）。②根据需要在主机面板上，按箭头方向调节能量大小（1 ～ 5 级），并可按保存键保存。③用超声刀脚踏板控制输出能量的大小。④音量旋钮调节指示音的音量；亮度调节按钮调节显示屏的亮度。

4. 刀头系统的拆卸

①压下存档键保存已选定的能量级别；②按下主机电开关的“OFF”键或进入预关闭方式；③将扳手套在手柄底部的刀头上，使刀头的平面与扳手的平面相连，逆时针旋松刀头，继续用手旋转直到刀头完全松开；④将扳手直接从刀头推出；⑤将刀头放在合适的容器中处理。

（五）仪器特点

1．精确地切割与可控制地凝血，可在重要脏器附近进行分离。

2．超声刀有止血作用。刀头振幅在 60 ～ 100μm，是通过蛋白变性和凝固而完成的，极少会出现烟雾和焦痂，使手术野清晰。当作用时间较长时，可深度凝固血管。

3．无电流通过机体，无传导性组织损伤。超声刀切割止血技术对组织的损伤是可控制的，因为损伤是随时间延长而逐渐线性发生的。

4．具有多功能，一器多用，被广泛应用于胃肠科、肝胆科、肛肠科、妇产科以及内镜外科等手术科室。

（六）仪器保养

1．踏下脚踏板，主机发出持续的“嘀嘀”提示音，说明超声刀工作不正常。这时应检查刀头是否拧紧，如果没有拧紧，重新拧紧，再次测试；如果仍持续报警，卸下刀头，换上测试棒，扭紧测试棒，再次测试；如果声音提示正常，则问题出在刀头上，更换刀头；如果报警声仍持续，则提示问题出在刀柄上，更换刀柄。

2．手术完毕，或术中需要更换刀头时，关机或按备机状态键，将主机置于备机状态；用扭力扳手反方向卸下刀头。

3．超声刀使用过程中，应利用手术操作间隙，清洁刀头，去除刀头的组织和血液积聚物，延长刀头使用寿命，并保证超声刀能有效地切割止血。

4．使用较长一段时间后，刀锋会变热，当停止使用时，刀锋不可触及患者、悬挂物或易燃物品，以免灼伤或致燃。

5．手术完毕后，应轻柔地清洁刀头、刀鞘，以延长其使用寿命。手术刀头精细、贵重，应轻拿轻放，尤其在清洗时避免撞击或用力抛掷，以防刀头损坏。

6.手柄的电线和套鞘需要进行功能-安全检测，功能检测可以根据所有系统的检测部分来完成；安全检测则应检查套壳、电线有无裂缝或其他危险，若有问题及时更换。不要将手柄浸入任何液体中，避免对手柄进行无菌处理前用研磨剂清洗。

7．使用后的输出连线可用湿布擦拭干净，不宜用水冲洗；电线虽可缠绕，但也应顺其弧度盘绕，不宜过度扭曲、打折，以延长使用寿命。

8．主机需要定期进行功能-安全检测，功能检测可以根据所有系统的检测部分的说明来完成；安全检测包括生物工程部现行的问题检测。主机套壳可用温和的清洁剂和湿海绵清洁，不要将水溅在主机上。

9．脚踏开关和电线需要定期进行功能-安全检测，功能检测可以根据所有系统的检测部分的说明来完成；安全检测包括证实脚踏上没有粘着残渣，检查电线有无裂缝或其他问题，如有问题则及时更换。

四、腹腔镜设备

（一）设备

1．腹腔镜镜头

腹腔镜镜头按镜身直径有3mm、5mm、10mm几种。结直肠外科手术常用的是10mm镜。腹腔镜镜头按其物镜平面的角度来分，有0°镜和30°镜两种。0°镜较30°镜视野可变换的角度小，可观察的范围受到一定限制，而30°镜可以通过沿镜身长轴旋转镜身而达到多角度观察的目的。结直肠外科手术解剖复杂，肠道游离度相对较大，术中从多角度显露视野十分重要，故常用30°镜（图6-4）。

2．内镜电视摄像系统

（1）监视器：接收摄像头和信号转换器输入的视频信号，便于术者通过观察电视图像进行操作（图6-5）。

（2）摄像头：摄像头与腹腔镜的目镜连接，将腹腔镜图像以电信号的方式输入到信号转换器（图6-6）。

（3）信号转换器。高分辨率监视器和摄像头可以提供16∶9高清宽屏图像视野，较传统的

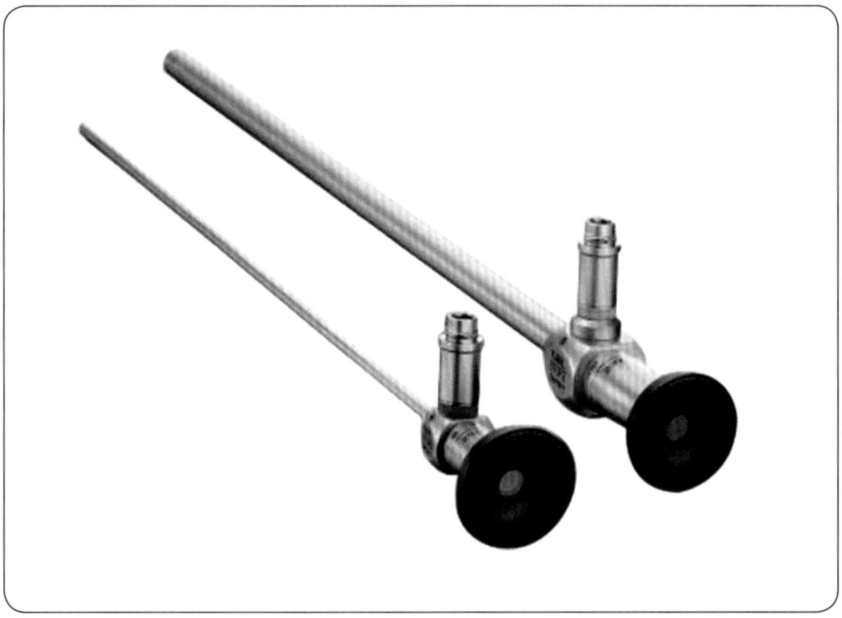

▲ 图 6-4　腹腔镜镜头

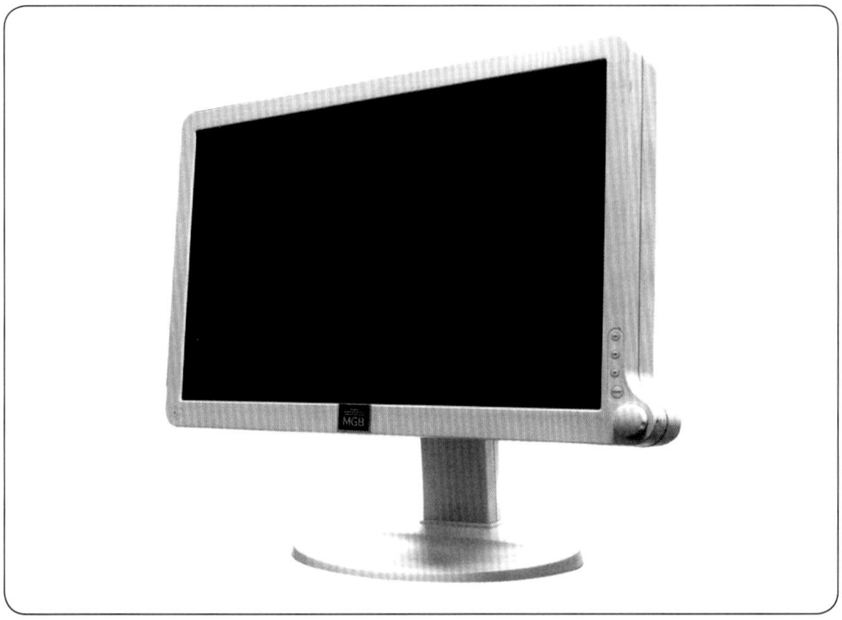

▲ 图 6-5　监视器

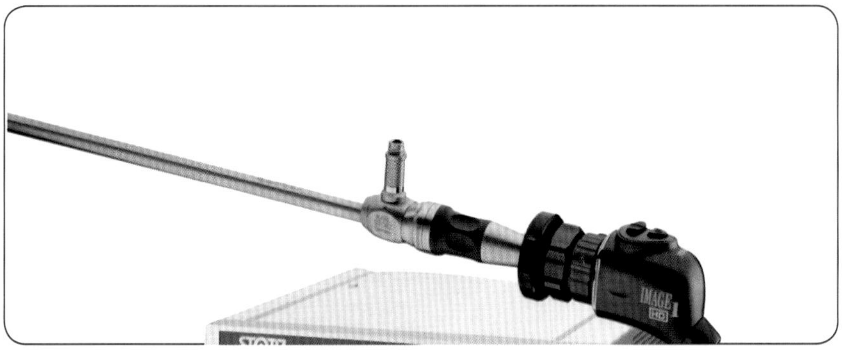

▲ 图 6-6　摄像头

4∶3 普通图像视野更宽，成像更清晰。目前常用的仍是二维成像，三维成像尚未普及。

3. 冷光源系统

冷光源系统主要包括冷光源机和冷光源导线。目前，光源多为 300W 氙气灯，它具有接近自然光的发光光谱范围（包括从紫外线到红外线）。冷光源连接后必须调整“白平衡”，以保证真实颜色的传导（图 6-7）。

4. 二氧化碳气腹系统

二氧化碳气腹系统由气腹机、二氧化碳钢瓶、2.5m 硅胶管和气腹针组成。建立气腹的目的是为检查、手术提供宽广的视野，同时避免意外损伤其他脏器。成人气腹压力多维持在 13～15mmHg，儿童多维持在 9～12mmHg，另外，还须根据患者体型、年龄及术中观察的实际情况等因素酌情调整（图 6-8）。

5. 其他

如单双极多功能高频电刀、超声刀、冲洗及吸引装置。此外，还有选配设备，如录像机、盘式记录仪、影像视频打印机、腹腔镜超声波诊断装置、腹腔镜用纤维胆道镜、集中监控中心等。

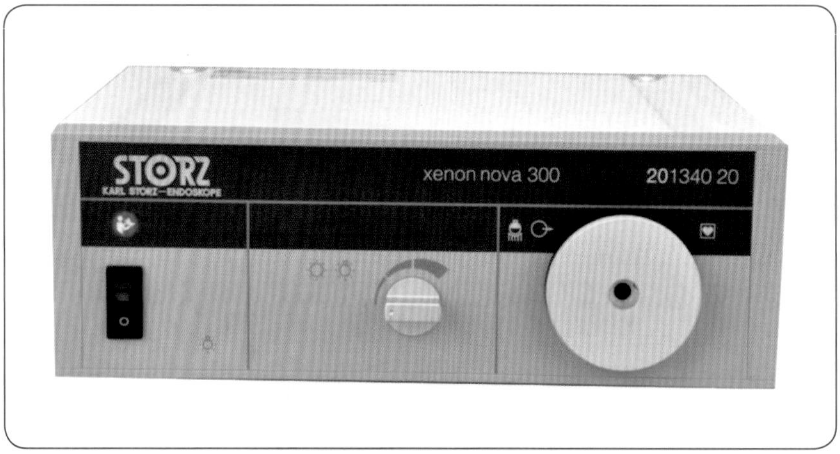

▲ 图 6-7　冷光源

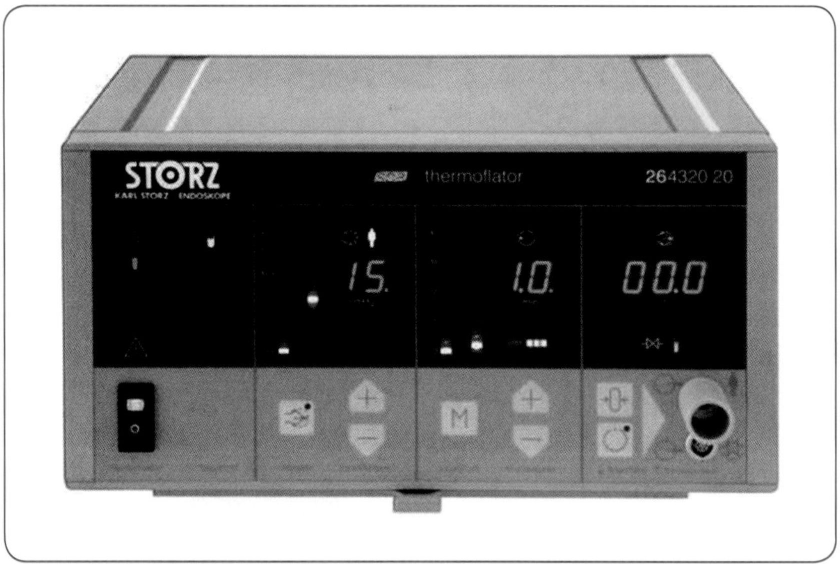

▲ 图 6-8　气腹机

（二）设备操作程序

1．检查各仪器电源插头与仪器是否连接完好后，接通电源。

2．将二氧化碳钢瓶与气腹机相连。打开二氧化碳钢瓶开关。

3. 打开气腹机电源开关，气腹机自检完成后待用。当气腹针穿刺成功后，打开进气开关。

4．将摄像头的目镜端以镜头纸擦拭干净，套上无菌塑料袋，接机器端水平插入机器接口，打开摄像机和监视器开关。

5．将冷光源导线插入冷光源机的光纤接口中，打开电源开关。

6．粘贴单极电刀回路电极，连接电凝线，打开电源开关，调节输出功率。

7．手术结束，将电刀功率调至最小，关电源开关，拔出单极电凝线和回路电极。

8．关闭冷光源，注意先关闭光源开关，再关闭电源开关。

9．关闭气腹机，其顺序为：关闭气腹机进气开关→关闭二氧化碳钢瓶开关→打开气腹机进气开关→放余气→关闭进气开关→关闭气腹机电源开关→分离气腹机与二氧化碳钢瓶。

10．关闭摄像机、监视器电源开关，切断仪器电源，将仪器线盘于仪器后，再将整个仪器归位。

（三）设备的管理

腹腔镜仪器为贵重精密仪器，须指派专人管理和保养。管理人员要有较强的责任心，严格按照操作规程进行操作，经专门的技术培训后进行，不仅要掌握仪器的常规操作，了解其基本性能，还应懂得常见故障的排除、日常维护与保养。

1．腹腔镜在投入使用前，请专家及仪器工程人员进行专题知识讲座，让大家熟悉其性能、特点、原理、操作步骤、使用方法与保养要求。

2．腹腔镜主要设备如光源、信号转换和监视系统、电凝系统、电切系统、气腹系统等，应放于腹腔镜仪器车上或悬挂于手术间的腹腔镜吊塔上，固定放置，防止过多移动导致损坏。

3．专职护士严格执行各仪器操作规程，指导医师正确使用，发现问题及时汇报，并采取相应处理措施，以免影响手术。注意保持仪器的清洁。

4．手术完毕，擦净腹腔镜仪器车上的各种仪器，应避免使用带水或刺激性液体的粗布擦拭，必要时使用专用清洁剂，仪器不用时可加盖防尘罩。

5．每次手术完毕，应逐一检查仪器性能是否完好，再切断电源，防止损坏。

第二节　腹腔镜手术器械

一、手术器械

腹腔镜结直肠外科手术器械主要包括建立腹壁通道的器械、分离和钳夹器械、切割和吻合器械等。

1．气腹针

目前是建立气腹时使用最普遍、最安全的器械。针长度为 10 ～ 15cm，外径 2mm，内有针芯，针芯中空，前端圆钝有侧孔，可以通过针芯注水、注气和抽吸。针芯尾部有弹簧装置，穿刺腹壁时，针芯遇阻力退回针管内，当穿透腹壁进入腹腔的一瞬间，阻力消失，针芯弹出，可避免气腹针损伤腹腔内脏器（图 6-9）。

2. 穿刺器

包括内芯和套管。套管是器械出入的通道，其中多有一个活动阀门，防止气体漏出。按材料不同，分金属穿刺器和一次性塑料穿刺器两种。结直肠外科手术常用的穿刺器内径有 5mm、10mm、12mm 三种。穿刺器尾部可连接转换帽，术中通过变换转换帽，可以使用不同直径的器械通过套管进行腹腔内操作，且避免漏气（图 6-10）。

3. 组织分离和钳夹器械

器械由手柄、可旋转器械轴和各种形状的端头组成 (包括肠钳、分离钳、抓钳等)，其手柄上有接电插头，通电时可用端头进行电凝止血、电切等操作（图 6-11）。

4. 手术剪

用于镜下锐性分离，有直、弯两种。可以接电极，做剪断操作时可同时进行电凝止血（图 6-12）。

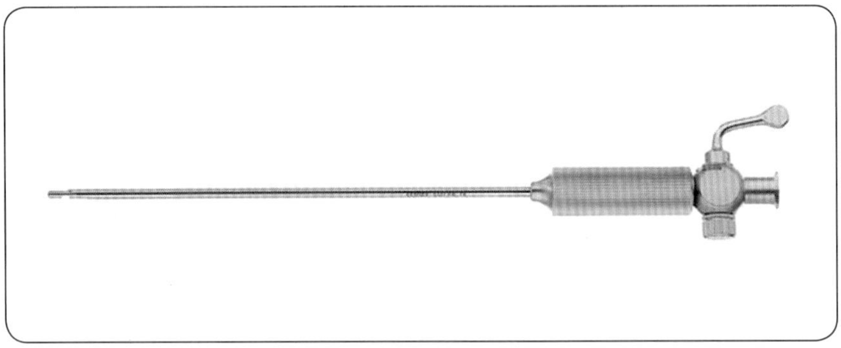

▲ 图 6-9　气腹针

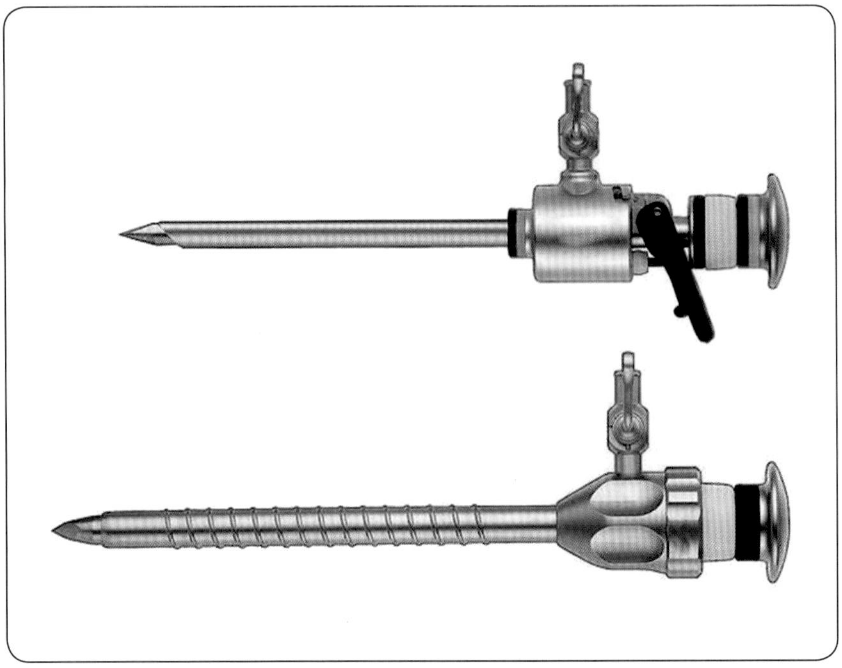

▲ 图 6-10　穿刺器

5. 持针器

持针器手柄处有弹簧装置，当棘轮状锁扣上紧后，其端头可抓持固定缝合针，不必担心手柄松开致缝针脱落。持针器有各种不同的尖端（图 6-13）。

6. 转换套管

在大口径 Crocar（如 10mm）应用小口径器械（如 5mm）时，为了适应不同直径的器械操作，避免漏气，须应用转换套管。常应用转换套管长 190mm，外径为 10mm，允许 5mm 器械通过，套管尾端带有橡皮帽，以防漏气（图 6-14）。

7. 腹腔镜拉钩

如扇形拉钩、库氏拉钩，用于显露手术野（图 6-15）。

8. 吸引器和冲洗管

吸引器和冲洗管为一体型，吸引端有侧孔，尾端带有手控开关，操纵开关可完成冲洗和吸引过程，使手术野更加清晰，并可在术中协助显露手术野（图 6-16）。

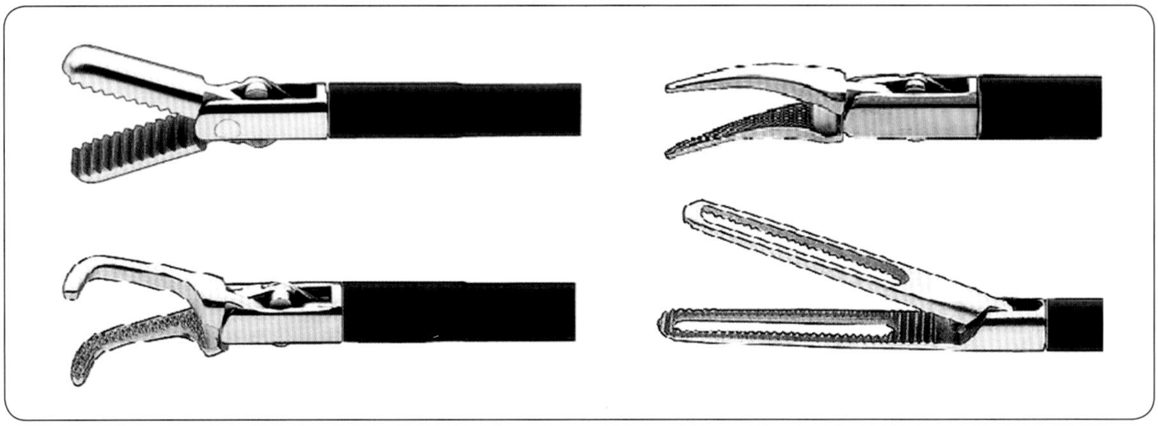

▲ 图 6-11　组织分离和钳夹器械

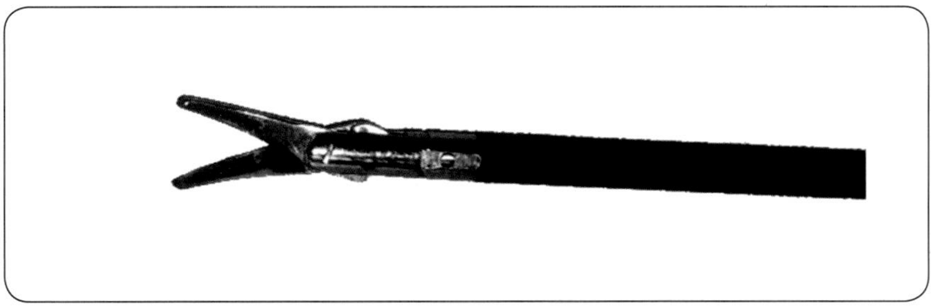

▲ 图 6-12　手术剪

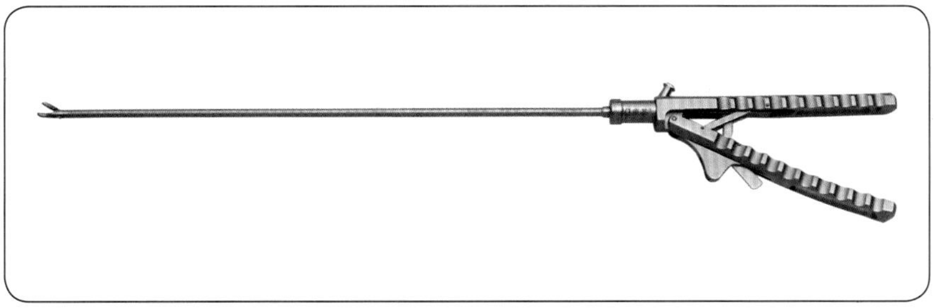

▲ 图 6-13　持针器

9. 施夹器与止血夹

施夹器主要用于血管的关闭结扎，如肠系膜下血管的结扎。目前有单发和多发施夹器，直径有5mm、10mm两种，尖端均可360°旋转，方便从各个角度放置血管夹。止血夹的材料有聚乙醇酸、不锈钢、钛等，较常用的为钛夹（图6-17）。

10. 电凝钩

常用电凝钩为直角或“L”形，外径5mm，电凝钩绝大部分被绝缘材料包裹，只有直角端少部分裸露，在长时间使用后，近直角端绝缘层被破坏，应及时更换，以免电凝切割时造成邻近组织灼伤（图6-18）。

11. 超声刀手持部分

它是集抓钳、分离钳、切割止血功能为一身的高科技器械。对7mm以下血管均可有效止血，减少大量转换器械、放置止血夹和打结结扎血管的时间，并减少烟雾产生，避免反复清理镜头，大大提高手术效率，缩短手术时间（图6-19）。

12. 腹腔镜线形切割闭合器

一般用来切割和关闭胃肠等空腔脏器，还可用来闭合大的血管。另外，为方便在狭小空间

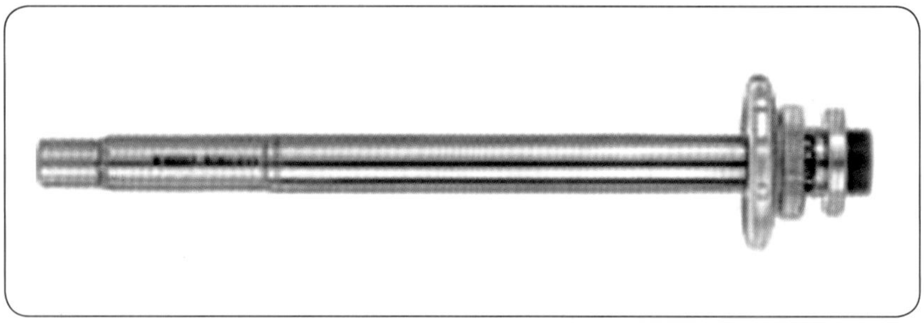

▲ 图6-14　转换套管

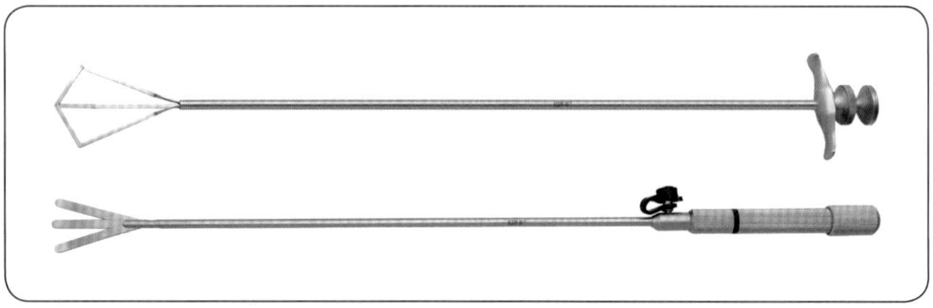

▲ 图6-15　扇形拉钩

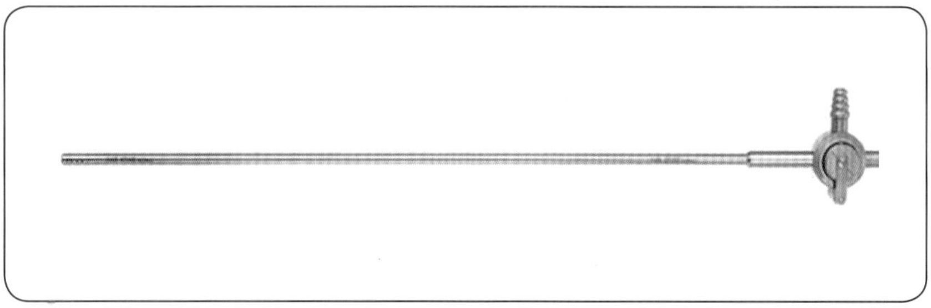

▲ 图6-16　吸引器

内操作，有一种头端可左右旋转 22° 和 45° 的切割闭合器。根据组织的不同长度及厚度的需要，提供不同长度（30mm/45mm/60mm）和不同钉腿高度（2.0mm/2.5mm/3.5mm/4.8mm）的钉匣（图 6-20）。

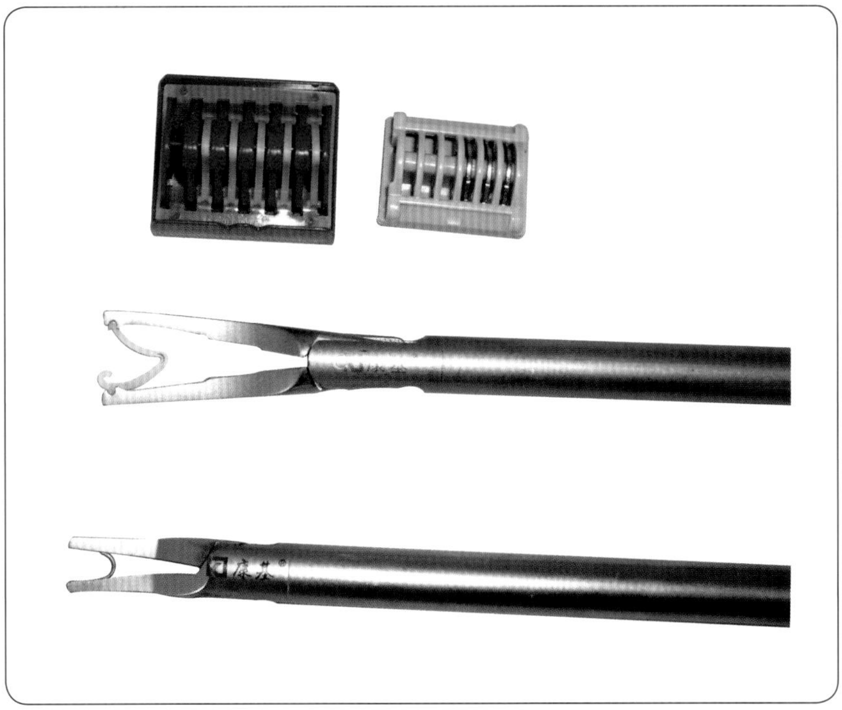

▲ 图 6-17 施夹器与止血夹

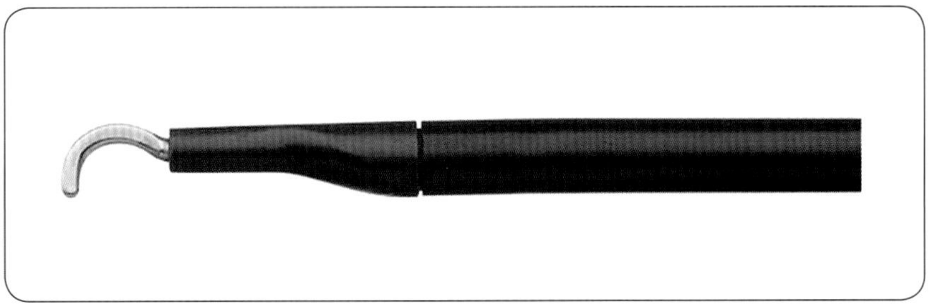

▲ 图 6-18 电凝钩

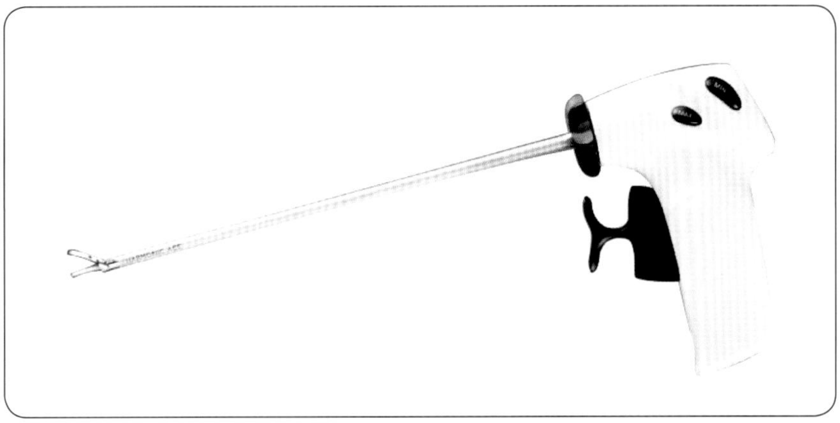

▲ 图 6-19 超声刀手持部分

13. 腹腔镜圆头吻合器

腹腔镜圆头吻合器通常用于空腔脏器之间的吻合，如胃空肠吻合、结直肠吻合等。根据吻合器头的直径，有 21mm/25mm/29mm/31mm/33mm 等规格。根据吻合器轴身弯曲与否分为直轴型和弯轴型两种，结直肠外科使用较多的是弯轴型吻合器。圆头吻合器的吻合钉为钛钉，钉脚长度有 3.5mm、4.8mm 等，用于不同厚度组织的吻合（图 6-21）。

14. 荷包缝合器

属开放手术器械，是一种带波形齿的夹持器，两侧的夹座上均有可穿过直针的孔道，直针引导缝线间断穿过浆肌层，完成荷包缝合。一次性荷包缝合器预装有荷包线，直接在组织上击发即可完成荷包缝合，方便快捷（图 6-22）。

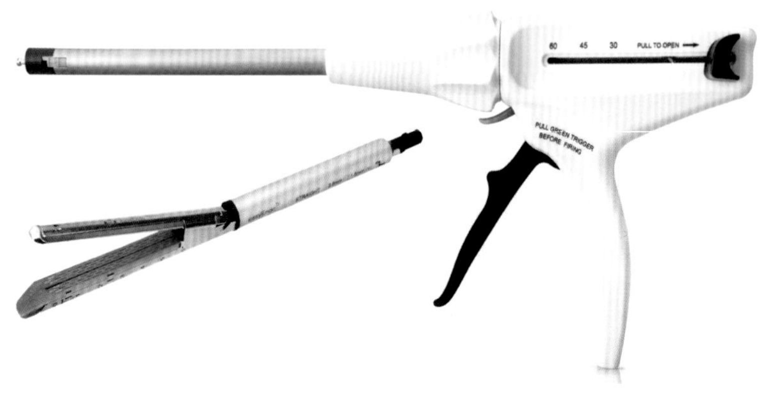

▲ 图 6-20　腹腔镜线形切割闭合器

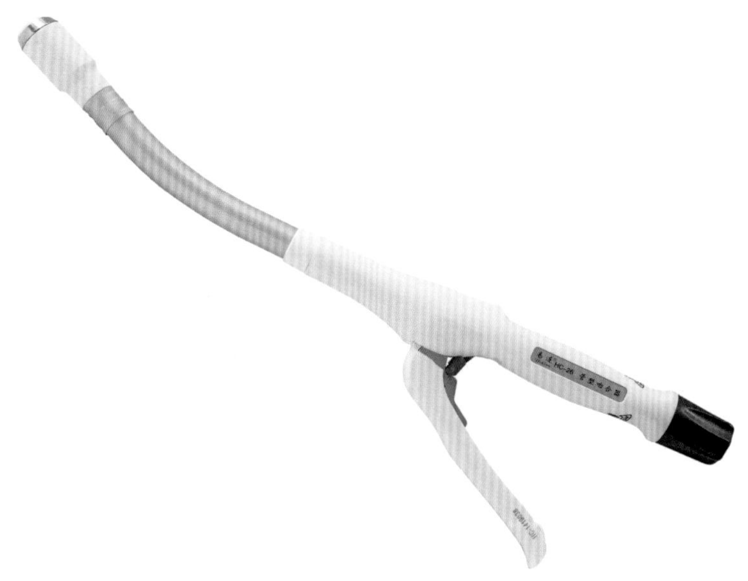

▲ 图 6-21　腹腔镜圆头吻合器

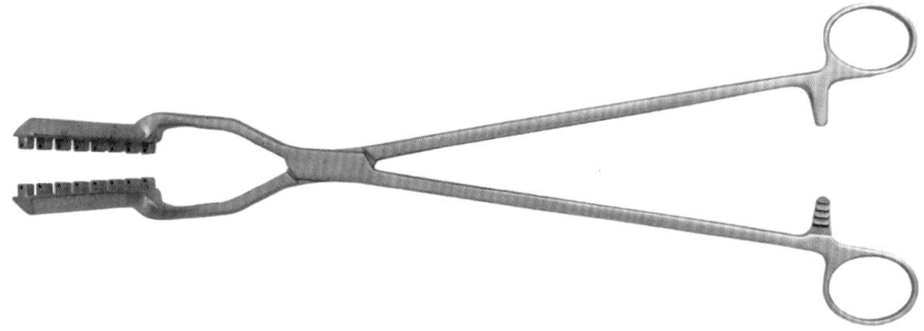

▲ 图 6-22 **荷包缝合器**

二、器械管理

1. 任何器械在任何情况下，均不得投掷或相互碰撞，保持轴节灵活，尖端闭合良好。

2. 器械的锐利部分要特别注意保护，轻拿轻放，不可一手同时拿两件，以免摔坏。

3. 对各种钳类器械，要随时检查，注意关节的活动性，并涂专用保护油。

4. 吸引管道及外套管上均有一个阀门，应定期拆卸，进行清洁、上油。

5. 在清洗时应注意不要遗失转换器上的橡皮帽和密封圈，检查其密封性，有裂隙及时更换。

6. 严格执行卫生部有关内镜消毒技术规范，确保器械清洗、灭菌质量，定期做生物学监测。

7. 每周清理并用润滑剂保养器械一次，检查器械性能，及时更换补充。用柔软、吸水性强的布巾将摄像头、冷光源导线、电凝线擦干，存放时不可过度折叠或弯曲。腹腔镜镜头擦干后套上保护套存放。

第三节　手术室的设置

腹腔镜已经成为常规手术，普外科医师应该熟悉该类手术手术室的基本设备和布置。设备布置的要点在于，监视器的位置应方便全体手术组人员观看，气腹机应方便连接二氧化碳气源和患者充气，电刀或其他能量系统设备安放在一起。最好能采用带脚踏的电动手术床以方便摆放患者，并且能根据术中要求变换不同的体位（图 6-23）。

监视器最好能安放在吊塔上，并且能够自由移动，以便向全体手术组成员提供最佳视野。监视器安放在台车上也能达到相同的目的，但是这样会挤占手术室地面空间，并且移动不方便。

二氧化碳最好采用中心供气，通过导管输送到手术室。这种方法优势在于不会因为二氧化碳温度过低而使腹腔镜镜头起雾。采用单独的二氧化碳瓶供气，不足之处在于可能发生术中二氧化碳用完的危险，应常规在手术室准备好一瓶备用气体，以免术中出现不必要的延误或者导致视野不清。

现在有多种能量切割止血系统可供腹腔镜外科选择，包括单极和双极电刀、超声刀等。这些设备的主机必须安放在离手术台足够近的地方，以便连接导线到手术区域。

采用数字图像技术记录手术过程者，可将 DVD 录像机和冷光源及摄像机一起安放在吊塔或者台车上。

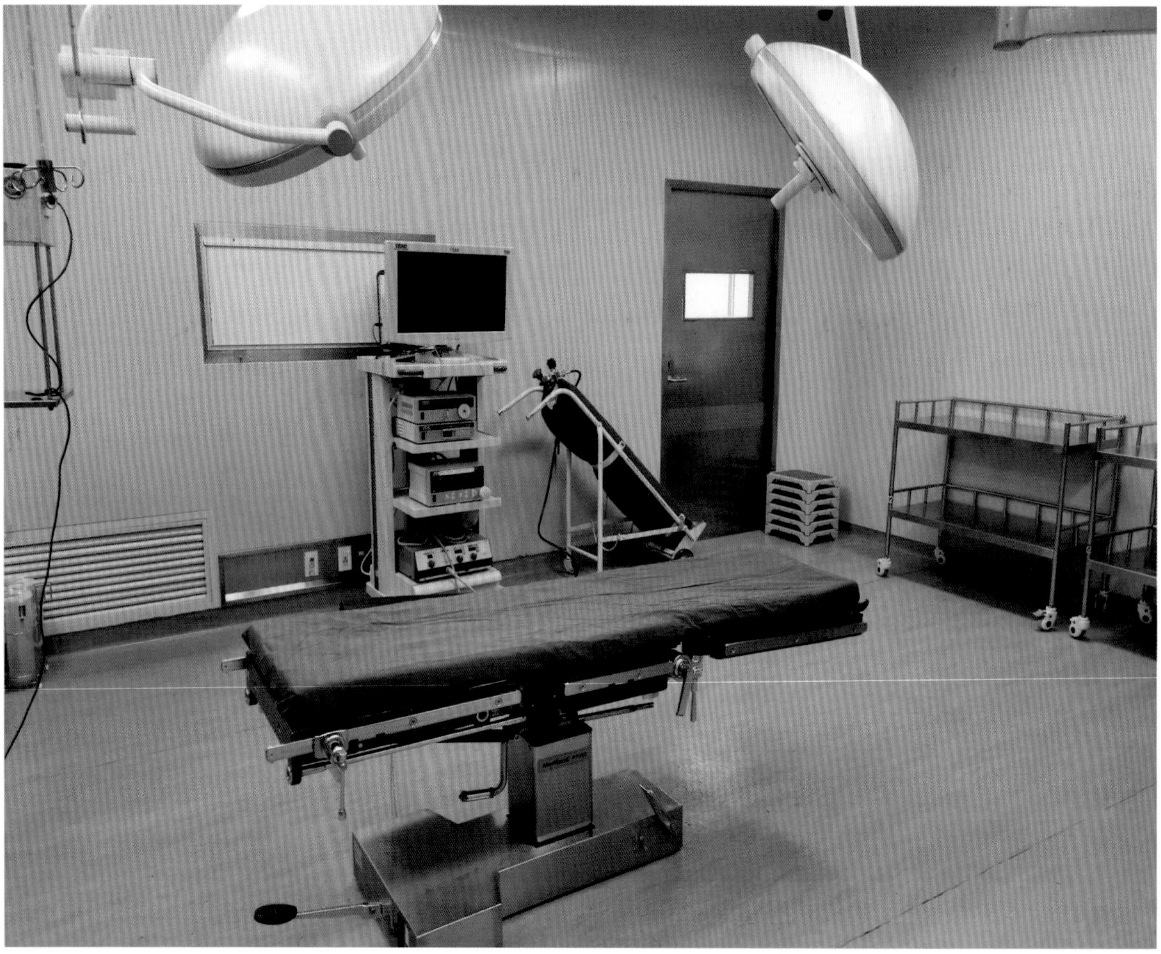

▲ 图 6-23　腹腔镜手术间

第四节　腹腔镜结直肠手术术前处置

手术室是外科及相关专科病人进行手术的场所。手术室护理配合及业务水准直接影响手术的成效。每例手术因所处的解剖部位、手术方式不同而有所差异，但无菌技术、物品传递、体位摆放等技术基本相同。因此，手术室护士应加强平时练习，并不断完善配合技术，实现手术配合的主动、准确和快速。

一、手术野皮肤消毒

（一）原则

1. 皮肤消毒的目的是杀灭切口处及周围皮肤上的微生物。

2. 充分显露消毒区域。尽量将患者衣服脱去，充分显露消毒范围。

3. 消毒前检查消毒区是否清洁，如皮肤上有胶布粘贴的痕迹，应用松节油拭去。皮肤有破口或疖肿者，应停止手术。

4. 消毒范围包括切口四周 20cm 的区域，一般皮肤消毒应由手术切口开始向四周，由内向外、由上到下涂擦。若为感染伤口或肛门区消毒，则应由外向内涂擦。已接触边缘的消毒纱球，不得返回中央涂擦。

（二）方法

1．消毒钳 2 把、弯盘 2 个，一个弯盘内放碘酒小纱布用于皮肤消毒，另一个弯盘内放乙醇小纱布用于皮肤脱碘。

2．碘酒消毒后须等待 1 ～ 2min，再用 75% 乙醇溶液脱碘。消毒时碘酒不要过多，以免烧伤皮肤。

3．面部、口腔及小儿皮肤，用 75% 乙醇溶液消毒，也可用 0.5% 碘伏消毒。

4．乙醇挥发干后，进行铺巾。

5．消毒过程中如怀疑污染，应听从手术室护士的安排重新消毒。

（三）消毒范围

1．腹腔镜阑尾手术和腹腔镜结肠（乙状结肠除外）手术

上至乳头，下至大腿上 1/3 处，两侧至腋中线。

2．腹腔镜乙状结肠手术和腹腔镜直肠手术

上至乳头，下至大腿上 1/3 处，包括耻骨联合、肛门周围及臀。

二、铺无菌巾

（一）铺巾原则

1．铺无菌巾由器械护士和手术医生共同完成。在传递无菌巾过程中，器械护士应保护好自己双手，避免和手术医生的手接触并防止被污染。

2．铺巾前，器械护士应穿手术衣、戴手套。手术医生操作分两步：①未穿手术衣、未戴手套，直接铺第 1 层治疗巾；②穿好手术衣、戴手套，方可铺其他层单。

3．铺无菌单时，距离切口 2 ～ 3cm，悬垂至床缘 30cm 以上，至少 4 层。

4．无菌巾一旦放下，不要移动。必须移动时，只能由内向外移动，不得由外向内移动。

5．严格遵循铺巾顺序。方法视手术切口而定，原则上第 1 层治疗巾是从相对干净到较干净、先远侧后近侧的方向进行铺置。如腹部治疗巾的铺巾顺序为：先下方，再对侧，后头侧，最后同侧。

（二）手术铺巾

1．腹腔镜阑尾切除术

①器械护士递 1、2、3 块治疗巾，折边对向手术医生，依次铺切口下方、对方、上方；②第 4 块治疗巾，折边对向自己，铺盖切口的同侧，4 把布巾钳固定；③铺大单 2 块，于切口处向上外翻遮盖上身及架、向下翻遮盖下身及托盘，保护双手不被污染；④铺直孔巾 1 块，且口处的箭头朝上，遮盖全身、头架及托盘；⑤对折中单 1 块，铺于托盘面上。

2. 腹腔镜结肠手术和腹腔镜直肠手术

①器械护士递 1、2、3 块治疗巾，折边对向手术医生，依次铺切口下方、对方、上方；②第 4 块治疗巾，折边对向自己，铺盖切口的同侧，4 把布巾钳固定；③中单一块对折，铺于臀下，巡回护士协助抬高患者臀部；④中单 2 块，分别包裹双侧下肢；⑤对折的治疗巾 2 块，分别围绕双侧大腿根部；⑥中单 2 块，分别包裹双侧下肢；⑦铺大单 2 块，于切口处向上外翻遮盖上身及头架、向下翻遮盖下身；⑧铺直孔巾 1 块，且口处的箭头朝上，遮盖全身、头架；⑨对折中单 1 块，铺于托盘面上。

三、无菌台的铺置方法

（一）无菌台使用原则

1. 选择范围较宽敞的区域铺置无菌台。
2. 检查无菌敷料、器械、物品有效期及包布有无破损、潮湿。
3. 徒手打开外层包布，用无菌持物钳打开内层包布，顺序为：先对侧、后近侧。
4. 器械护士穿手术衣、戴手套后，方可进行器械台整理。
5. 器械物品的摆放顺序是以器械护士为中心分近、远侧，以切口为中心分近心端、远心端。
6. 手术人员不能接触手术台缘平面以下。凡垂落于桌面以下的物品视为污染，不可再用或向上提拉，必须重新更换。
7. 无菌器械台上暂时不用的器械，应加盖无菌巾。

（二）无菌台的摆放及分区

1. 无菌物品器械台

腹腔镜结直肠手术所用器械繁多，须用 2 个器械台，将专科器械和公共器械分开放置。器械台可采用直角形或平行放置，公共器械台靠近器械护士侧。当呈直角形放置时，手术人员最好穿折叠式手术衣或在其后背加铺无菌巾，避免手术衣后襟触碰器械台造成污染。

（1）公共器械台的分区：将器械台分三区，按器械物品使用顺序、频率分类摆放。各区放置的物品为：Ⅰ区为治疗碗、弯盘、杯、缝针盒、剪刀、刀、注射器、钛夹等。治疗碗在上，弯盘在下，小件物品可以放于弯盘中。Ⅱ区根据手术进程，可放置钛夹钳、吻合器、闭合器、持针器等。Ⅲ区为敷料、纱布、拉钩、止血钳等。

（2）专科器械台的分区：将器械台分三区。Ⅰ区放置用过的器械；Ⅱ区放置备用器械；Ⅲ区放置器械盘（图 6-24）。

2. 托盘

托盘是器械台的补充形式，摆放正在使用或即将使用的物品。按照手术步骤放置物品种类和数量，及时更换，不可大量堆积。根据手术进程托盘上的器械放置发生改变，由专科器械更换为公共器械。

（1）放置专科器械时托盘的分区：托盘可分两区。Ⅰ区放置肠钳、分离钳、抓钳；Ⅱ区放置保温杯、纱布（图 6-25）。

（2）放置公共器械时托盘的分区：托盘可分三区。Ⅰ区为缝合线、血管钳；Ⅱ区为剪刀、持针器；Ⅲ区为胸腹联合剪、长平镊、拉钩等。Ⅱ、Ⅲ区物品按手术进展随时更换。

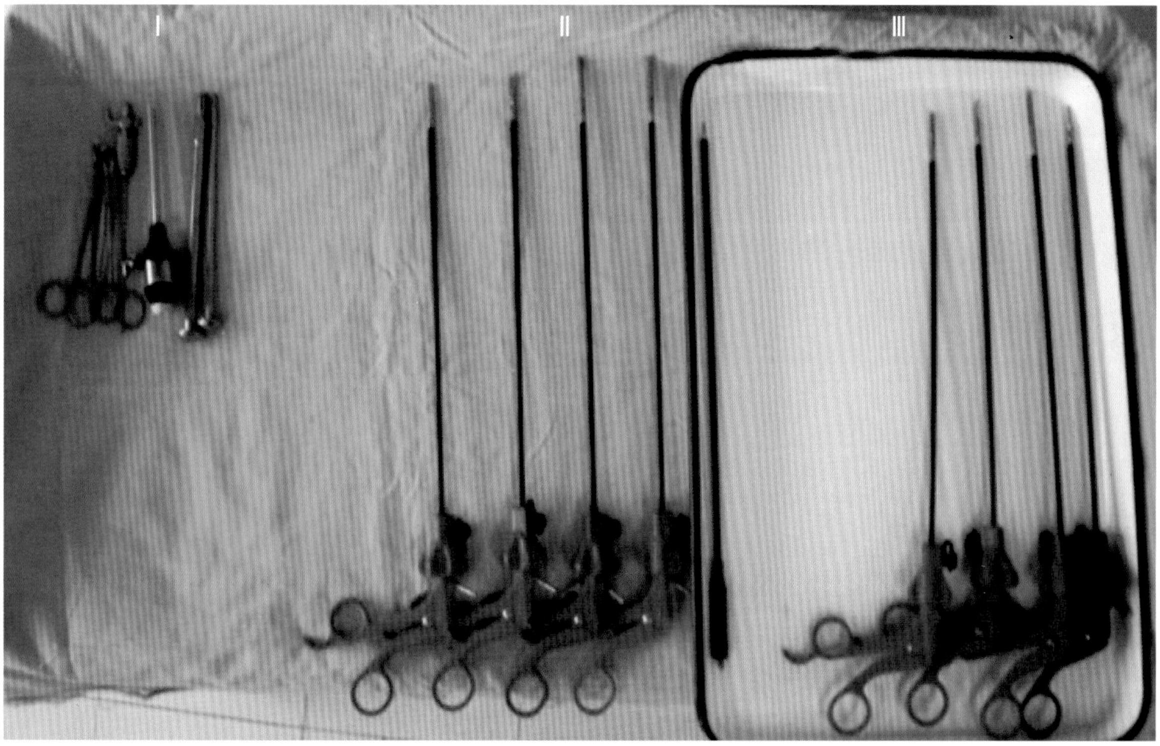

▲ 图 6-24 专科器械台的分区

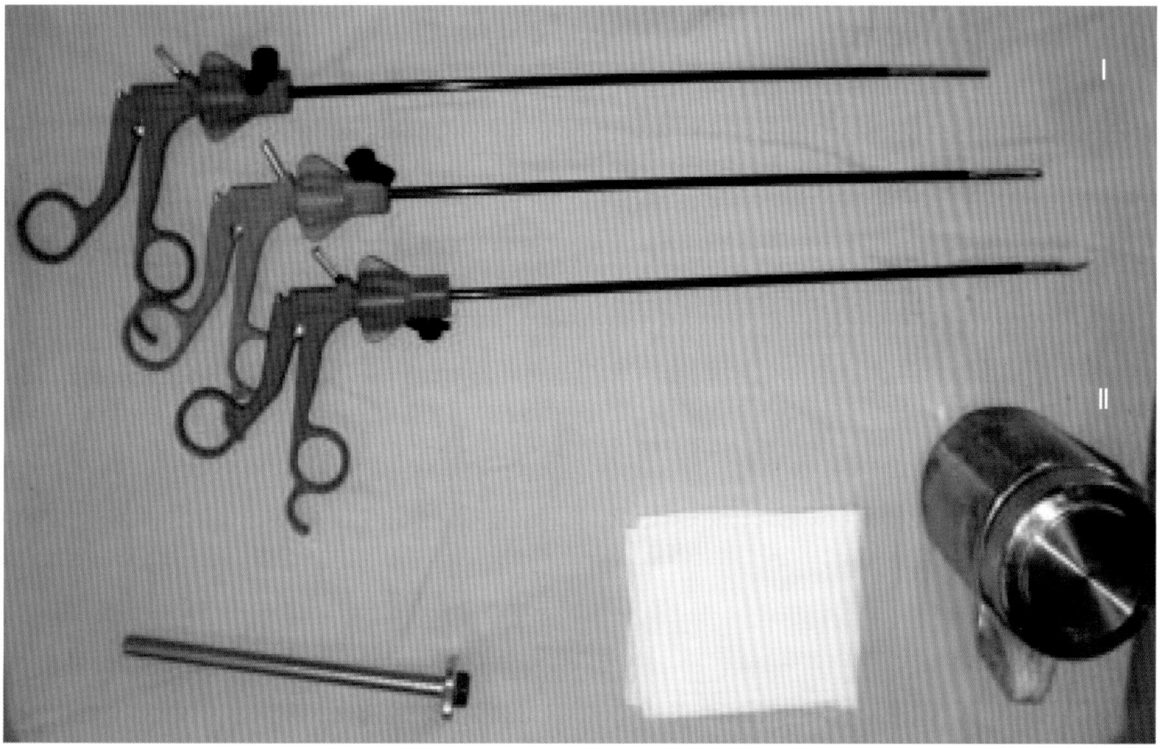

▲ 图 6-25 专科器械盘的分区

四、常用物品的制作及其用途

（一）小纱条

1. 制作方法

用小纱布折成 1cm×10cm 大小（图 6-26）。

2. 用途

用于腹腔镜下拭血。

（二）冲水管

1. 制作方法

一次性使用吸引器管连接一次性使用吸引器头，将一次性吸引器头剪成 5cm 长，头端为斜面。

2. 用途

将一次性吸引器头斜面插入生理盐水袋，再将一次性吸引器连接于手术台上的吸引装置，用于腹腔冲洗（图 6-27）。

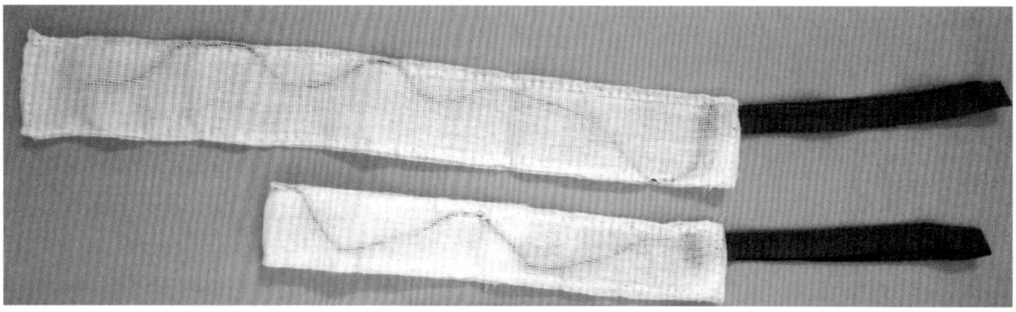

▲ 图 6-26　小纱条

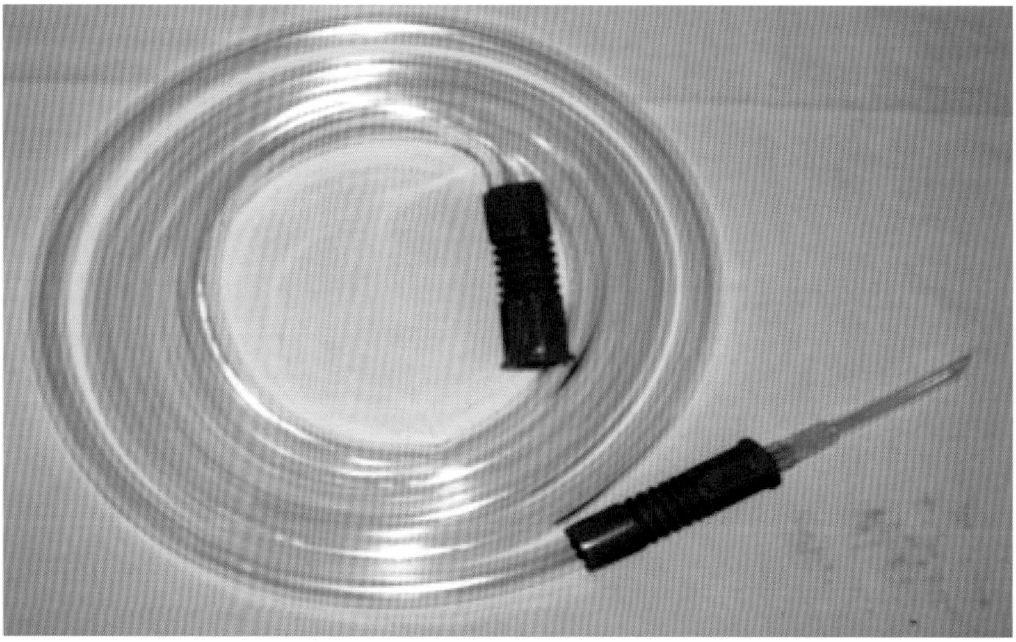

▲ 图 6-27　冲水管

Part 7

腹腔镜结直肠手术术后监护

第一节　腹腔镜外科病人术后监护病房准备

腹腔镜外科手术对腹腔内脏器干扰小，对重要神经、血管、组织保护起到放大作用，具有切口小、微创、视野好，术中出血少，术后疼痛轻，排气早，进食早，术后并发症发生少，住院时间短等优点。腹腔镜手术与传统开腹手术相比，其优点越来越突出，因此被患者所接受。因为在手术适应证方面比较严格，所以需要进行加强监护的病人比例极小。为了能接收腹腔镜外科出现术中意外或并发症的病人，监护病房应有较大的护士与病人的比例，护士应具有较高护理技术水平、丰富的全科知识、敏锐的观察力和快速的反应能力，还要能提供侵入性血流动力学监护、呼吸支持技术及连续的静脉定时药物治疗。

一、病房设施

1．用房面积应符合标准，按每床面积 12 ～ 16m^2 配备。

2．应备稳压电源供监护仪及电脑专用与照明，特殊情况下动力仪器设备，如呼吸机、除颤仪、X 线机用电应分开。

3．每一床单位须包括灵活可调的照明灯、三氧消毒机、可移动式输液架、中心供氧及负压引流装置，一定数量的单个电源插座，输液泵及监护仪支架等。

二、监护设备

1．床旁多功能监护仪，应具备心率、心律、体温、无创血压、有创血压及经皮血氧饱和度等基本监护功能，有条件者应增加经皮二氧化碳分压监护。考虑到个别需要呼吸机的病人，可增加呼气末二氧化碳分压及呼吸机机械力学的监护功能。为保存资料供临床研究，可与中央监护系统联网，并加入医院网络。

2．床旁 B 型超声波机、床边 X 线机、心电图机等。

三、治疗设备

1. 容积式输液泵及微量输液泵。

2. 除颤及无创起搏器。

3. 人工呼吸机 1 台，宜用伺服型电动电脑控制呼吸机，以适应急性呼吸窘迫综合征（ARDS）治疗的需要。

4. 持续胃肠减压器。

5. 舌钳、开口器，全套气管内插管及各种规格的气管切开套管，冰帽、冰袋，有条件的备降温毯。

6. 各种穿刺包及小手术包，包括气管切开包、开胸包、静脉切开包、静脉穿刺包、腹腔穿刺包、胸腔穿刺包、导尿包。

7. 手术衣、消毒乳胶手套及外科敷料等。

四、急救药品

1. 抗休克药

肾上腺素、去甲肾上腺素、异丙肾上腺素、尼可刹米、重酒石酸间羟胺、多巴胺、洛贝林（山梗菜碱）、酚妥拉明、山莨菪碱、东莨菪碱、阿托品等。

2. 激素类

氢化可的松、地塞米松、胰岛素等。

3. 镇静镇痛药

苯巴比妥钠、吗啡、哌替啶、异丙嗪、地西泮、曲马朵、咪达唑仑等。

4. 止血药

酚磺乙胺、卡巴克洛（安络血）、巴曲酶（立止血）、维生素 K_1、氨甲环酸、氨甲苯酸（止血芳酸）、垂体后叶素等。

5. 利尿药

20% 甘露醇、呋塞米（呋喃苯胺酸）、依他尼酸（利尿酸）等。

6. 静脉输液

5% 葡萄糖液、10% 葡萄糖液、50% 葡萄糖液、生理盐水、复方氯化钠、5% 碳酸氢钠、右旋糖酐 -70、羟乙基淀粉（706 代血浆）。

第二节　腹腔镜结直肠外科病人的术后监护

一、一般护理

1. 生命体征监测

术后观察患者意识恢复和麻醉苏醒情况，做好床旁交接班，搬动患者时动作轻柔，注意保暖。根据病情及医嘱定时测量体温、脉搏、呼吸、血压，密切观察患者神态、面色、体温、脉搏、呼吸、舌象、皮肤、出汗、二便等变化，注意观察有无低血糖、直立性低血压的发生，如有异常及时报告医生处理。老年患者清醒后还应注意意识变化，防止心脑血管并发症的发生，发现异常及时报告值班医生。

2. 体位护理

病人安返病房后采取去枕平卧，头偏向一侧，防止呕吐物误入气管造成窒息，待患者血压稳定后采取半卧位，有利于引流及促进伤口愈合，减少肛门刺激、疼痛、出血和避免直立性虚脱。观察伤口有无渗血、渗液，保持切口辅料清洁干燥，并给予相应的处理和护理。鼓励患者早期下床活动，以促进肠蠕动，防止肠粘连。

3. 引流管护理

患者术后常规保留胃肠减压、腹腔引流管和尿管。检查引流管连接是否通畅，按医嘱连接持续吸引或引流，防止引流牵拉移位，认真观察引流液的颜色、性状和量，准确记录，保证各引流管引流通畅。

二、并发症的观察及护理

1. 腹腔内出血

腹腔内出血是腹腔镜手术最严重的并发症。正常情况腹腔引流液量少、色淡红，若腹腔引流管内引流液为鲜红色，质地黏稠，一般发生在术后24h内，血液积聚在腹腔或者盆腔内，患者出现腹胀不适并伴有心率加快、血压下降、每小时出血量在100ml，应考虑有内出血，立即报告医生并及时处理。

2. 肺部感染

全麻后病人须保持呼吸道通畅，头低位容易引起肺不张，头低位倾斜过度使功能残气量减少，肺总量下降和肺顺应性降低。鼓励患者早期咳嗽排痰，每日给予3次超声雾化吸入，并有效保护腹部伤口。对年老体弱不易排痰者，及时给予机械深度排痰。

3. 下肢静脉炎、血栓形成

由于气腹造成下肢静脉血回流受阻，使下肢静脉压力升高，且术后病人活动量少，输液后易发生渗出、炎症。因此，术后输液应避开下肢。静脉患者早期卧床下肢活动度差，血液流速减慢、血管壁损伤或者是血液处于高凝状态，需行溶栓治疗。

4. 皮下气肿

由于人工气腹的二氧化碳气体残留于疏松组织所致，多发于胸腹部、阴囊处，表现为局部有握雪感、捻发音。若出现皮下气肿，少量可自行吸收，严重气胸进行胸腔闭式引流和心包穿刺。则应适当延长住院时间，皮下气肿可自行吸收。

5. 头痛

头痛常为气腹时注入腹腔的CO_2大量弥散入血，造成短时的高碳酸血症的主要临床表现，一般不会引起血流动力学改变。 除头痛外，病人可伴有面色潮红，少有恶心、呕吐，动脉血气分析提示高碳酸血症和pH下降，呼出气CO_2分压增高。由于CO_2很快可经呼吸排出体外，大多数病人在全身麻醉苏醒时血气已恢复正常，不致合并头痛。头低或者头高位时，脑和心脏不处于同一水平，应考虑静水压力梯度对脑动脉和静脉压脑灌注的影响。

6. 下肢深静脉栓塞

（1）围术期发生深静脉血栓形成的危险因素：包括年龄＞40岁，肥胖，吸烟，静脉曲张，有血栓形成病史，大手术（特别是盆腔手术）、长时间全身麻醉、血液异常，血纤维蛋白异常、血小板增多、黏滞综合征。血栓形成发生在下肢深静脉，一旦脱落可发生致命的肺动脉栓塞。因此，有静脉危险因素者，应预防性使用低分子肝素，口服华法林和下肢应用间歇加压袋，对于高危病人，如曾有深静脉血栓形成和肺栓塞者可联合应用多种方法，如抗凝、使用间歇加压袋等，对预防静脉血栓形成具有积极意义。

（2）腹腔镜手术发生深静脉血栓的病因：主要是腹内人工气腹压力较高，使血流缓慢，病人长期手术，也可引起血流变慢，另一方面手术中髂血管损伤和高凝状态均可引起深静脉栓塞，临床上多见于老年、糖尿病病人、肥胖妇女。当外科手术或腹腔镜手术后，手术创伤可以引起血小板反应性改变，具有强力抗凝的蛋白质C减少，形成高凝状态。临床表现因血栓形成的部位不同，一般可分3型：①周围型，血栓发生在小腿静脉丛，症状常不明显，只有小腿部疼痛及肌肉压痛，Hoffman征呈阳性；②中央型，血栓发生在髂股静脉，患肢肿胀一般比较严重，局部有炎性反应，引起胀痛及压痛，下肢浅表静脉曲张，常有低温出现；③混合型，这是临床上最常见类型，由周围型血栓向近侧顺行扩展，下肢明显肿胀，皮肤发绀，体温常超过38℃，除临床诊断外，可用多普勒血流探测器测听深静脉流动和描记波形。少数病人可用静脉造影直接显像，可以判断血栓位置、范围、形态和侧支循环。

（3）处理：主要针对静脉淤滞和高凝状态两方面采取措施，给予抗凝、祛聚疗法，术后鼓励病人早期起床活动及下肢多做伸屈活动，治疗方法的选择应根据病变类型及具体情况而定。非手术疗法：①包括抬高患肢，局部湿热敷，卧床时间不宜过长，起床活动时，应穿弹力袜，或用弹力绷带。②溶栓疗法。栓塞一般不超过72h，可用尿激酶溶栓治疗，一般尿激酶的剂量为8万U/次，溶于5%葡萄糖溶液250～500ml中，静脉滴注，每日2次，共7～10d，可根据纤维蛋白原（Fb、Fbg）和优球蛋白溶解时间（ELT）测定来调节用量。③抗凝疗法。临床上常用肝素和香豆素衍化物，一般以前者开始，接着使用后者，肝素可持续滴注，也可间歇性注射，成人每天用2万～2.5万U，以维持凝血时间超过正常值约2倍的标准，香豆素衍生物中可选用华法林，成人剂量，第1天为10～15mg，第2天为5mg，维持量为2.5mg左右，以使凝血酶原值保持在25%的标准，一般维持2个月左右，直至病人恢复正常生活。④祛聚疗法。可应用药物包括右旋糖酐、阿司匹林、双嘧达莫和丹参等，作为辅助治疗，如右旋糖酐-40能补充血容量，稀释血液，降低黏稠度，又能防止血小板凝聚，故量为2.5mg左右，以使凝血酶原值保持在25%的标准，一般维持2个月左右，直至病人恢复正常生活。

7. 高碳酸血症和酸中毒

CO_2的大量吸收导致高碳酸血症，甚至出现呼吸性、代谢性酸中毒。用CO_2建立气腹后 如CO_2气腹压力维持在2.13kPa（16mmHg）或以上，气腹持续时间1h后，心排血量明显下降，周围血管阻力明显增加，肝动脉血流明显减少，门静脉压力维持在1.1～1.6kPa（8～12mmHg）时，上述指标无明显改变，这是满意的和安全的气腹压力。手术时间越长，腹腔吸收CO_2的量也增多，易导致高碳酸血症和酸中毒。另外，心肺功能不健全时有发生高碳酸血症和pH下降的可能。一旦发现病人出现严重症状，由于病人已适应高碳酸血症对呼吸和循环中枢的影响，不能过速排出

体内的 CO_2，否则会产生 CO_2 排出综合征，病人出现周围血管麻痹，心排出量锐减，脑血管和冠状动脉收缩，表现出血压下降、脉搏细弱及呼吸抑制等综合症状。治疗时应以消除引起代谢性酸中毒的病因为主要措施。由于机体具有加速肺部通气，以排出 CO_2, 通过肾排出 H^+，保留 Na^+ 和 HCO_3^- 等，来调节酸碱平衡能力，只要病因被消除和辅助补液纠正缺水，较轻的酸中毒可自行纠正，一般不需要应用碱剂治疗。对血浆 HCO_3^- 低于 10mmol/L，应立刻用液体和碱剂进行治疗，常用碱性药物为碳酸氢钠溶液，在估计碳酸氢钠的用量时，以提高血浆 HCO_3^- 所需的碳酸氢钠溶液量计算，其计算方法为：所需（HCO_3^-）的量（mmol）=[HCO_3^- 正常值（mmol/L）] − HCO_3^- 的测得值（mmol/L）× 体重（kg）×0.4，一般可将应输给的量的 50% 在 2 ～ 4h 输完，以后再决定是否继续输给剩下的量，不宜过速地使血浆 HCO_3^- 超过 14mmol/L，以免发生手足抽搐、神志改变和惊厥，过速纠正酸中毒还能引起大量 K^+ 转移到细胞内，引起低血钾，要注意纠治。在循环稳定的基础上，可以在密切监护下维持患者处于允许性高碳酸血症状态；维持循环稳定、电解质平衡，调整呼吸参数，降低 $EtCO_2$ 必要时纠正代谢性酸中毒；降低气负压，减少 CO_2 的进一步吸收；终止气腹。

8. 急性腹膜炎

腹腔镜手术引起急性腹膜炎，常由于使用电刀解剖不慎引起邻近脏器不同程度的热损伤所致，可术后即时发病，也可在数天后发病。往往突然发生腹痛，可迅速向全腹扩散，常伴发热、恶心和呕吐；腹部胀满，腹式呼吸消失，全腹压痛和腹肌紧张，以原发灶部位压痛和肌紧张最为显著，肠鸣音减弱或消失；白细胞计数及中性粒细胞计数增高。

腹腔镜术后并发急性腹膜炎主要的原因为：①胆囊管钛夹脱落或胆总管损伤，出现明显的胆汁性腹膜炎征象，术后出现黄疸并日益加深；②空腔脏器损伤，如腹腔部分十二指肠损伤、胃损伤、结肠损伤等，除腹膜炎征象外常有膈下游离气体，其中胃十二指肠损伤常合并休克、出血；③继发腹腔感染，多表现为局限性腹膜炎，可扪及炎性包块。

对急性弥漫性腹膜炎立即剖腹探查，术式根据损伤情况决定；局限性腹膜炎或已有腹膜炎局限化趋势，可行非手术治疗；积极抗休克；根据损伤的脏器不同，选用抗生素治疗。

9．吻合口漏

术后吻合口张力大、血供差，术前有肠梗阻或不完全肠梗阻，术后肠管水肿，合并糖尿病、贫血、低蛋白血症，组织修复能力差，或因术后腹腔留置管护理不当负压过大等相关因素都可引起吻合口漏的发生。

临床护理中要保持腹腔引流管通畅，维持引流管负压在 0.02MPa 以下，因为压力过高易吸附肠管至肠壁缺血损伤导致肠漏。密切观察引流液性状及量，当进食后引流量增多，引流液浑浊成粪水样或有粪臭味均提示有吻合口漏的发生，应立即报告经管医生。

10. 腹腔镜手术后呕吐

腹腔镜手术后呕吐为术后常见的并发症，严重的呕吐会导致伤口裂开，食管受伤，吸入性肺炎，水、电解质平衡失调，国外报道呕吐发生率高达 30% ～ 70%，以胆囊切除及上腹部腹腔手术为高。呕吐主要与以下几种因素有关：① CO_2 人工气腹造成腹内压力增高和高碳酸血症，刺激胃肠道的机械感受器和化学感受器，致传入迷走神经兴奋性增高，兴奋催吐中枢；②高碳酸血症直接刺激延脑后区的催吐化学感受区；③胃肠道胀气亦是促使呕吐的原因之一。临床使用甲氧氯普胺（胃复安）对预防呕吐有良好的效果，近来证实，昂丹司琼（枢复宁）效果更好，昂丹司琼是 5-HT_3

受体拮抗药，高选择性地阻断位于迷走神经末梢的5-羟色胺受体，达到预防和治疗恶心、呕吐的效果，单次量4mg静脉注射，止吐效果一般维持6h左右。

11. 其他

吻合口梗阻、吻合口瘘及狭窄、盆腔感染等。若腹腔引流管内引流液呈粪便样，体温高热不退，应怀疑吻合口瘘发生，要立即报告医生。

三、肛周护理

观察肛门局部皮肤、黏膜血供及分泌物性状，定时检查肛门，保持肛周清洁，随时用无菌棉球擦净分泌物，经常用温水清洗，洗干净后用软毛巾轻轻吸干，不能用力擦拭，防止加重局部症状。由于早期排便反射和肛门排便功能较差，容易出现肛门湿疹，因此应做好肛周护理，保护肛周皮肤，常用的药物有10%鞣酸软膏、造口护肤粉、红霉素眼膏等，皮肤破溃伴疼痛者选用3M无痛保护膜，先用药物涂抹形成皮肤保护层，隔离粪水对肛周皮肤的刺激，防止皮肤破溃和感染。常在破溃处撒上皮肤保护粉，再喷无痛保护膜，可重复多次形成隔离层。

四、饮食护理

胃肠功能恢复前禁食、持续胃肠减压，给予静脉营养，由静脉补充水、电解质。术后肛门排气后开始进高热量、高维生素的流质饮食，饮食宜清淡、易消化、富有营养，忌食辛辣、油腻及易产生肠胀气或能引起过敏的食物。恢复过程中，要防止腹泻、便秘、胀气，遵循“少量多餐”的原则，待适应后再逐渐增加，应多吃蔬菜、水果等多渣饮食，保持大便通畅，饮食注意卫生，要注意定时定量，不要暴饮暴食。

五、健康指导

术后患者可因各种因素出现并发症，为了减少复发，健康指导具有重要的意义。

1. 正确对待疾病，保持乐观情绪，过分焦虑、抑郁、愤怒等不良情绪会造成免疫功能减退，不利于疾病的恢复。

2. 合理调整饮食结构，饮食要多样化，要多吃低脂肪、高蛋白、高糖类、富含维生素的饮食。精米、精面、粗粮和杂粮搭配，饮食要规律，少食生冷硬辣食物，戒烟酒，形成定时排便的习惯。

3. 生活规律，劳逸结合，适当锻炼身体，促进恢复。恢复期患者可以参加散步、气功、太极拳等轻微的体育锻炼，力所能及地做一些家务事，体力恢复后可以旅游、登山、郊游、游泳、跳舞等，但一定要量力而行，不要过量。有一定的作息时间和生活规律，不要久卧床，戒除不良嗜好，戒掉烟酒。

4. 定期复查，一般大肠癌术后两年内复发率最高，因此患者每3～6个月复查一次，防止肿瘤术后的复发或转移。

5. 做好结肠造口患者术后康复指导，正确选择造口袋，掌握更换造口袋的技术。人工肛门应定期用示指深入造口进行扩肛，预防肛门吻合口狭窄而导致排便不畅。

Part 8

腹腔镜阑尾切除术

腹腔镜阑尾切除术是在 1980 年由 Kurt Semn 在德国基尔市首先完成的。

一、适应证

1. 任何急、慢性阑尾炎，怀疑阑尾穿孔者不应是腹腔镜阑尾切除术的禁忌证，但需要由腹腔镜手术经验丰富的医师完成。

2. 妊娠 20 周以内发作的急性阑尾炎。

3. 疑诊阑尾炎者，行腹腔镜探查术，发现阑尾正常，未发现腹腔其他异常时，也是行腹腔镜阑尾切除术指征。

二、禁忌证

1. 因严重心肺疾病等不能耐受气管插管全身麻醉者。

2. 有腹腔复杂手术史，存在广泛粘连者。

3. 膈疝。

4. 合并休克，无法纠正的顽固性疾病及严重多器官功能障碍，以及严重水、电解质平衡紊乱的危重患者。

5. 通常不附带进行腹腔镜阑尾切除术（如在进行腹腔镜胆囊切除术时）。

三、术前准备

1. 常规禁食水，备皮，清洗脐部。急性阑尾炎须给予静脉补液，调节水、电解质平衡，并使用抗生素。慢性阑尾炎可仅给予静脉液体维持。术前务必排空小便，以免穿刺时损伤膀胱。

2. 妊娠期急性阑尾炎应与产科协同制定围术期处理和用药方案，给予镇静和抑制子宫收缩等保胎治疗。

四、腹腔镜手术方法和技巧

（一）体位与套管放置

患者取平卧位，手术开始后酌情调至头低左倾位，以利于显露回盲部。术者立于患者左侧，扶镜手立于术者右侧，显示器设置在术者对面（图 8-1）。

在脐上缘置入 10mm 套管作为观察孔，建立气腹后置入 30° 镜，再于左侧麦氏点及左腹直肌外侧缘与脐耻骨连接线中下 1/3 处放置 10mm 和 5mm 套管作为操作孔（图 8-2）。也可将两个操作孔设计在双侧耻骨结节上方，术后阴毛可遮盖瘢痕，使用此法应注意避免损伤膀胱，术中体位为人字位，术者立于患者两腿之间。

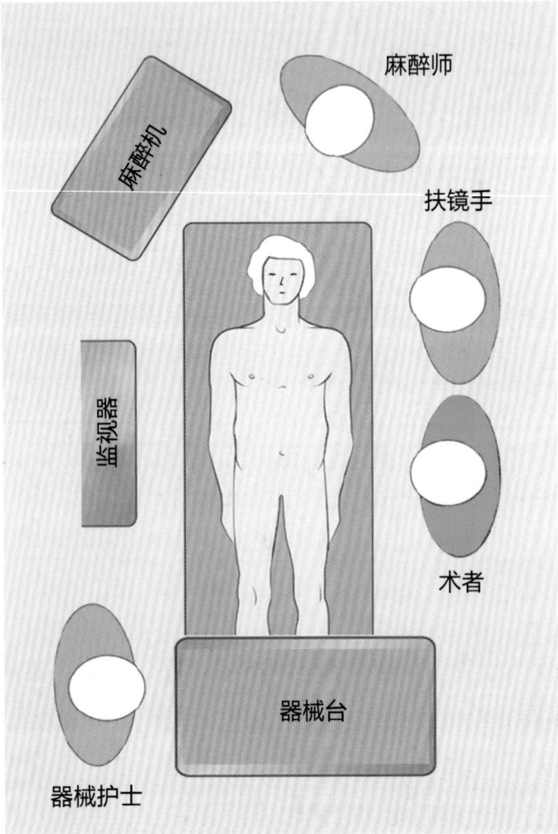

▲ 图 8-1　腹腔镜阑尾切除术手术间设置及体位

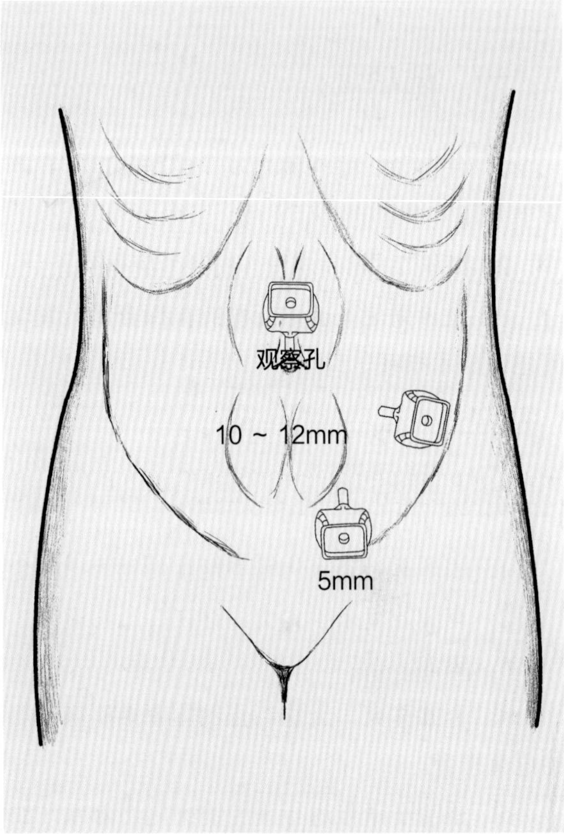

▲ 图 8-2　腹腔镜阑尾切除术套管位置

（二）手术步骤

1. 腹盆腔探查

腹腔镜多角度的腹腔内视野具有突出的探查优势。术中应先全面探查腹盆腔，再重点针对右下腹，明确阑尾炎诊断。若术前诊断急性阑尾炎，但术中所见阑尾病变不符，应提高警惕，考虑其他鉴别诊断，腹腔镜探查对此多提供明确信息。在腹腔镜下观察回盲部形态及寻找阑尾都更加容易。如果阑尾不易显露，可用无创钳提起盲肠来使其充分显露。如果在推开盲肠后阑尾仍不易显露，常由于盲肠后位或阑尾炎性粘连于腹膜后，须切开盲肠及结肠的侧腹膜，向中间及头端推开盲肠来显露阑尾。若化脓性阑尾炎局部脓苔多，有大网膜、回肠或盲肠覆盖包裹，须用无损伤肠钳钝性剥离显露阑尾。浆膜下阑尾部分或全部位于盲肠浆膜下，无明显阑尾系膜，可用剪刀剪开盲肠浆膜显露，不要用带电操作，以免损伤盲肠。对化脓、坏疽病变严重的阑尾不要过度牵拉，避免阑尾破裂或断裂，致使多量脓液和粪石漏出加重腹腔污染。阑尾头端水肿或感染较严重，不能安全钳夹时，可用套扎器套扎阑尾用于牵引。探查同时应先尽量吸尽所见脓液。

2. 结扎离断阑尾系膜

阑尾动脉多为一支，少数为两支，在回肠末段后进入阑尾系膜，沿其游离缘走行。大多数阑尾系膜近阑尾根部有无血管区，由此处穿过器械较容易且安全。根据阑尾长短在合适部位提起阑尾，展开系膜，分离钳钳尖闭合并紧贴根部穿过系膜，经此孔带入 10cm 7 号丝线。如阑尾系膜水肿明显，须分次结扎，也可用带电血管钳切开部分系膜后再结扎。距结扎丝线约 5mm 处用剪刀剪断或电凝离断阑尾系膜。除腹腔内打结外，也可用套扎线在腹腔外打结后推入结扎。在解剖清晰、显露良好时，可以用结扎锁、钛夹等方法结扎系膜。临床实践证实，在局部粘连化脓严重、阑尾位置隐蔽、系膜较短或卷曲等情况下，结扎系膜较困难，而用带电器械凝切是简便安全的，操作时应先夹持、电凝较大范围的系膜，使阑尾动脉在热损伤下凝固闭合，再于此范围内电凝离断。但带电操作必须注意与肠壁距离，并间断、短时通电，避免副损伤，此方法仅建议有较成熟腹腔镜手术技术的医师使用。另外，使用超声刀离断阑尾系膜是非常方便安全的（图 8-3A、B）。

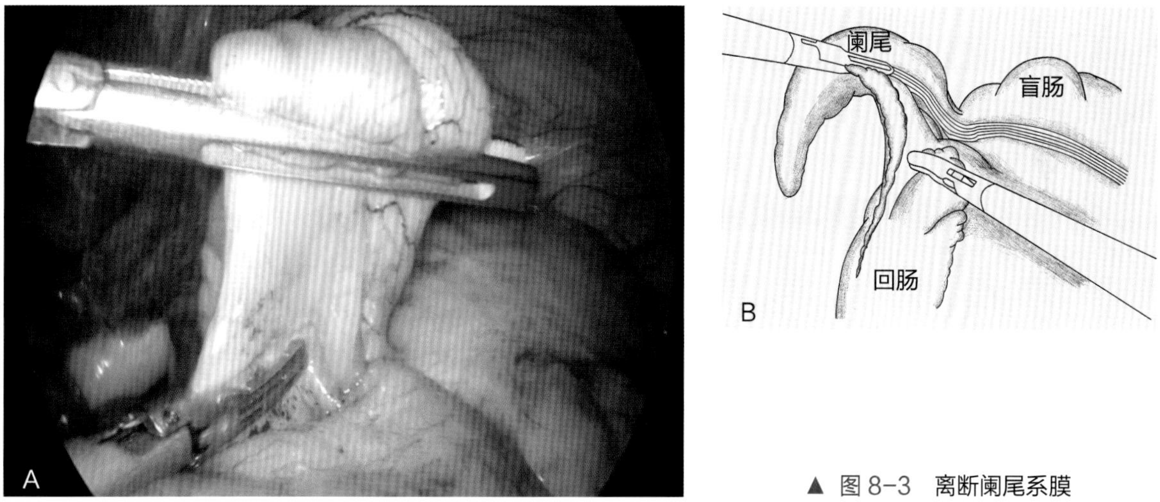

▲ 图 8-3　离断阑尾系膜

3. 切除阑尾

有多种方法，较快的一种为使用切割闭合器如 Endo-GIA，这需要一个直径 12mm 的套管来完成。也可通过放置两个套扎器套扎阑尾来完成阑尾分离，但过于昂贵。较经济的方法为腹腔镜下结扎切除阑尾。两手器械配合，用 10cm 长 7 号丝线结扎阑尾根部，若阑尾化脓严重，粗大饱满，估计内有较多脓液或夹持感觉内有粪石，应在根部结扎线远端再结扎一次，避免切除阑尾时污染腹腔。也可应用血管夹或钛夹结扎阑尾（图 8-4A、B）。在距离阑尾根部 5mm 处切开阑尾，再完全离断阑尾，电凝烧灼残端黏膜面。标本应及时置入标本袋内，以避免污染腹腔。阑尾残端结扎切实，根部周围无明显病变时无须包埋，腹腔镜下阑尾残端均是外露的，一般无须包埋，若阑尾根部粗大或有坏疽穿孔，不适宜单纯结扎，可行腹腔镜下荷包缝合、8 字缝合，或浆肌层间断缝

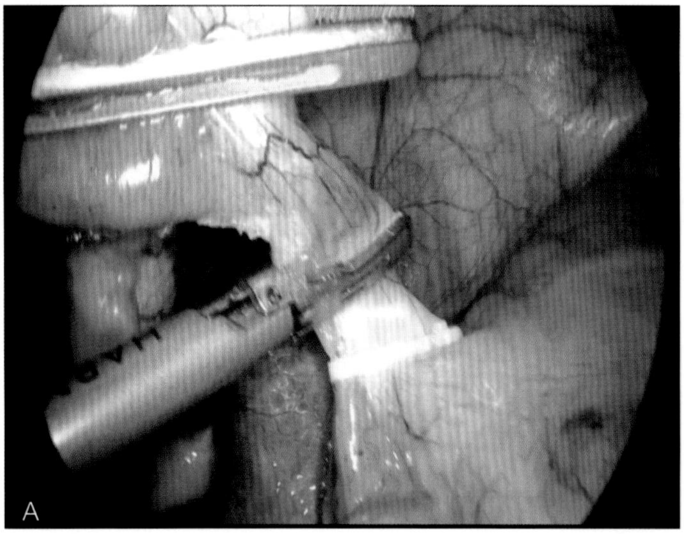

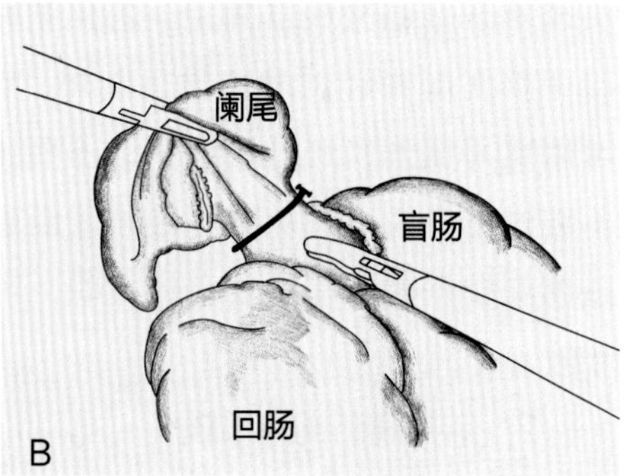

▲ 图 8-4 结扎并切断阑尾

合包埋。荷包缝合：经 10mm 套管将 2-0 缝针放入腹腔，带线长约 15cm。充分显露阑尾残端，由盲肠内侧缘进针缝合，进针点距阑尾根部 5 ～ 8mm，缝至盲肠外后方时须将针反持，完成下方和内侧的缝合。荷包缝合完成后用钳轻轻反推阑尾残端至肠腔内，同时收紧荷包线打结。

4. 取出阑尾

将装有阑尾的标本袋口夹闭，腹腔污染严重时可先冲洗袋壁后再取出，避免污染取标本孔。用右下腹器械夹持标本袋，将脐部观察套管朝向右下腹套管，将标本袋口置入观察套管，器械保持紧贴套管，随套管拔出而将标本袋口带出腹腔。阑尾粗大者可于袋内分次取出。慢性阑尾炎和单纯性急性阑尾炎标本可不必置入标本袋，而直接由脐部套管孔取出。

5. 冲洗引流

标本取出后重建气腹置入腹腔镜，吸尽残余积液，污染严重时冲洗术野、盆腔并吸尽液体，但不主张大范围腹腔冲洗，以免感染扩散。同时观察阑尾残端及系膜处理是否牢靠。若化脓感染严重，粪石或脓液漏出污染严重时，应放置引流管，经麦氏点套管引入，放置于右下腹或盆腔。放尽气腹，拔出各套管，所有大于 5mm 的套管口都要关闭（缝合前可用活力碘浸泡消毒），术毕。

（三）关键步骤

1．阑尾系膜处理。紧贴阑尾根部系膜无血管区穿过器械不易损伤阑尾动脉。电切阑尾系膜前应先电凝拟切断处周围区域，系膜肥厚水肿时应分次小束凝切。

2．标本取出时，麦氏点与脐部套管纵轴尽量相对呈直线，标本袋可较易进入脐部套管孔。

3．阑尾长、尖部固定、系膜化脓粘连严重、浆膜下阑尾等可逆行切除。

4．对老人、儿童、孕妇患者应适当降低气腹压力（< 12mmHg）。若局部情况复杂，显露不良，术野不清，腹腔镜手术操作困难，估计耗时过长时应及时中转开腹。

5．妊娠期单纯性阑尾炎患者流产发生率为 1.5%，阑尾穿孔时可上升至 35%。对妊娠阑尾炎患者实施腹腔镜手术时，患者取仰卧位，手术床向左倾斜 30°，使子宫向左移位，有利于显露，同时有利于下腔静脉回流。置入穿刺套管时应注意角度，尖端朝向上腹部逐渐进入，避免损伤膨大的子宫，另须根据子宫大小向上调整操作套管位置。

6．急性阑尾炎男性误诊率低于10%，年轻女性误诊率甚至可超过40%。这使得对于疑诊为阑尾炎的病人，尤其是年龄大和生育过的女性，须做诊断性腹腔镜术。对于疑诊为阑尾炎的腹腔镜探查术，若术中未发现其他病变，阑尾外观正常时，应考虑切除阑尾。尽管阑尾在肉眼观察时显得正常，但早期阑尾炎没有经过组织学检查通常是不能确诊的。特别是对于长期慢性腹痛而经过多种检查包括先期腹腔镜术却没有发现明显病因的病人，更应该考虑切除阑尾。

7．中转开腹指征：活动性出血且腹腔镜下止血不满意；阑尾穿孔合并弥漫性腹膜炎，冲洗困难，不易引流；阑尾根部坏疽穿孔，残端处理困难；非阑尾病变，且腹腔镜下难以处理；阑尾与周围肠管或其他脏器粘连严重，解剖关系不清；阑尾恶性肿瘤，须中转开腹或行腹腔镜右半结肠切除术。

五、术后处理

1．建议术后早期下床活动，有利于胃肠道功能恢复，预防肠粘连。

2．由于腹腔镜阑尾切除术对腹腔干扰少、创面小、胃肠道功能恢复快，术后第1天即可恢复流质饮食，但对腹腔感染重、年老、肠道功能恢复不良者应酌情推后。

3．对妊娠期阑尾炎患者围术期使用硫酸镁抑制子宫收缩，常规用量为25%硫酸镁30ml，加入5%葡萄糖注射液500ml，1～2g/h静脉滴注，每日可用至15g。用药期间应注意监测呼吸、膝反射和尿量，及时排除镁中毒表现。术后应给予大剂量抗生素，如离预产期尚远，应予镇静和抑制子宫收缩等保胎治疗。可口服苯巴比妥30mg，每日3次，服用3～5d。如已临近预产期或胎儿已发育成熟（>37周），可任其自然分娩。

六、常见并发症及其防治

1．出血

阑尾系膜的结扎线松脱是导致术后出血的主要原因，肥厚的系膜需要分次分段结扎。结扎线的第一个结尽量为外科结，在无张力的状态下再打第二个结。

2．肠漏

术中带电操作过于贴近肠壁，或显露不清时在分离过程中损伤盲肠或末端回肠，若术中未发现则将导致术后肠漏。应在术野清晰、显露良好的情况下规范、精细操作，随时发现损伤并及时修补。术中未发现损伤但仍存疑时可留置腹腔引流管，术后严密观察，一旦发现尽早手术探查。

3．腹腔脓肿

术后腹腔脓肿仍是常见的并发症，特别是当有阑尾穿孔时腹腔镜阑尾切除术术后腹腔脓肿发生率可能要高于开腹。对这类疾病，可适当降低中转开腹标准。若术中遗漏清除盆腔、膈下等隐蔽部位的脓液，或化脓感染严重的病例未留置引流管，术后可能形成腹腔脓肿，故术毕前应彻底吸出脓液和脓苔，必要时局部冲洗，并放置引流管。若术后发热不退，B超、CT等检查发现脓肿形成，应先予广谱抗生素治疗，非手术治疗无效须行B超引导穿刺引流或开腹手术清除引流。

4．阑尾切除不完全

罕见，但仍可引起阑尾炎复发。这是由于阑尾结扎的部位距盲肠过远引起的。在结扎和切断阑尾前，应仔细辨认阑尾根部。

七、单孔法阑尾切除术

Pelesi 提出用带有 5mm 操作管的 10mm 腹腔镜进行阑尾切除，这是首次有人提出单孔法腹腔镜阑尾切除术。

单孔法腹腔镜阑尾切除术须用带操作通道的腹腔镜（0° 镜），只做脐部一个套管孔，放入腹腔镜和一把操作器械，找到阑尾后自脐部套管孔提出腹腔切除，操作简单，美容效果良好。其主要针对回盲部无粘连，阑尾根部游离，放尽气腹后阑尾可提至脐孔的慢性阑尾炎和单纯性急性阑尾炎。因器械和腹腔镜使用同一个硬质通道，活动互相制约，且仅能置入单把器械，故视野不稳定，欠清晰，不能进行复杂的分类操作。

现已有专为单孔腹腔镜手术设计的器械，通过一个多通道的软质构件建立腹壁通道，腹腔镜镜头角度可调，与器械的相互影响降低，且可以置入两边器械，进行更复杂的操作，实现经单孔完全腹腔内阑尾切除，该术式将在临床逐步推广。

具体手术步骤如下。

将带操作通道的腹腔镜置入腹腔，由操作通道置入肠钳，探查腹腔、盆腔及盲肠，根据阑尾、盲肠游离度及局部粘连情况评估能否进行单孔操作，如有轻度粘连或系膜卷曲较短，可先行简单分离（钝性分离或电切分离）；如单器械操作困难，可由麦氏点向腹腔穿刺置入较大的带线缝针，穿过阑尾系膜后再穿出腹壁，悬吊阑尾，形成张力，再分离影响阑尾提出的粘连或系膜。带电操作时可使用夹持组织后旋转再电凝的动作，可增加一部分张力，游离至阑尾根部可提拉至脐孔处即可。

夹持阑尾尖部，提至套管内，同时消除气腹，拔出套管，将阑尾自脐部切口提出。结扎切断阑尾系膜，切除阑尾后包埋残端，放入腹腔。也可用不做荷包包埋。切实缝合套管孔，术毕（图 8-5）。

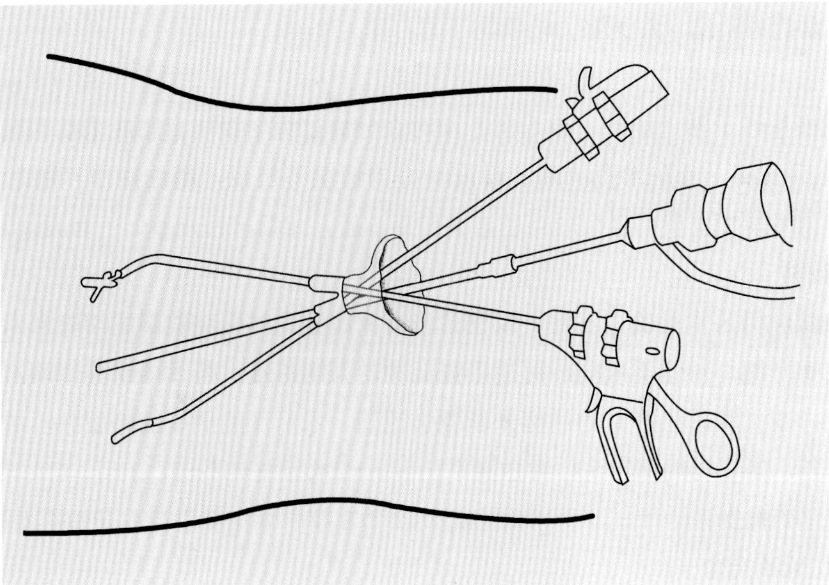

▲ 图 8-5　单孔法阑尾切除

八、双孔法阑尾切除术

（一）适应证

适用于阑尾游离、周围无明显粘连的慢性阑尾炎。

（二）手术步骤

放置脐部观察套管和麦氏点操作套管（10mm），探查结束后，经麦氏点套管放入器械夹持阑尾尖部提入套管，同时消除气腹，拔除麦氏点套管，顺势将阑尾提出腹腔外，按常规方法切除后将残端回置腹腔（图 8-6）。

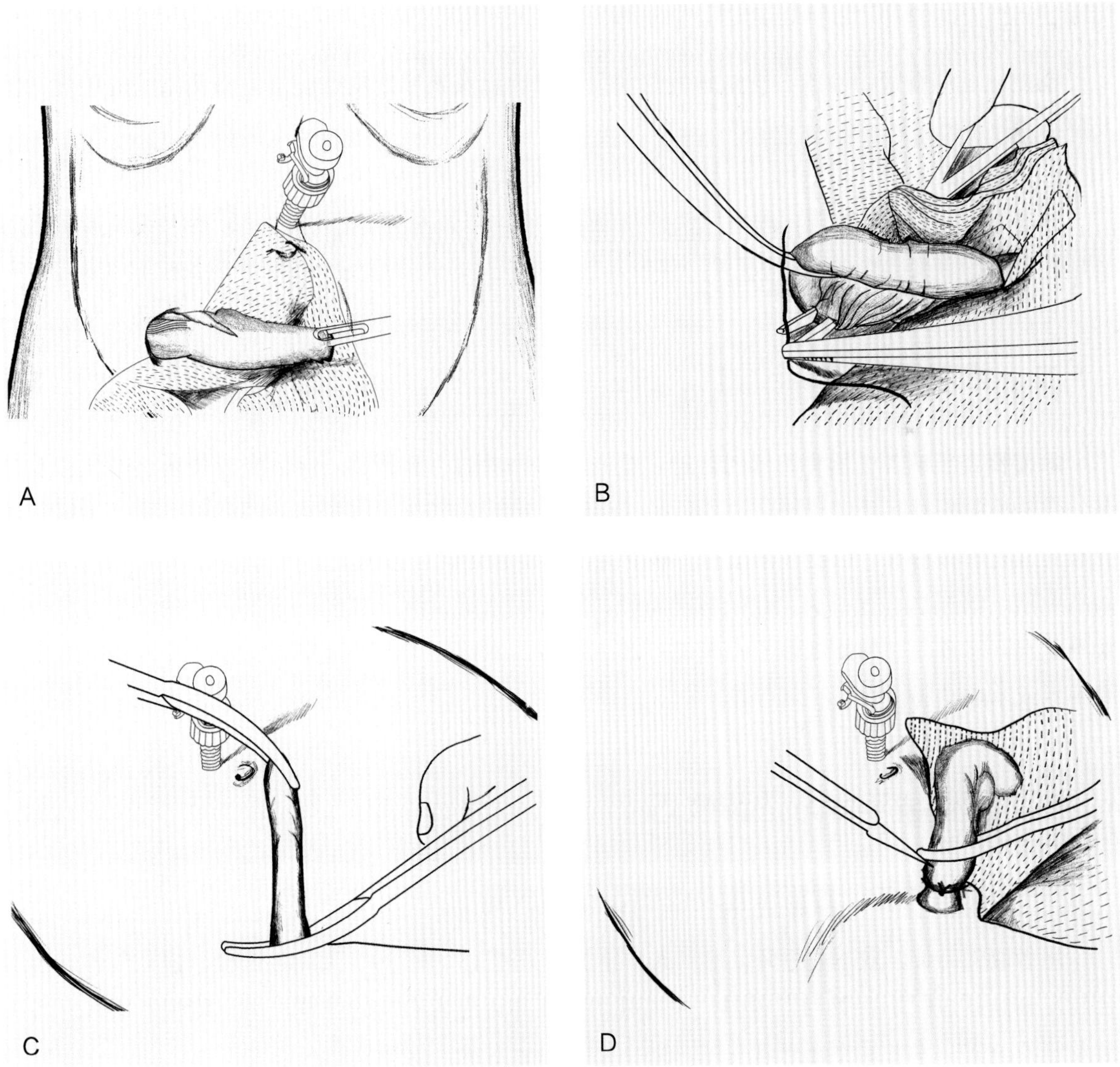

▲ 图 8-6　双孔法阑尾切除

注：A. 提出阑尾；B. 结扎阑尾系膜；C. 结扎阑尾；D. 切断阑尾

Part 9

腹腔镜右半结肠切除术

一、适应证和禁忌证

1. 适应证

不能通过结肠镜切除的右侧结肠良性肿瘤、息肉以及狭窄性炎性肠病、右侧结肠的肿瘤、侵及盲肠或有淋巴结转移的阑尾腺癌。

2. 禁忌证

肿瘤导致完全性肠梗阻，肿瘤巨大侵及邻近器官，以及超过 10cm 的肿瘤；合并易引起出血的基础性疾病，重度肥胖；全身情况差，伴发其他严重疾病，无法耐受全身麻醉或长时间气腹者。

二、术前准备

术前检查了解各个器官脏器的功能，重点了解患者的心肺状况，评估患者能否忍受气腹及多个体位转换的长时间手术过程。做造影剂对比灌肠造影检查、CT 扫描或者结肠镜检查，了解患者肿瘤的远处转移情况，以及淋巴结的转移情况，确定患者病患的位置。控制影响手术的有关疾患，如高血压、糖尿病、冠心病、呼吸功能障碍、肝肾疾患等。纠正贫血、低蛋白血症，改善患者的营养状况。术前用甘露醇或聚乙二醇进行肠道准备。术前应用广谱抗生素。术前签署进行常规开腹手术或术中结肠镜检查的同意书。

三、腹腔镜手术方法和技巧

（一）患者体位、套管位置及仪器设备的放置

患者取仰卧位，双下肢分开，呈“人”字位，采用 15° ～ 30° 头高足低位，建立气腹后手术台向左侧倾斜 30° 。用两台监视器，主监视器放在靠近患者右肩的位置，另一监视器放在患者头部左侧的位置。术者站立在患者左侧，助手立于患者右侧，扶镜者站在患者两腿之间，也可以术者站在患者的两腿之间。当右半结肠肿块位置较高，或开始游离右结肠血管时，术者站在患者两腿之间更有利于操作。笔者常用的是前一种站位方法（图 9-1）。

套管的位置采用五孔法，脐下缘 5cm 处戳孔置入腹腔镜作为观察孔，左锁骨中线肋下缘 5cm 放置 10 ～ 12mm 套管作为主操作孔。右侧锁骨中线肋下 5cm、双侧髂前上棘连线与双侧锁骨中线

的交点放置 5mm 套管作为辅助操作孔（图 9-2）。

（二）手术步骤

首先探查腹腔。建立气腹后，按如下顺序探查腹腔，腹膜—肝脏—胃、胆囊、胰腺—大网膜—小肠—除肿瘤以外的大肠—盆腔及脏器—血管根部淋巴结—肿瘤原发病灶。将床头低足高后再左倾斜，使小肠移到左上腹，大网膜及横结肠也移向上腹部，显露右结肠系膜的腹侧，预计要切除的血管及切除范围（图 9-3）。

提起靠近回盲部的结肠系膜，可以看到十二指肠下缘向结肠方向有一搏动性的隆起，即为回结肠的血管干（图 9-4）。

右半结肠的手术入路有三种，从外侧到中间（外侧入路），中间到外侧（内侧入路），以及后腹膜入路。内侧入路对淋巴结清扫、无瘤技术以及顺利地进入后腹膜的解剖平面相当有效，笔者一般都采用内侧入路（图 9-5）。

从内侧回结肠血管干下缘切开右结肠系膜，然后剪开覆盖在肠系膜上血管的腹膜，把结肠系膜向右上腹部方向适当牵开，把回结肠血管从十二指肠连接的筋膜中游离出来。在肠系膜上静脉的左侧将回结肠血管结扎，离断（图 9-6，图 9-7）。

由血管结扎处自然进入 Toldt 间隙，沿十二指肠、胰头表面分离（图 9-8，图 9-9），再沿肠系膜上静脉的前方进行分离，显露结肠中动、静脉的起始部。解剖 Henle 干，结扎、切断结肠中静脉的右支和右结肠静脉（图 9-10），再向右达肾脏包膜的表面，然后向阑尾方向分离至末端回肠系膜（图 9-11）。

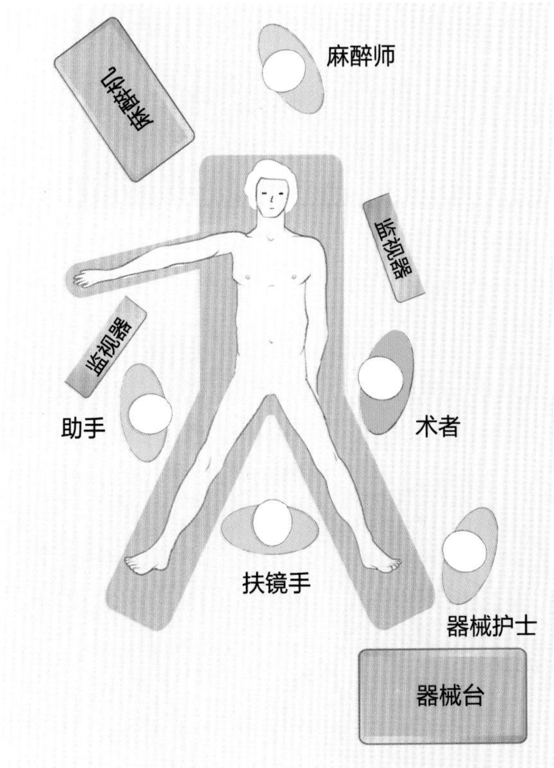

▲ 图 9-1　腹腔镜右半结肠切除术手术室的设置及人员分布

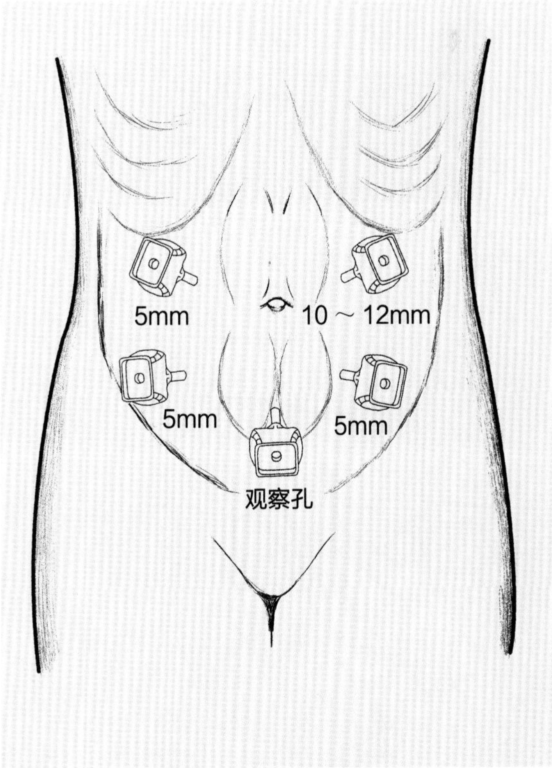

▲ 图 9-2　腹腔镜右半结肠切除术腹部穿刺孔的位置

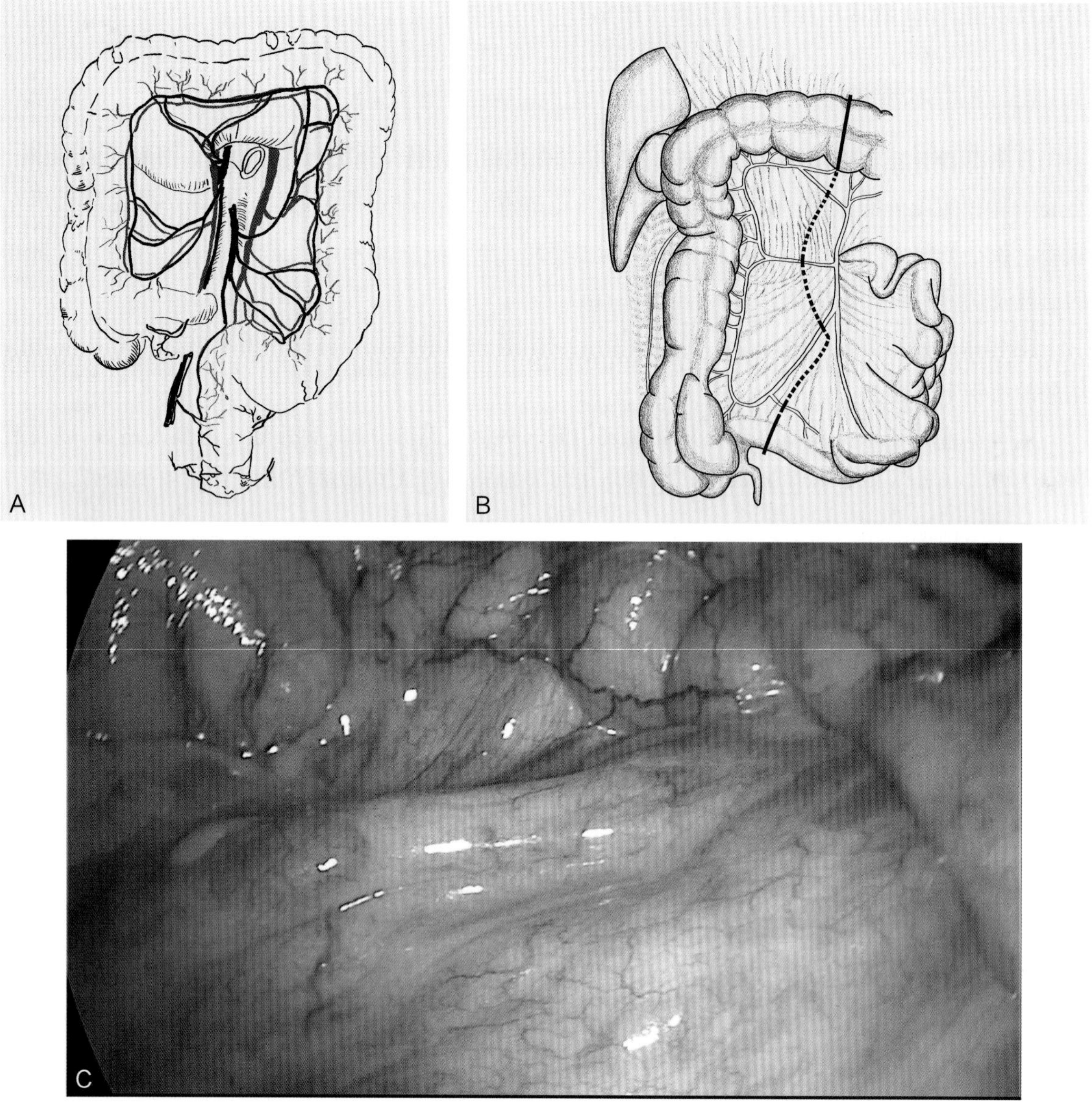

▲ 图 9-3 显露右结肠系膜的腹侧的区域

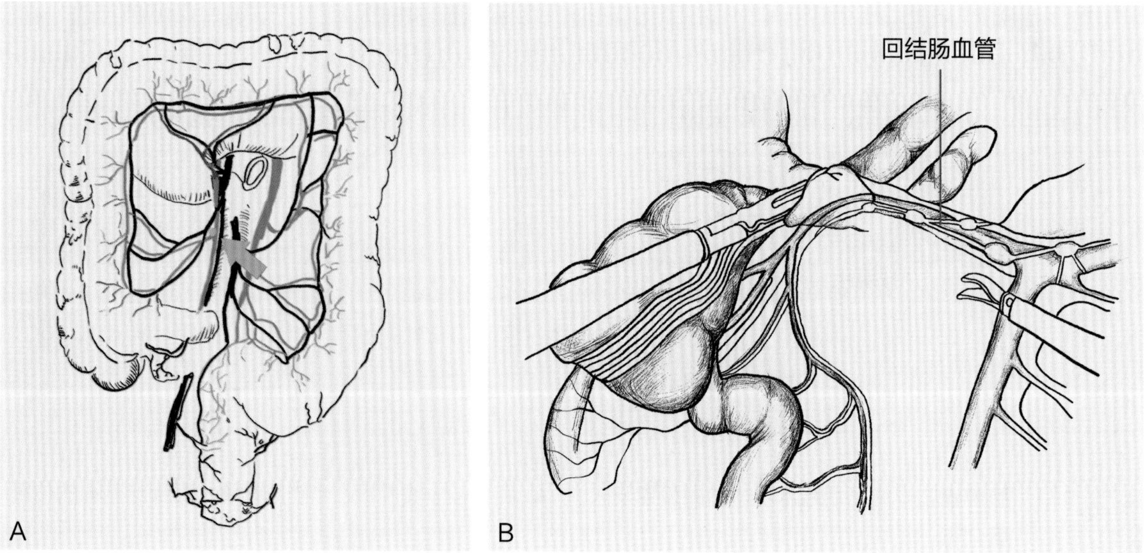

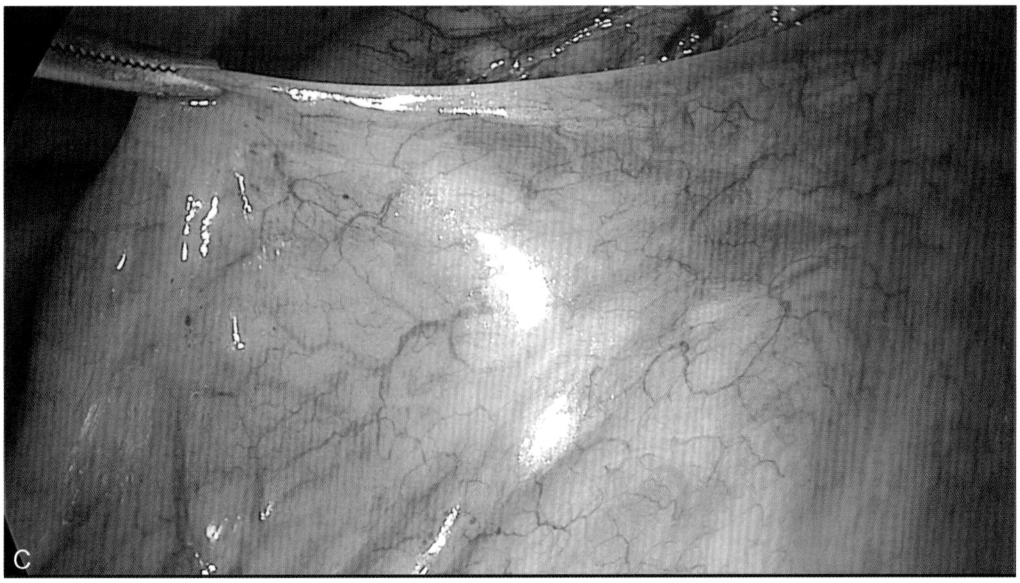

▲ 图 9-4 显露回结肠血管干

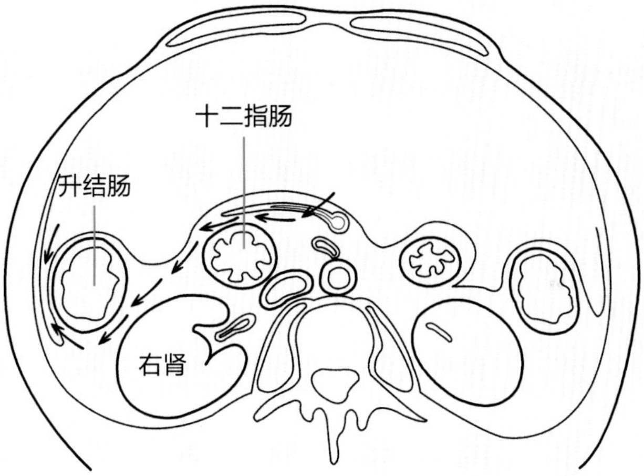

▲ 图 9-5 游离右半结肠的入路的解剖截面

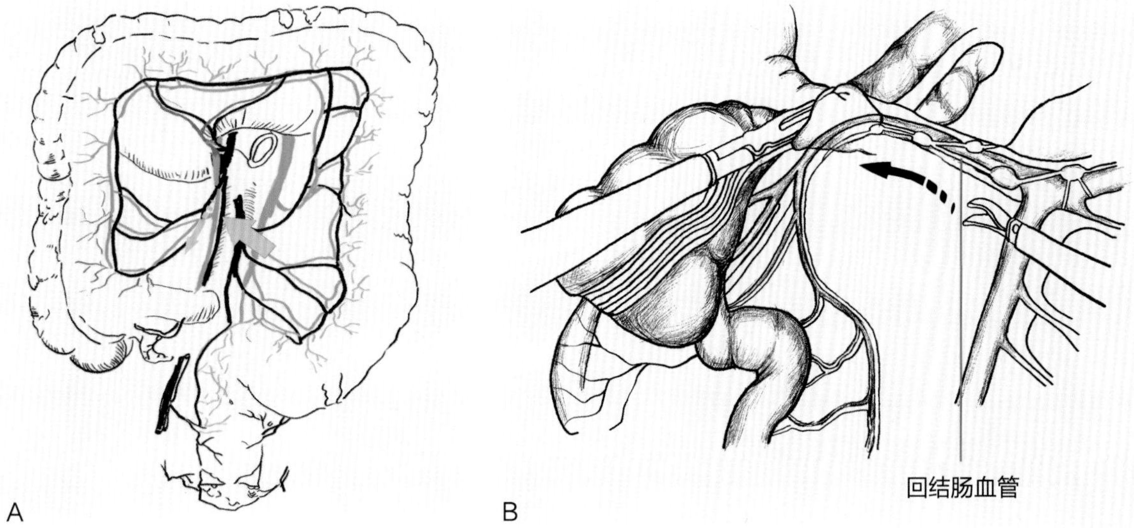

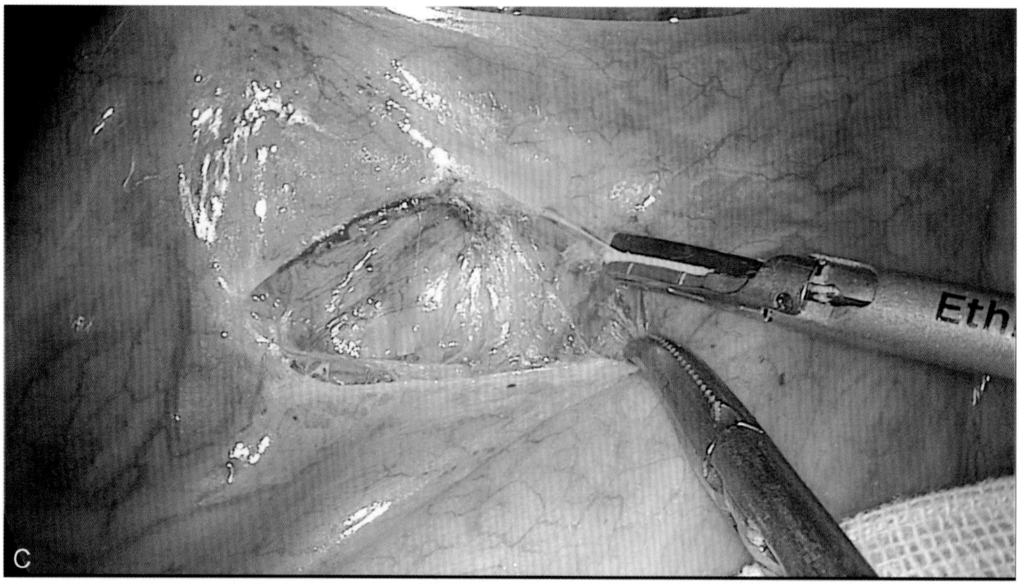

▲ 图 9-6 从回结肠血管干下缘切开右结肠系膜内侧

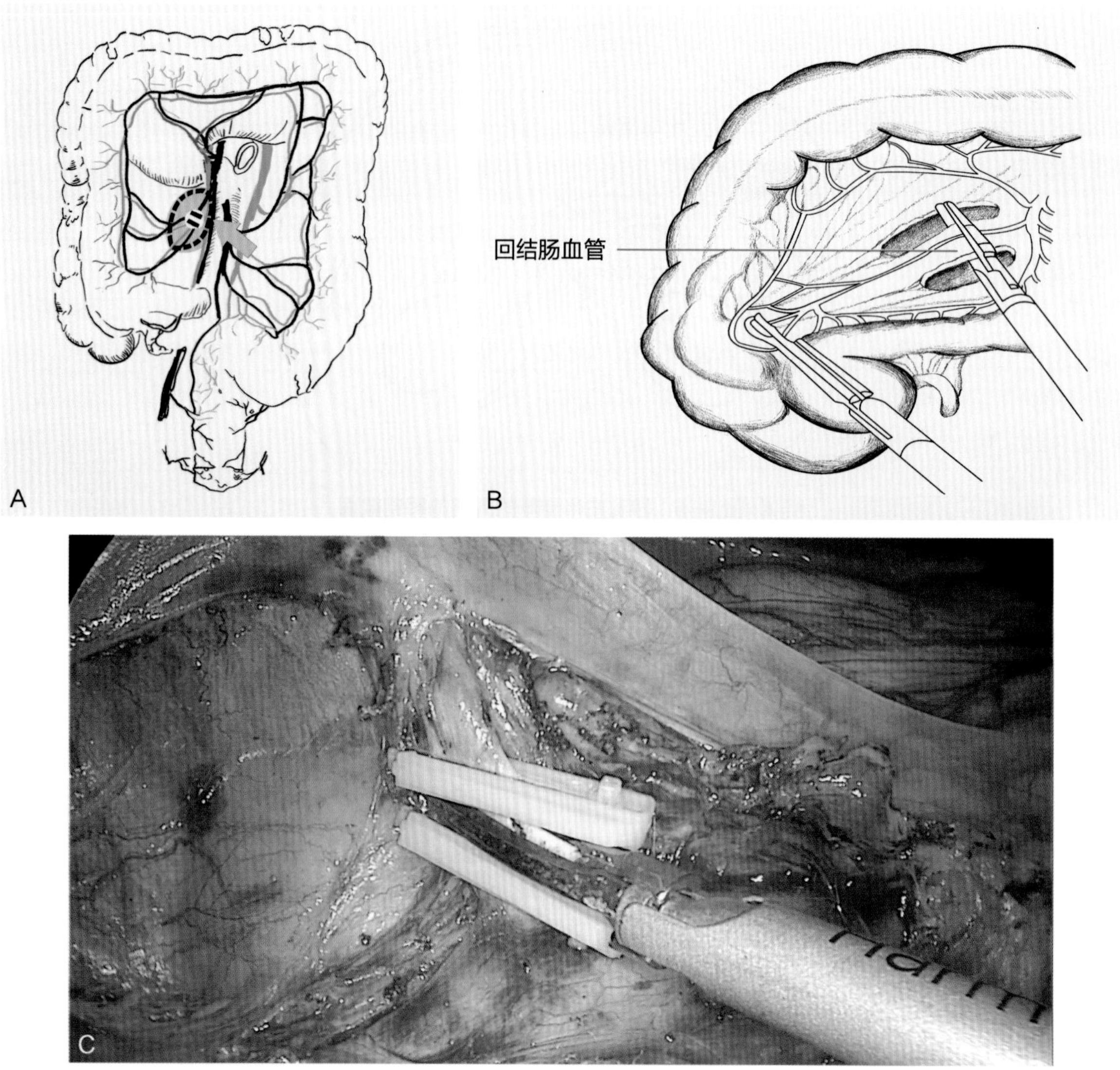

▲ 图 9-7 结扎、离断回结肠血管

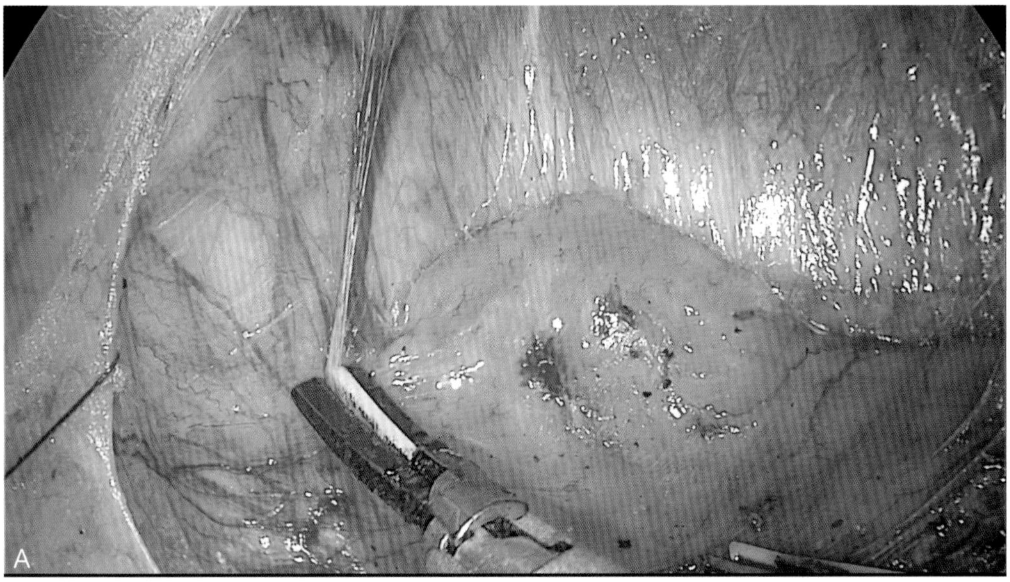

A

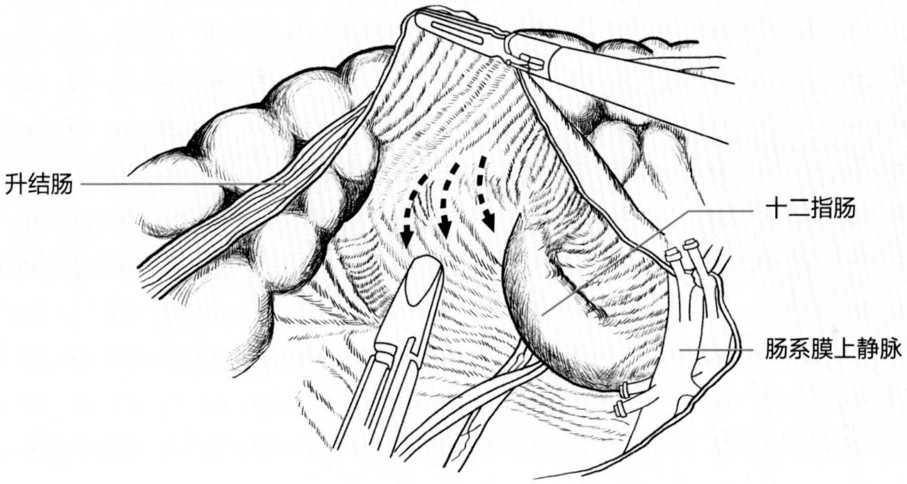

B

▲ 图 9-8 进入 Toldt 间隙，沿十二指肠表面分离

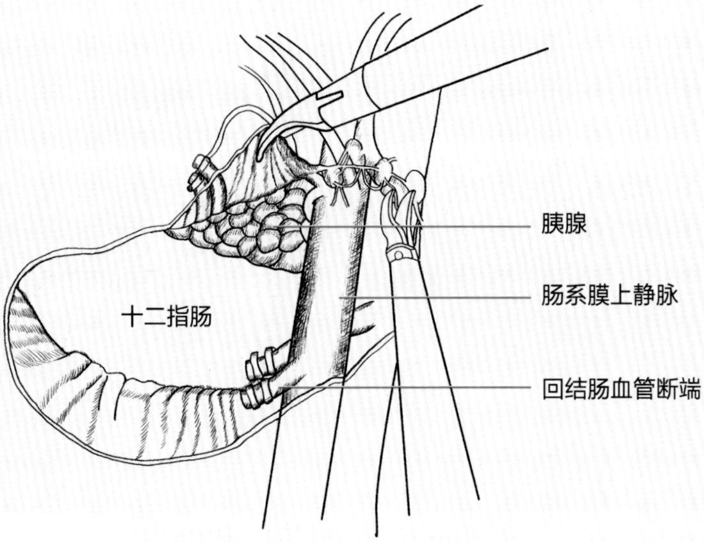

A

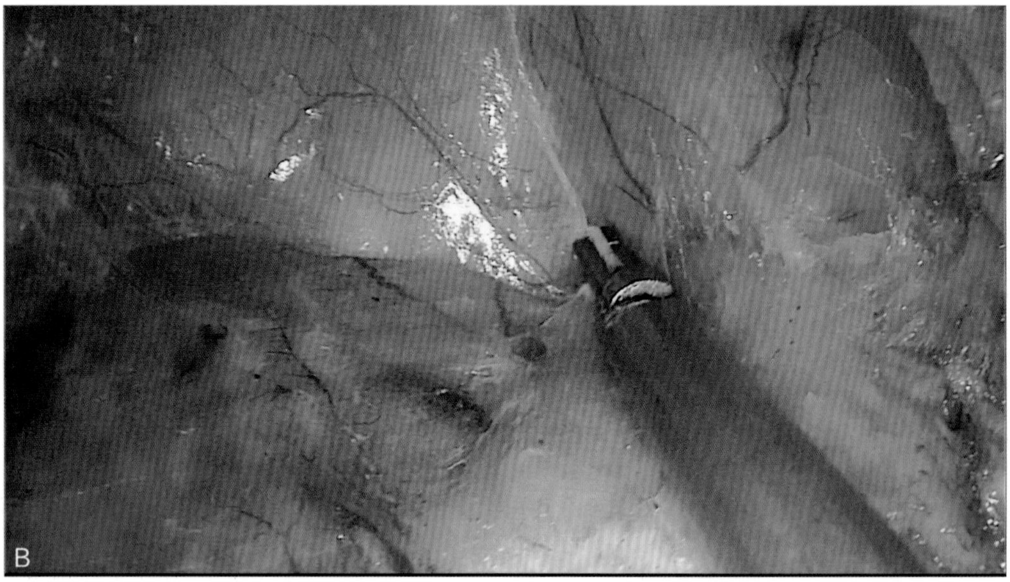

▲ 图 9-9　进入 Toldt 间隙，沿胰腺表面分离

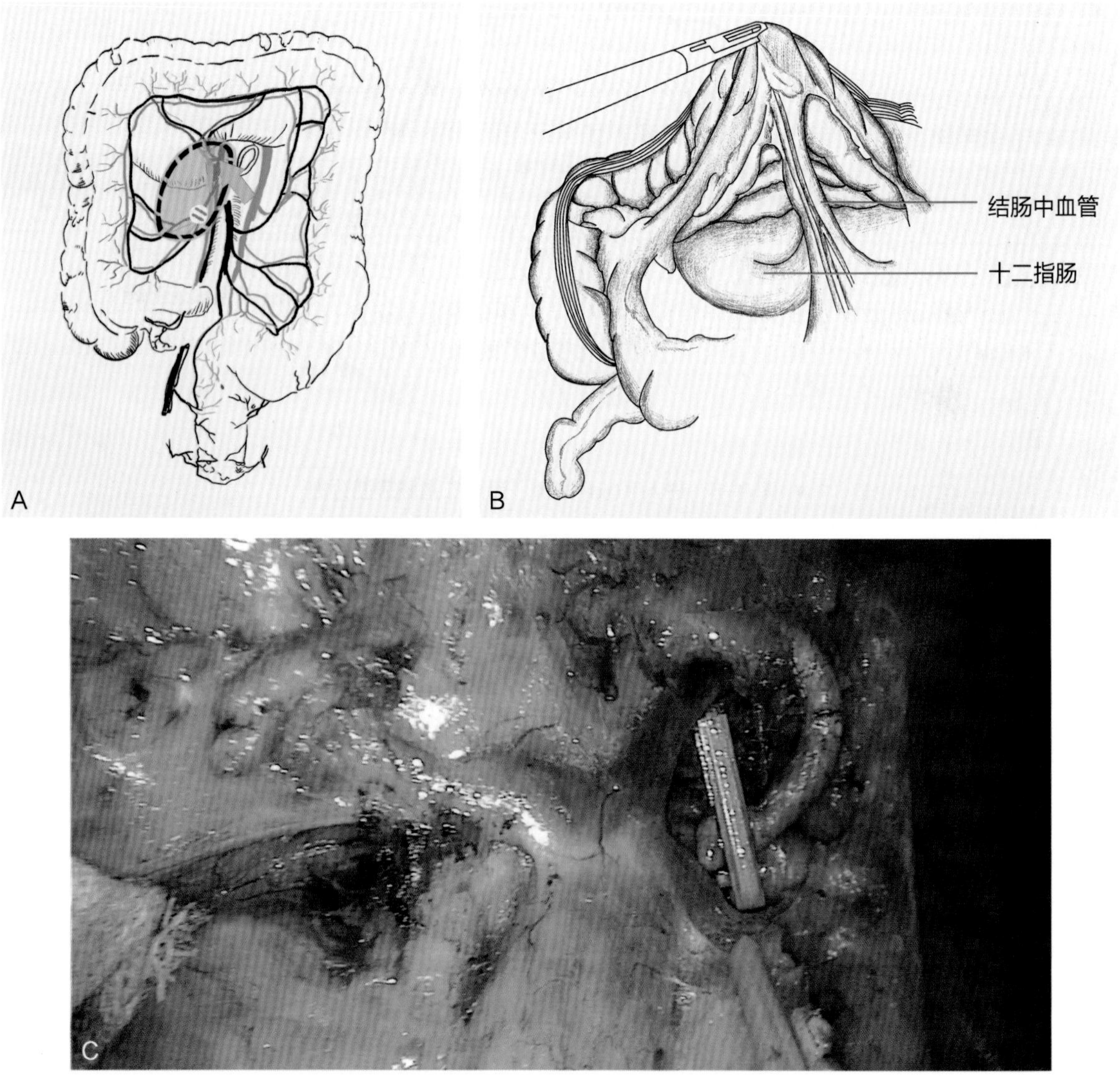

▲ 图 9-10　分离结肠中血管的根部

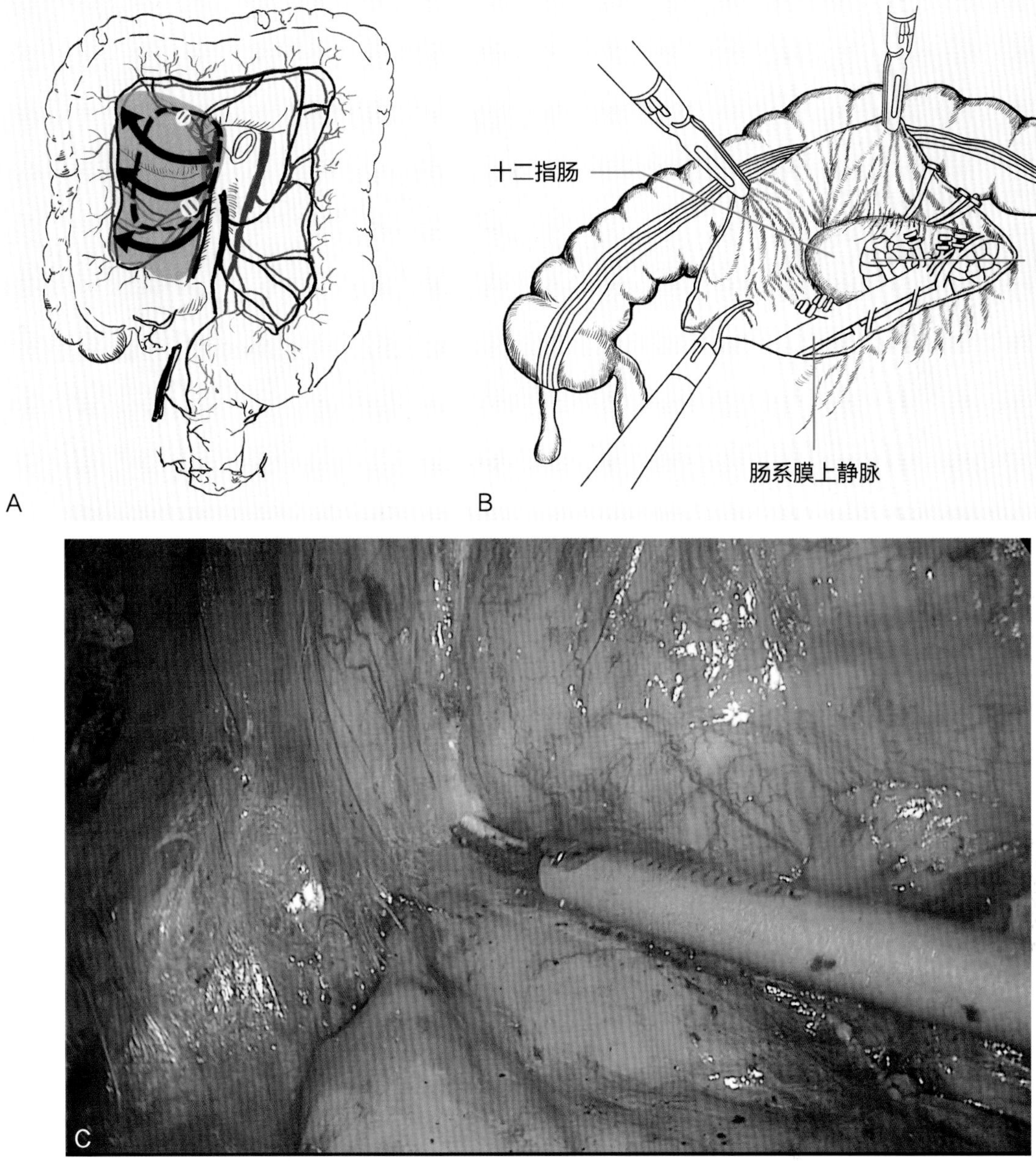

▲ 图 9-11　沿右侧 Toldt 间隙分离

将横结肠向下拉，由胃结肠韧带中部向右，沿胃网膜血管弓的外面分离至十二指肠，离断肝结肠韧带，将结肠肝曲向下游离（图 9-12，图 9-13，图 9-14），沿右侧腹壁黄白交界线，由上至下剪开侧腹膜。与由内侧分离的 Toldt 间隙相贯通。

将小肠移向右上腹，在右骨盆壁确认腹膜下筋膜内的右输尿管和性腺血管后，沿回肠系膜根部剪开腹膜，向上分离，将回盲部区域完全游离（图 9-15）。这样末端回肠、回盲部、右侧结肠已完全游离。

将右侧的套管孔扩大成 5 ～ 6cm 的切口，保护切口，将右半结肠取出（图 9-16），在体外切除病变结肠及足够的远端，近端切至末段回肠 10cm 左右，切除右半结肠。采用吻合器或手缝的方法在体外行横结肠和末端回肠吻合（图 9-17），吻合后把肠管回纳入腹腔，缝合切口，重新建立气腹，用大量的液体冲洗腹腔，置引流管于盆腔，缝合切口结束手术。

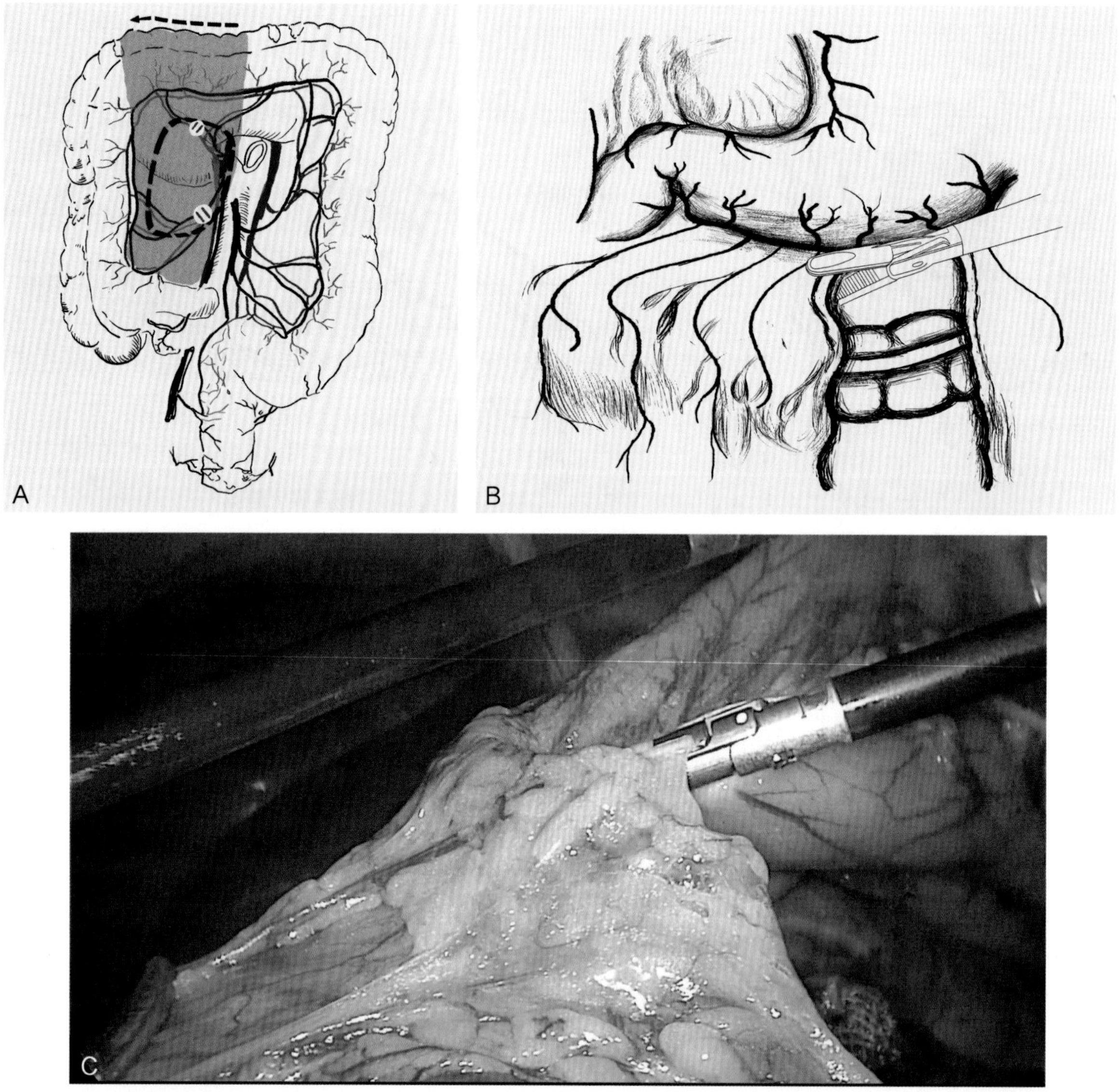

▲ 图 9-12　分离胃结肠韧带

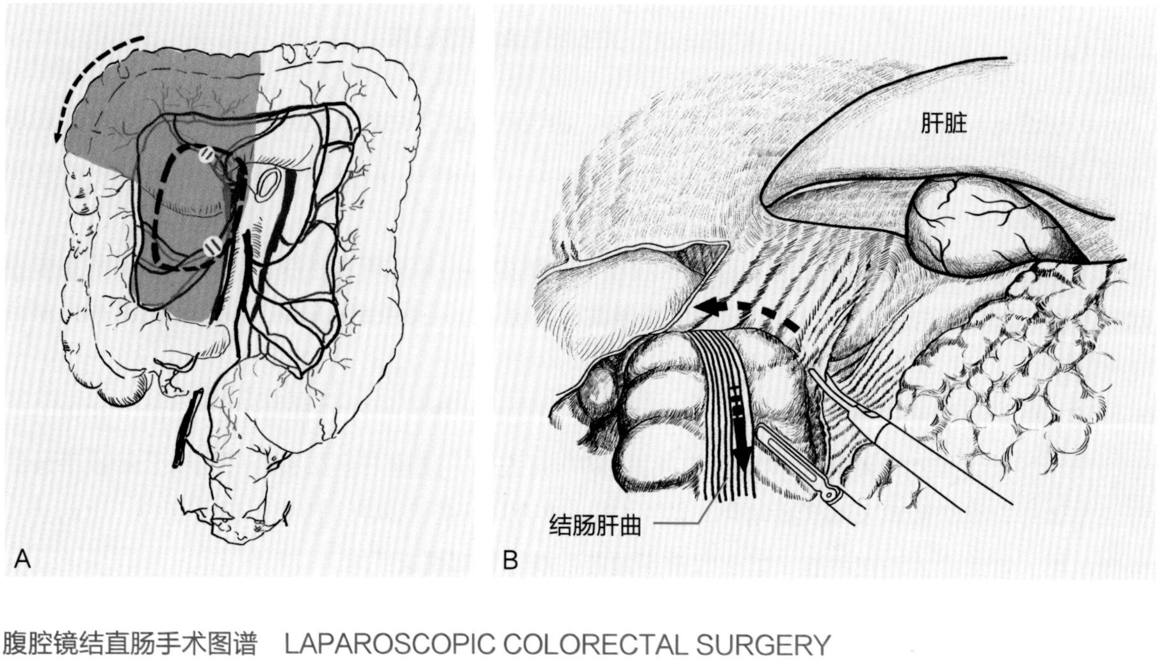

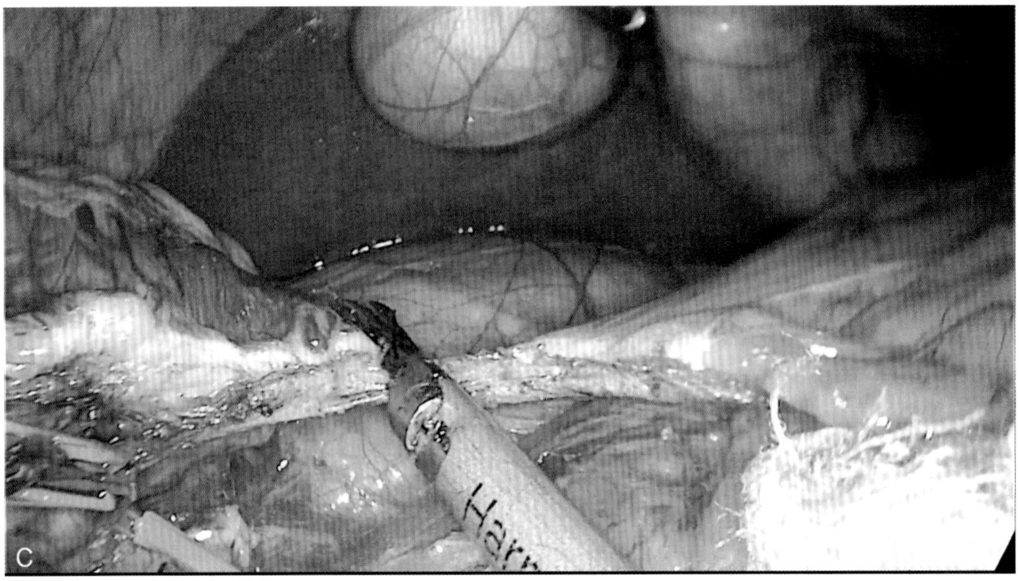

▲ 图 9-13 分离肝结肠韧带

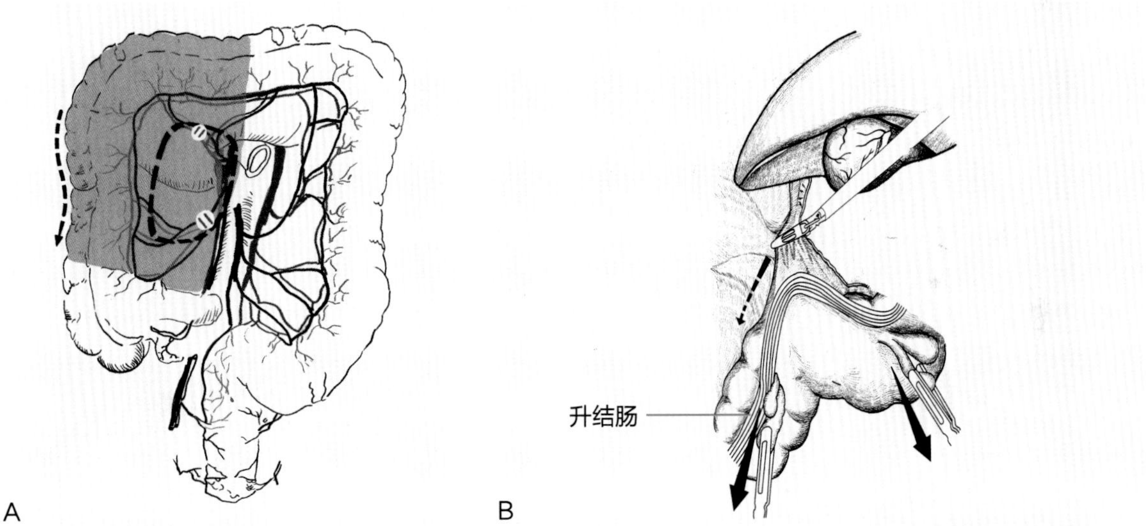

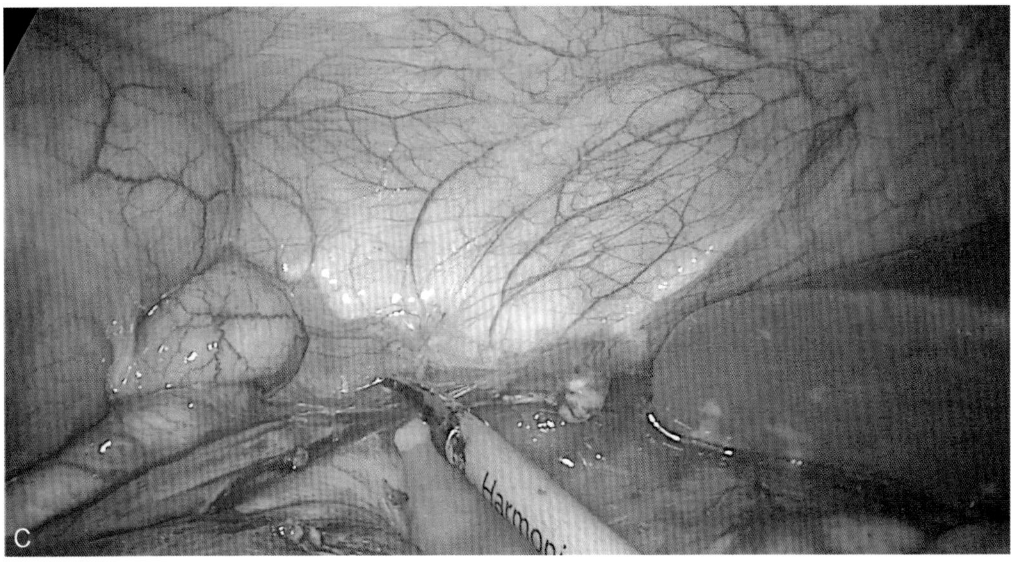

▲ 图 9-14 分离升结肠外侧腹膜

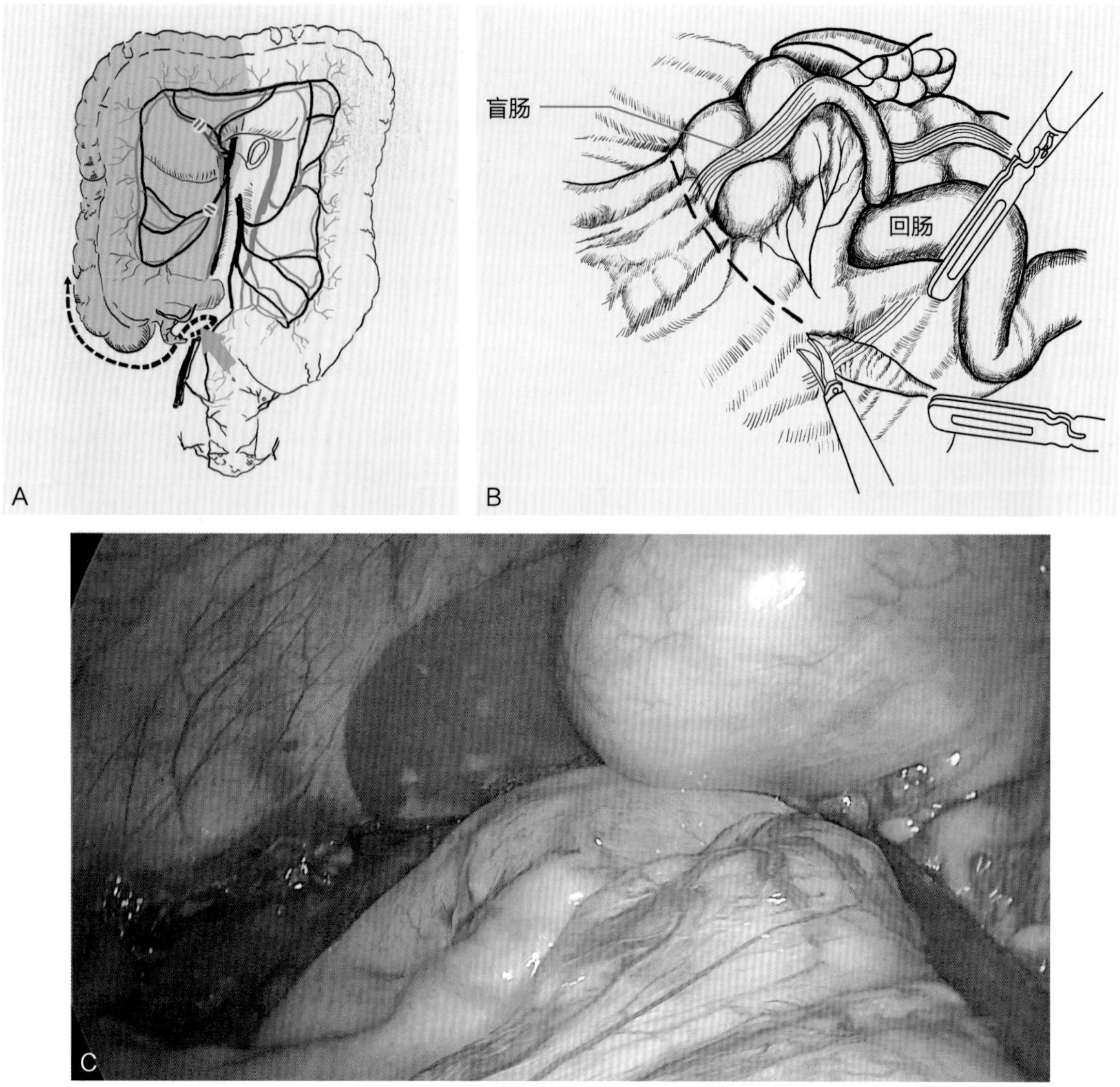

▲ 图 9-15　切开回盲部系膜

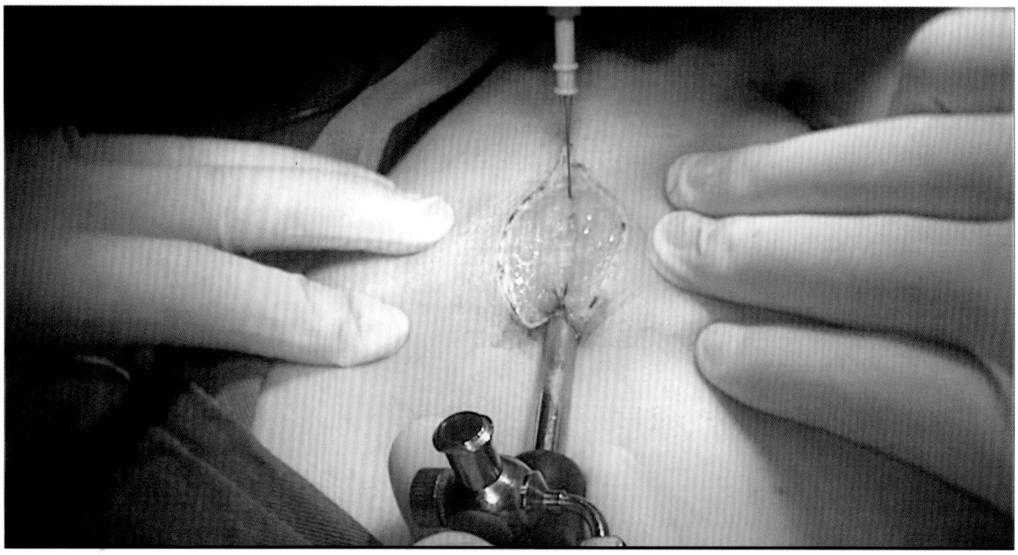

▲ 图 9-16　右下腹做长约 5cm 的小切口

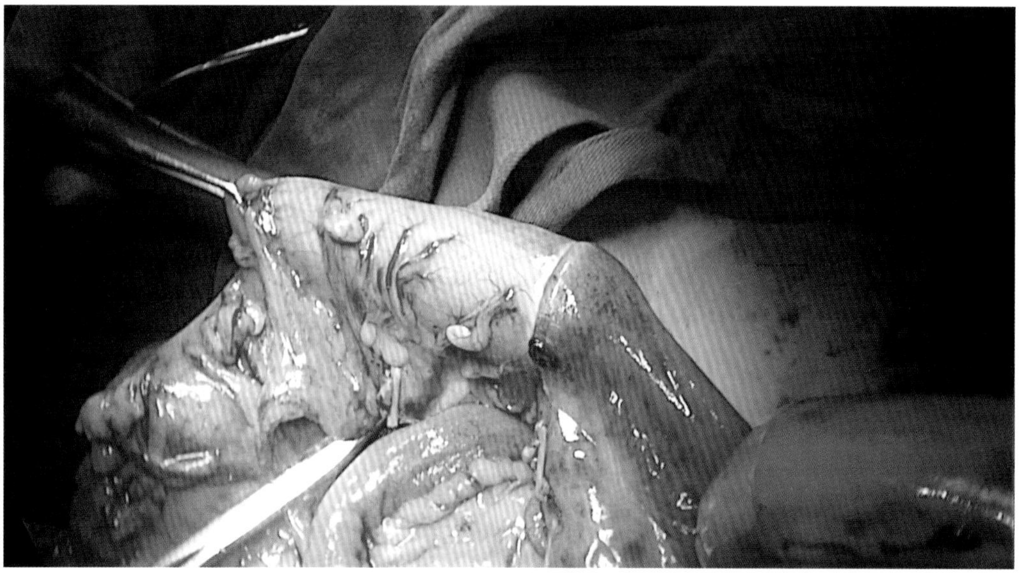

▲ 图 9-17　吻合肠管

（三）术中、术后注意事项

右半结肠切除术对于小的结肠肿瘤术中定位一般比较困难，术前做钡剂灌肠和结肠镜的检查对术中定位很有帮助。如果术中还是难以确定肿瘤的位置，可以术中行结肠镜的检查以帮助定位。还要注意术中出血，尤其解剖 Henle 干的时候。因此，要求熟悉局部血管的解剖，同时还要有娴熟的分离技术，解剖 Henle 干的时候一定要仔细。不要刻意地解剖右侧的输尿管和性腺血管，只要沿正确的平面解剖就不会损伤。

术后要注意保持引流管的通畅，早期下床活动，促进肠功能尽快恢复，保证合理的营养支持治疗，促进患者尽早康复。

四、术后处理

1．术后适当监护，对有明显心肺疾患的急危重患者要在 ICU 进行全面监护。
2．持续胃肠减压，直至胃肠功能恢复，肛门排气。
3．术后早期进行适当活动，包括深呼吸、床上活动，下床步行等。
4．继续应用抗生素直至无感染危险时。
5．术后第 2 天可以拔出尿管。
6．引流管引流液若变为浆液性，或每天少于 50ml 时可以拔出，一般须留置 2 ～ 3d。

五、术后常见并发症及处理

1．出血

常为血管结扎不牢固所致。少的出血，对生命体征影响不大，可以行止血、输液、输血等非手术治疗。出血量大的需要立即腹腔镜探查止血。

2. 吻合口瘘

多为吻合口张力过大、肠道准备不好、病人营养不良所致。防治吻合口瘘术前、术后应该做好营养支持治疗，术前做好肠道准备，术中保证吻合肠管无张力。

3. 腹腔感染

主要是高龄、长期消耗、营养差的患者。术前、术后应该加强营养支持治疗，加强抗感染治疗，有感染性积液的病人可在 B 超或 CT 引导下穿刺引流。

4. 输尿管损伤

只要术中沿着正确的解剖平面游离，一般不会损伤右侧的输尿管。若发现损伤，请专科医生会诊处理。

5. 小肠梗阻

少见，常为局部粘连或小肠内疝引起，一般经保守治疗基本可以治愈，严重的需要手术解除梗阻。

Part 10

腹腔镜横结肠切除术

一、适应证和禁忌证

（一）适应证

不能通过结肠镜切除的横结肠良性肿瘤、息肉及狭窄性炎性肠病、横结肠癌等。

（二）禁忌证

1．心肺功能不佳、出血倾向、有上腹部手术史造成上腹部广泛粘连者、有严重合并症者。

2．肿瘤过大，可能浸润周围脏器者；晚期结肠癌，估计难以将转移淋巴结清扫干净者。

3．严重肠梗阻、肠穿孔。

二、术前准备

1．肠道准备。术前 3d 开始口服半流食至流食，常规口服肠道不吸收抗生素，如甲硝唑。手术前晚普通灌肠 1 次，术晨清洁灌肠。若肠镜检查见肿块较小，无明显梗阻症状者也可服用容量性腹泻药进行肠道准备。

2．纠正低蛋白血症和贫血，血红蛋白应在 100g/L 以上，必要时给予静脉营养支持。

3．术前留置气囊尿管。

三、腹腔镜手术方法和技巧

（一）体位与套管放置

患者仰卧位，两腿分开，呈人字位，或改良截石位。头高足低 15°，向左倾斜 10°。脐下缘 5cm 放置 10mm 套管作为观察孔，接气腹机维持腹腔压力在 12 ～ 14mmHg。左侧腋前线肋缘下 2cm 放置套管作为主操作孔，左腹直肌外缘距主操作孔 10cm 向下处放置 5mm 套管作为辅助孔，在以上套管右侧对称位置也分别放置两个 5mm 套管（图 10-1）。术者立于患者左侧，助手立于右侧，扶镜手站在患者两腿之间（图 10-2）。

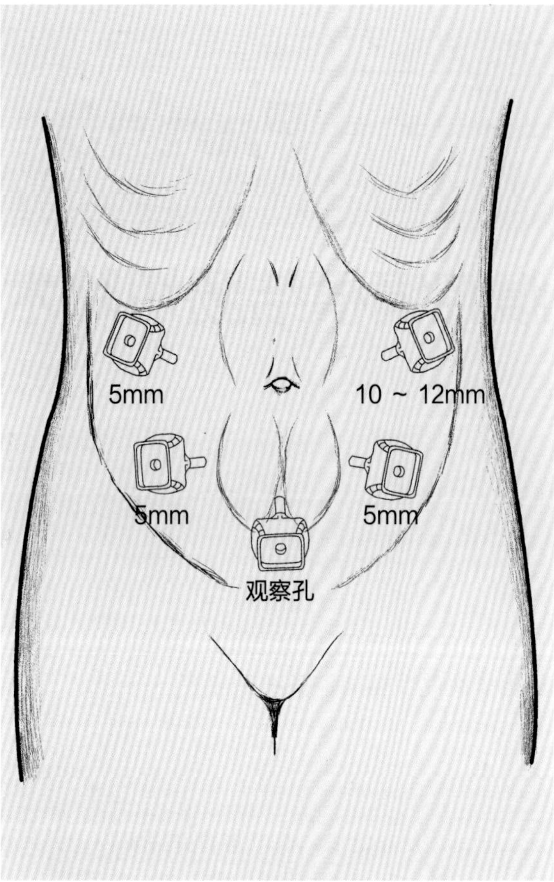

▲ 图 10-1　腹腔镜横结肠癌根治术套管位置

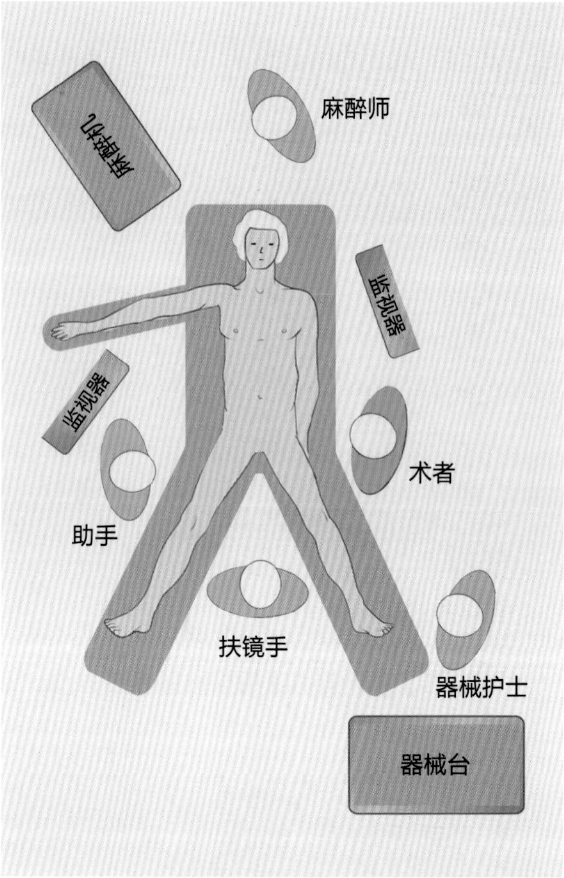

▲ 图10-2　腹腔镜横结肠癌根治术手术间设置及体位

（二）手术步骤

以横结肠癌根治手术为例，首先探查腹腔，明确术中肿瘤分期。助手提起横结肠，观察肿瘤部位，决定手术方式。若肿瘤近肝曲，行腹腔镜右半结肠癌根治术；肿瘤近脾曲，行腹腔镜左半结肠癌根治术；肿瘤位于横结肠中部，行腹腔镜横结肠癌根治术。以下为腹腔镜横结肠癌根治术步骤。

1. 助手提起横结肠，术者将大网膜推至横结肠上方。将小肠推向左侧腹腔，显露肠系膜根部。此时多可见横结肠根部至阑尾方向有一搏动性脊状隆起，在体瘦的患者常可见嵴状隆起，其右旁有一条浅蓝色带，即肠系膜上静脉。回结肠血管恒定位于十二指肠水平段尾侧附近，腹腔镜下为微隆起的轻微搏动条索状结构（图 10-3）。

2. 沿肠系膜上静脉方向在胰腺下缘打开后腹膜，显露该静脉。肠系膜上动脉多于其左侧并行，少部分位于前方或后方。故解剖肠系膜上静脉过程中须避免损伤肠系膜上动脉或其右侧分支。在胰腺下缘、横结肠系膜根部可见由肠系膜上动脉发出的结肠中动脉，在其根部结扎切断。在其右侧结扎切断结肠中静脉。清除系膜根部淋巴结（图 10-4）。

3. 由结扎切断血管处自然进入 Toldt 间隙，用超声刀钝性加锐性分离，先沿十二指肠进入胰腺表面（图 10-5），再向左上沿胰腺表面进入小网膜囊和胰尾、脾下极（图 10-6）。

4. 由内侧进入右结肠后间隙，即右侧 Toldt 间隙，向侧后方游离升结肠，顺行向肝曲游离（图 10-7）。

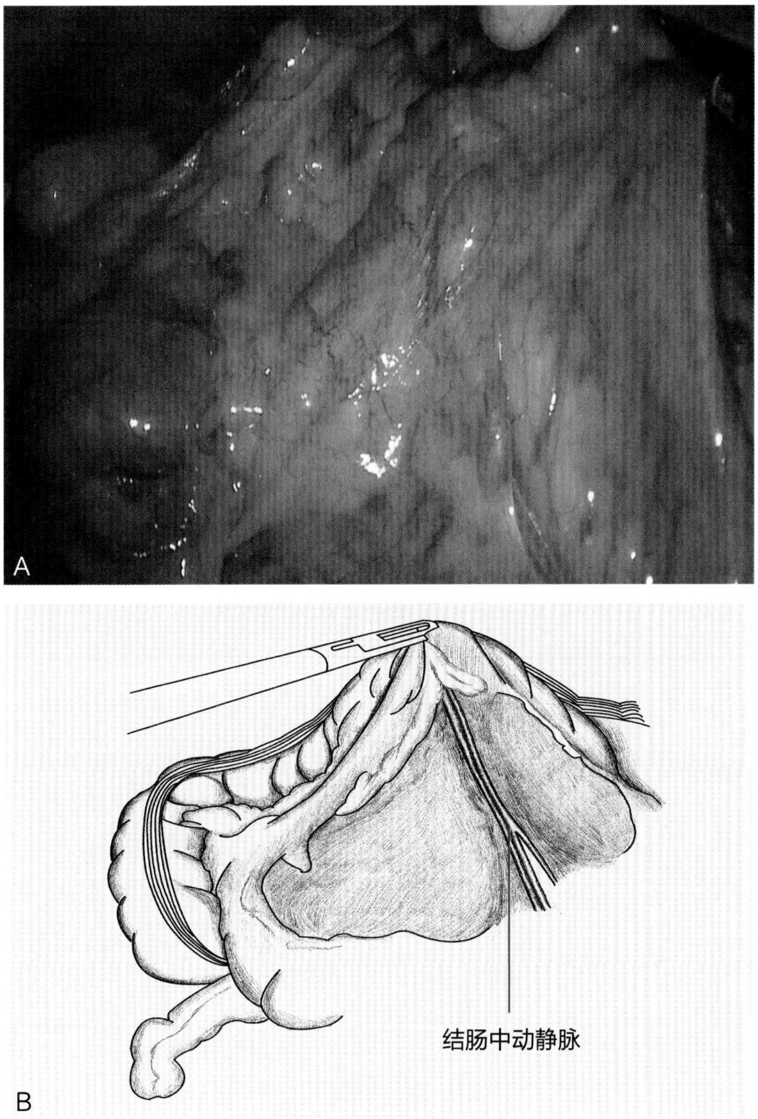

▲ 图 10-3　显露结肠中动静脉

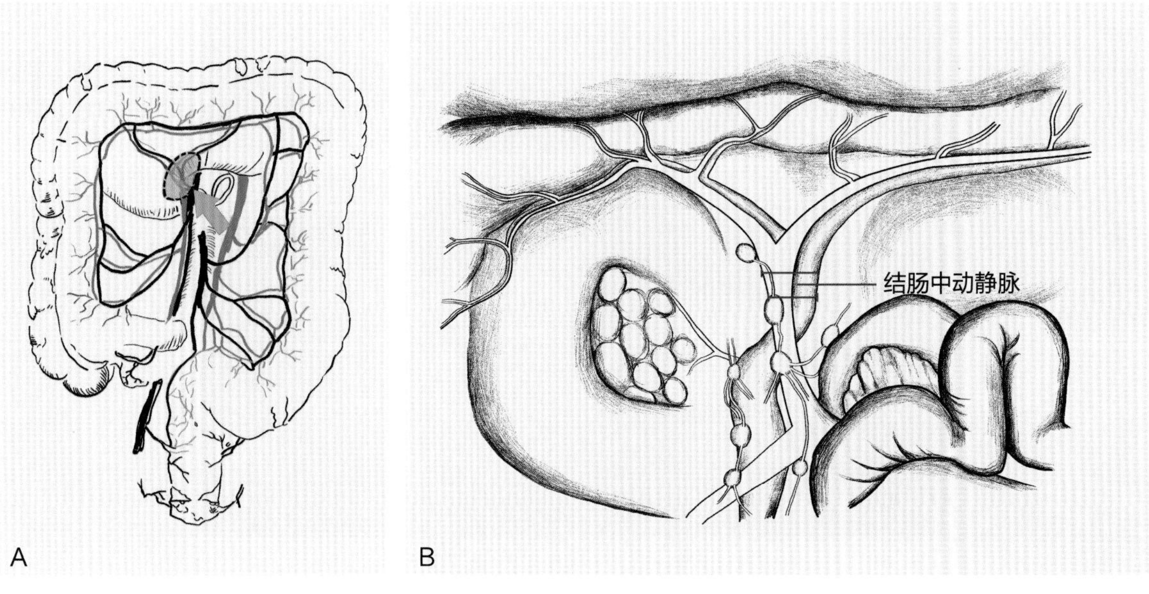

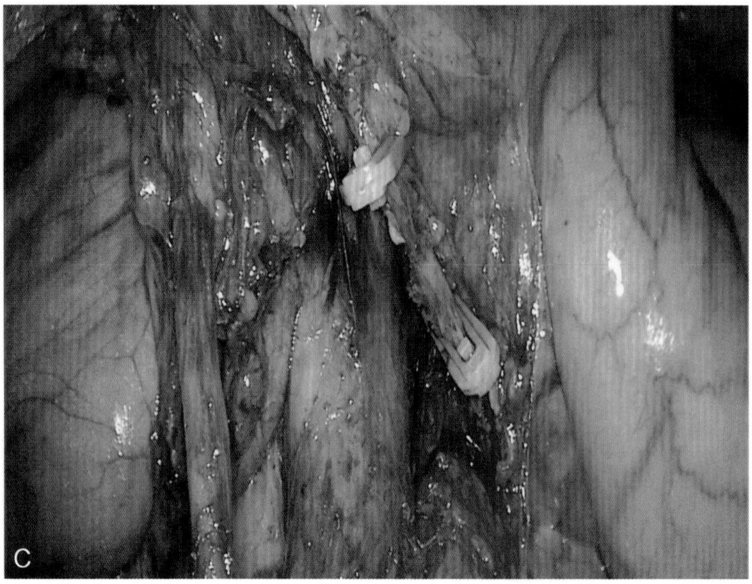

▲ 图 10-4　分离结肠中动、静脉根部

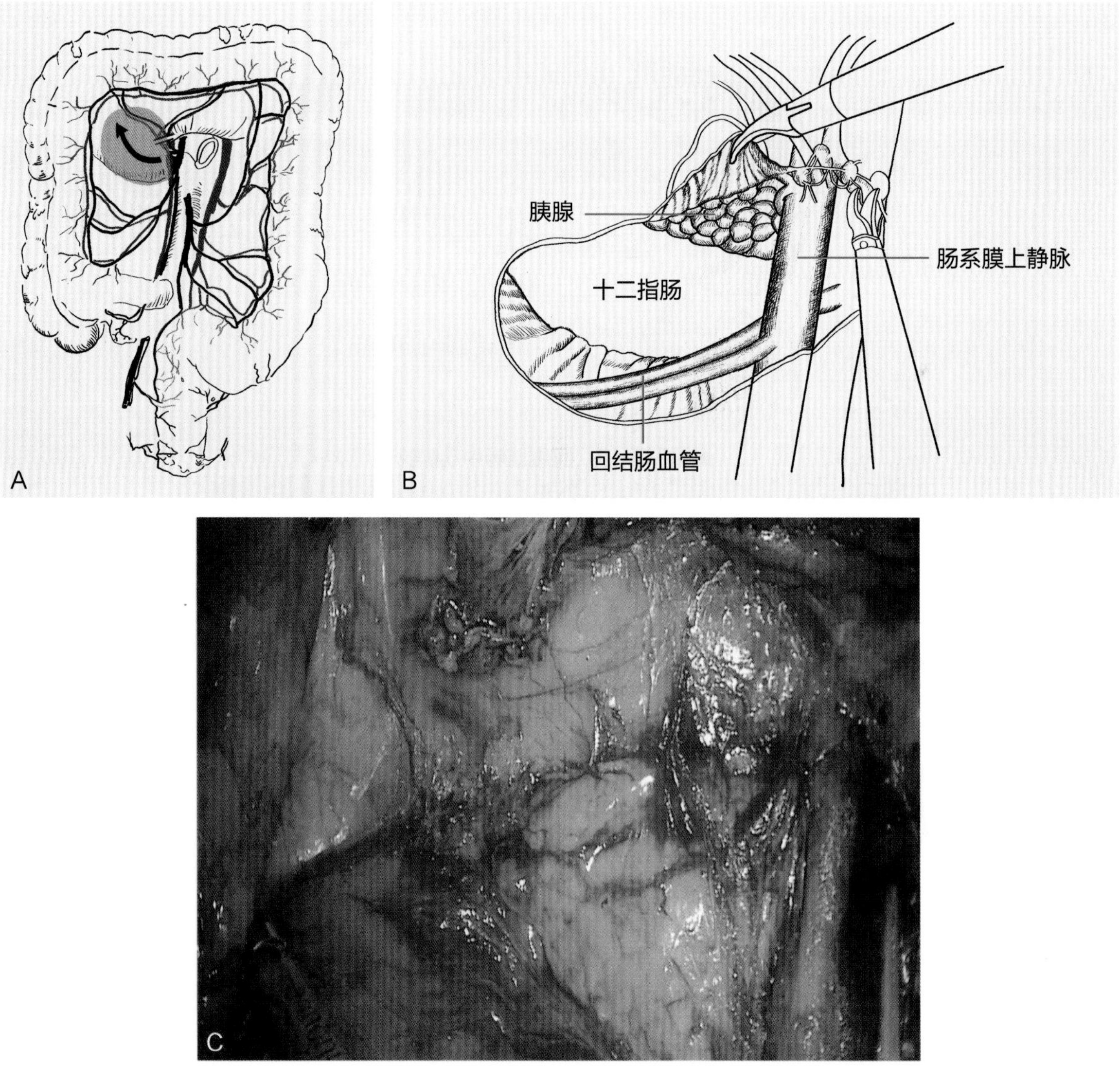

▲ 图 10-5　分离十二指肠及胰头

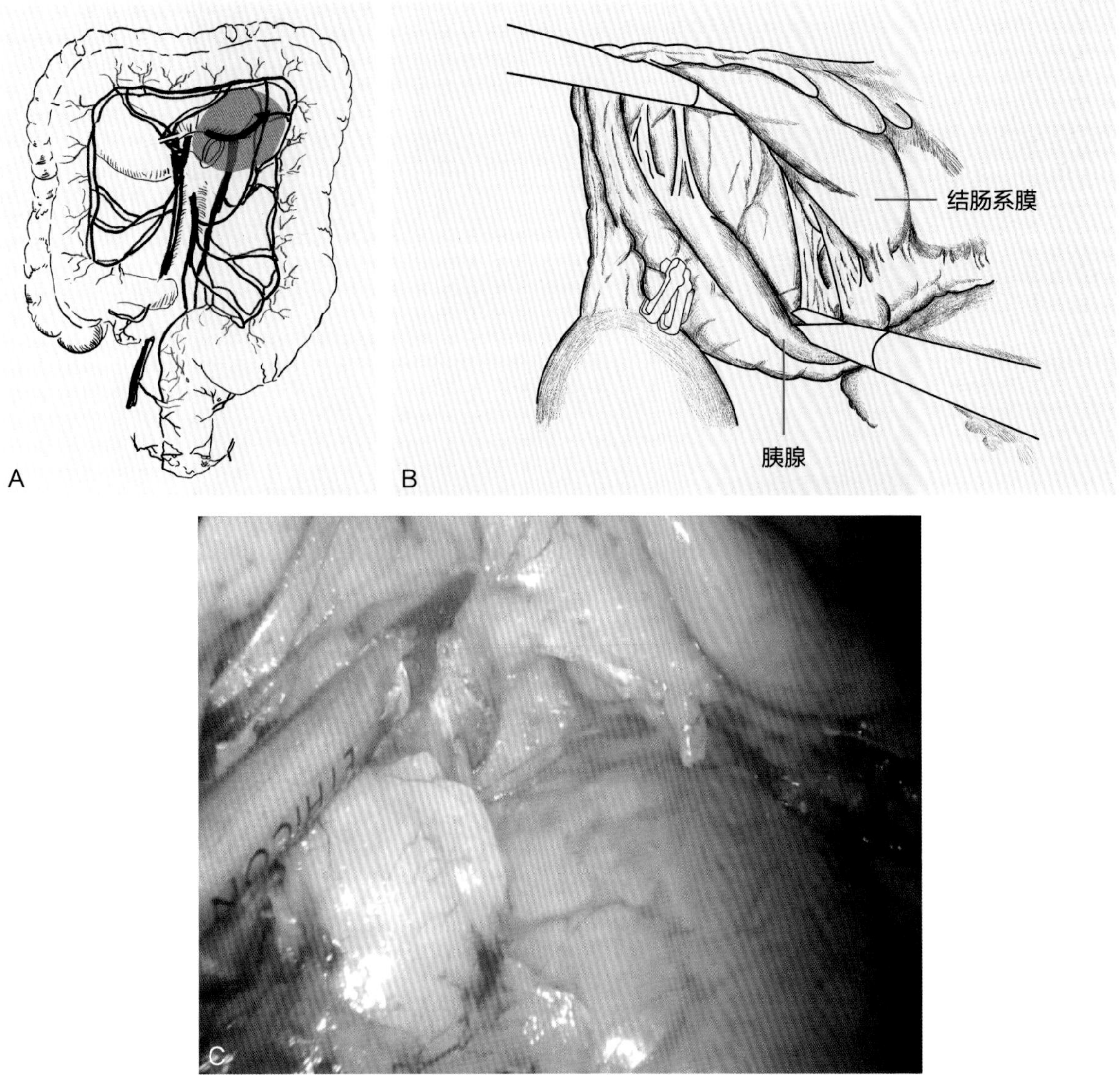
A
结肠系膜
胰腺
B
C

▲ 图 10-6 **分离胰体尾**

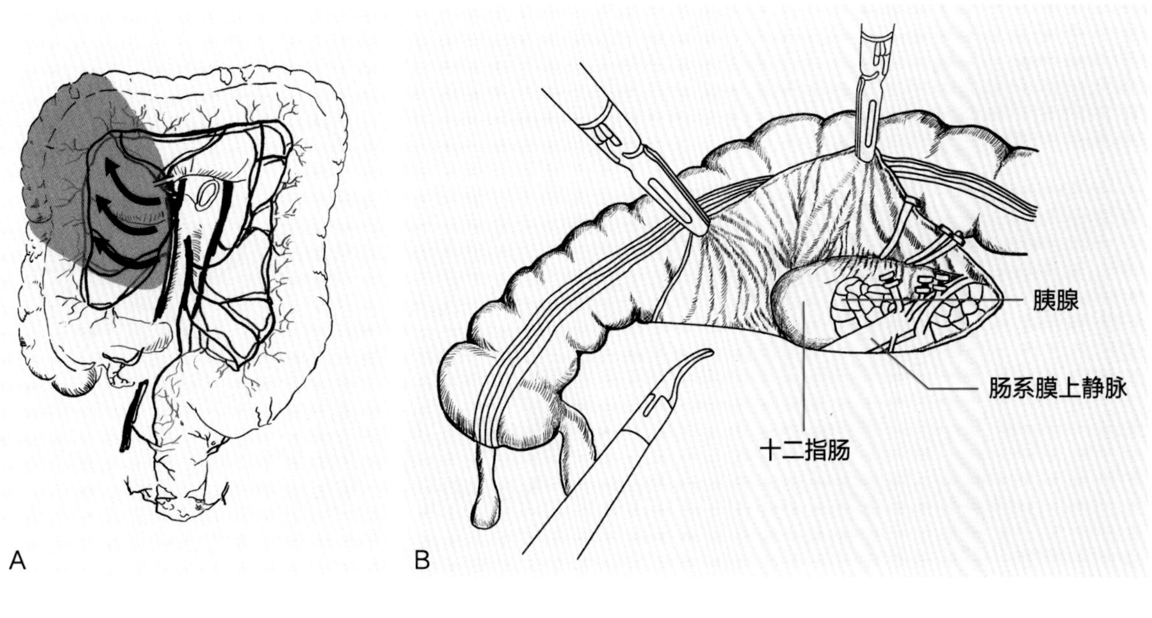
A
胰腺
肠系膜上静脉
十二指肠
B

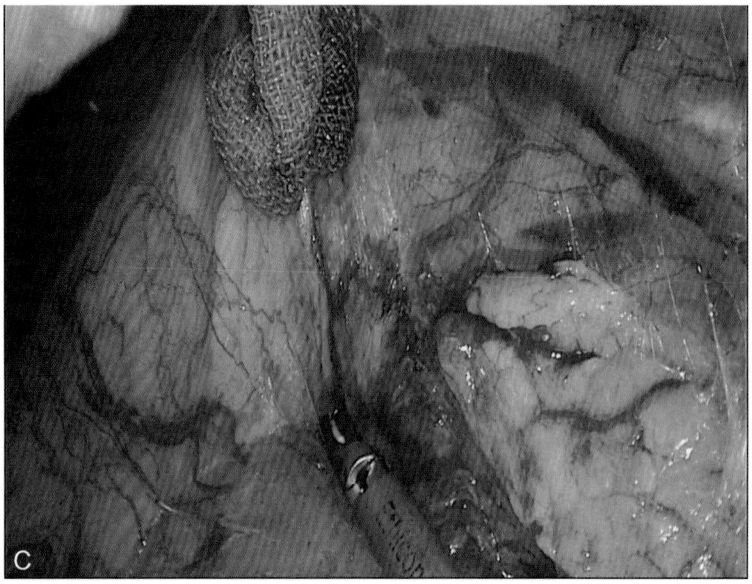

▲ 图 10-7　分离右侧 Toldt 间隙

5. 由胃结肠韧带中部向右，沿胃网膜血管弓外侧分离，注意避免损伤十二指肠。离断肝结肠韧带（图 10-8），将结肠肝曲向下游离，此时已游离结肠肝曲，并与横结肠后间隙（Toldt 间隙）贯通。沿升结肠旁沟切开 Toldt 线至升结肠中段。

6. 沿胰头及十二指肠表面进入左结肠后间隙，即左侧 Toldt 间隙，由侧后方向游离降结肠，逆行向脾曲游离（图 10-9）。

7. 沿胃网膜血管弓外侧向左分离至脾门。沿降结肠旁沟切开 Toldt 线至降结肠中段，离断脾结肠韧带，将结肠脾曲向下游离（图 10-10），此时已游离结肠脾曲，并与横结肠后间隙（Toldt 间隙）贯通。

8. 做上腹部 5 ～ 6cm 正中切口，按横结肠根治范围完整切除肠管，吻合升结肠、降结肠残端，蒸馏水冲洗创面，右上腹放置引流管，关闭切口及套管孔。

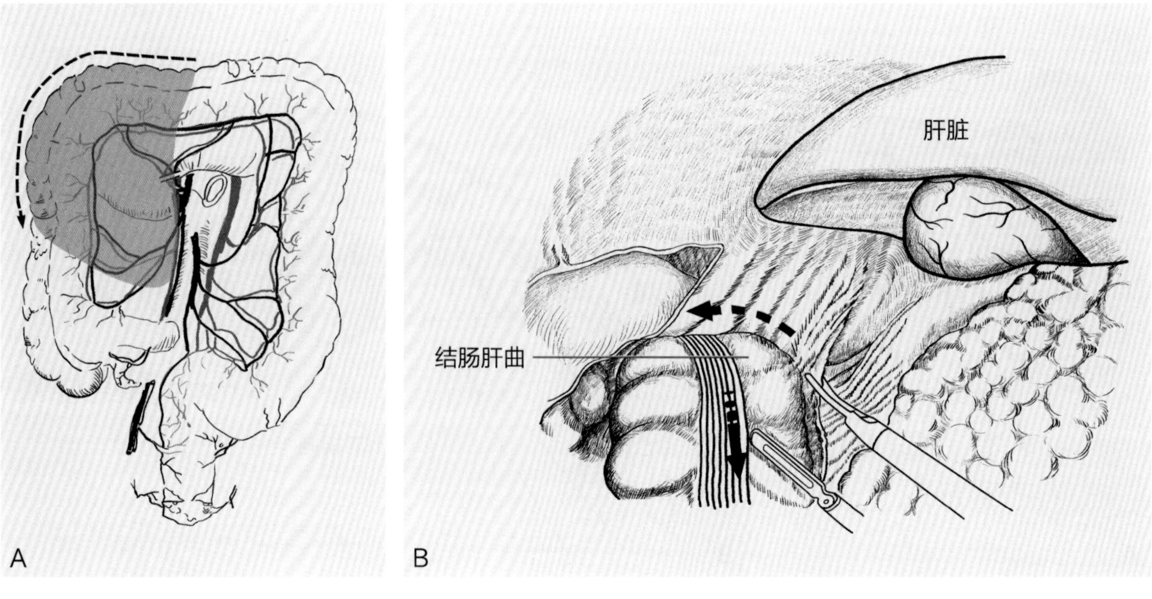

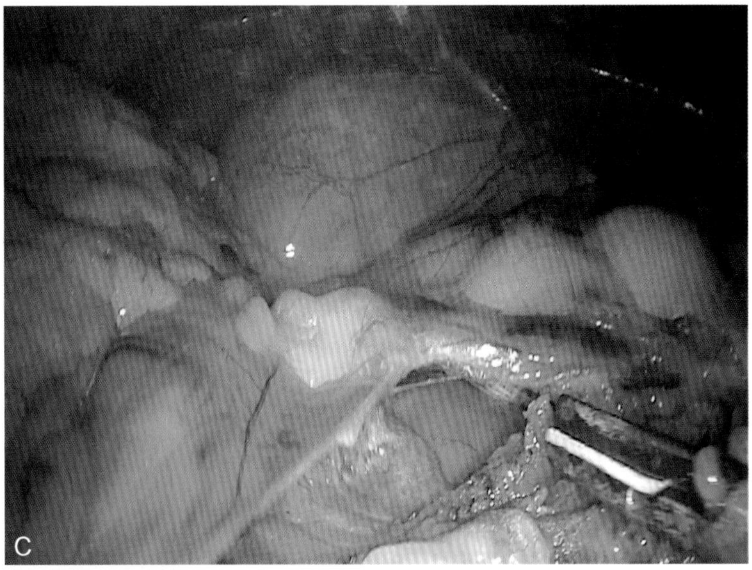

▲ 图 10-8　离断肝结肠韧带

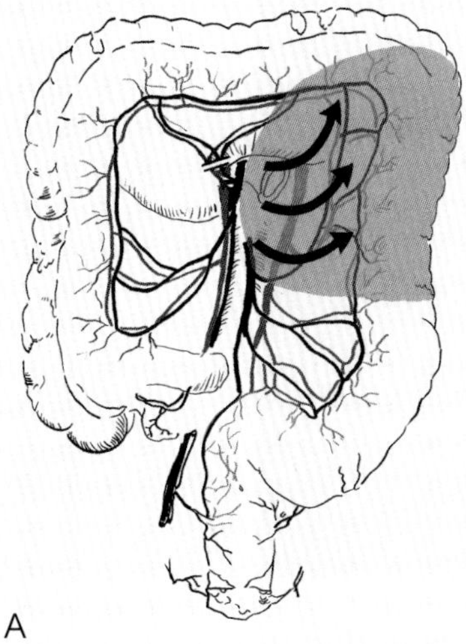

A

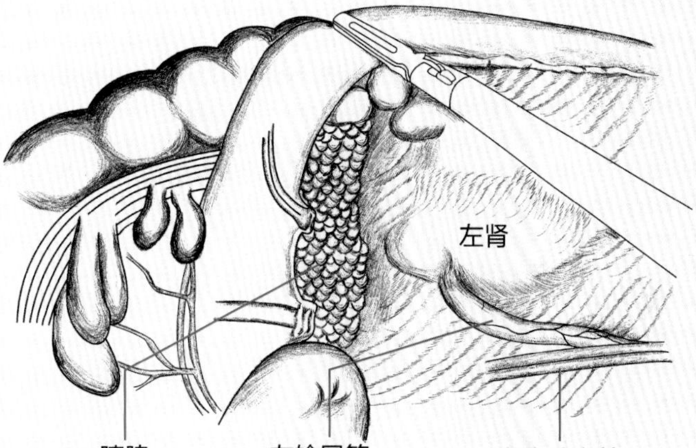

B

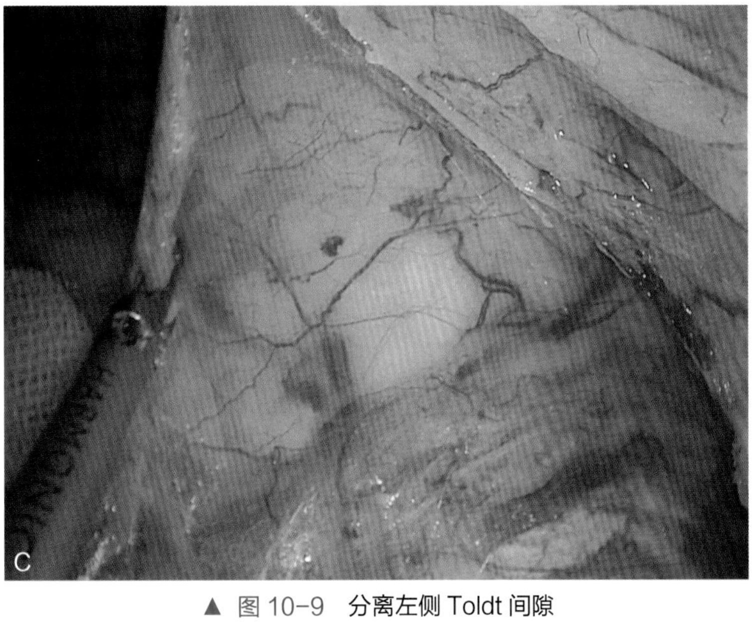

▲ 图 10-9　分离左侧 Toldt 间隙

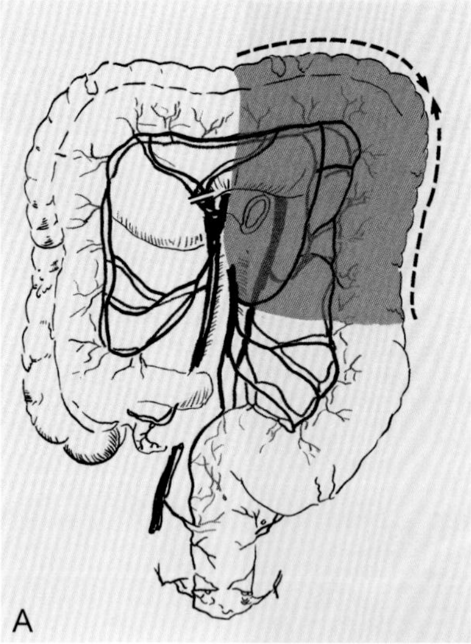

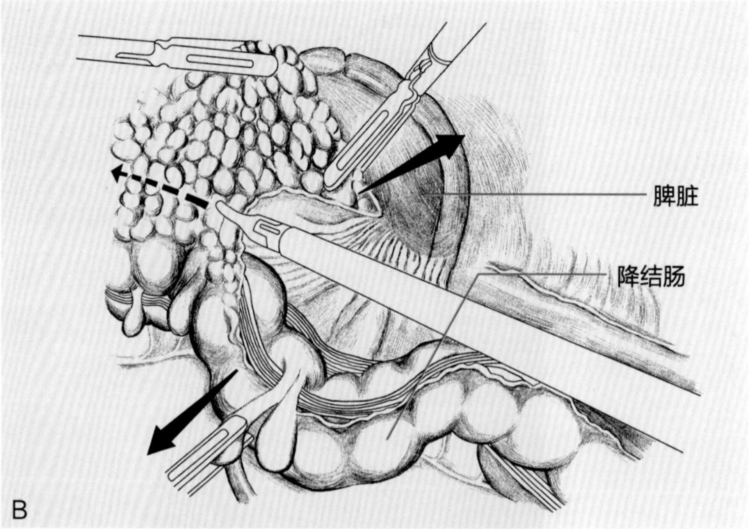

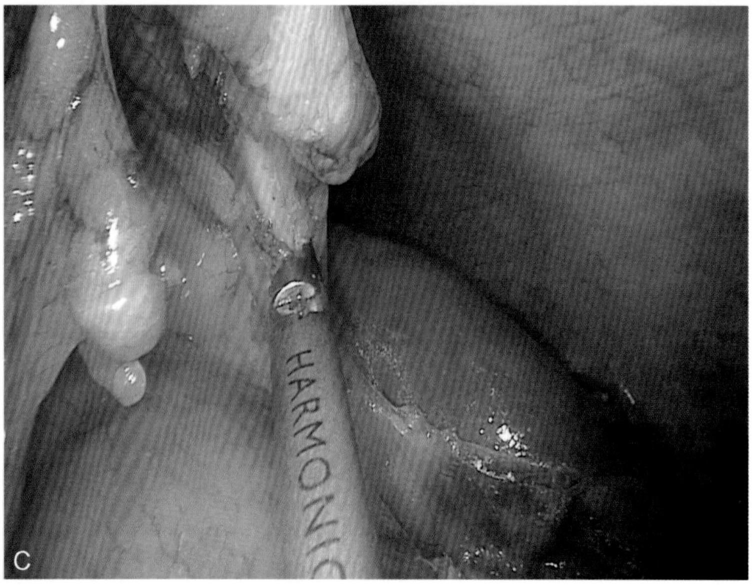

▲ 图 10-10 **游离脾曲**

（三）关键步骤

1. 结肠中动脉的分支特点与解剖方式

按照肿瘤根治原则，须完整切除横结肠、横结肠系膜、肝曲、脾曲、大网膜及其血管、淋巴组织。沿肠系膜上血管打开后腹膜，显露肠系膜上动脉、静脉，在胰腺下缘见到结肠中动脉、静脉。结扎结肠中动脉、静脉，分别以血管夹夹闭后离断，同时清扫血管根部淋巴结。肠系膜上静脉常宽大表浅，易于发现和显露。肠系膜上动脉位于其左侧，沿动脉向上，至胰腺下缘发出结肠中动脉，此时向上提横结肠系膜，可见此动脉向上方延伸。沿血管进行剥离的技术十分重要，既要剥离干净，又不能损伤血管，须注意把握好超声刀与血管壁的距离，用好刀头的保护面。肠系膜上动脉、静脉担负所有小肠的供血和回流，是必须保留的结构，术中如损伤出血，切不可结扎止血，一旦发生主干损伤，应当机立断中转开腹，修补血管壁。

2. 横结肠区域 Toldt 筋膜的分离入路与方式

正常情况下由结肠中动脉根部结扎切断处，可自然进入 Toldt 间隙。由下向上、向左右钝性分离，沿 Toldt 筋膜扩展，向右经十二指肠胰头表面，向左经胰体尾表面进入小网膜囊内。向右分离过程中须注意避免损伤胃结肠干，其经典构成为胃网膜右静脉和右结肠静脉，根部紧贴胰腺颈部下缘，于胰腺钩突前表面汇入肠系膜上静脉。胃结肠干组成多变，游离过程中须注意避免牵拉过紧导致出血，甚至造成致命的肠系膜下静脉大出血。向左分离过程中，须注意避免损伤肠系膜下静脉。肠系膜下静脉并不与肠系膜下动脉伴行，而是走行于结肠系膜，于十二指肠空肠曲左侧进入胰体胃后面，汇入脾静脉或肠系膜上静脉。在游离左侧 Toldt 间隙过程中，须以十二指肠空肠襞和胰尾为解剖学标志，避免损伤该血管。

3. 游离肝曲、脾曲结肠的方式与技巧

可采用以下方式进入。①先在后腹膜沿 Toldt 筋膜向上游离进入小网膜囊内；②再沿胃大弯下缘切断胃结肠韧带，向左、右分离至肝结肠韧带、脾结肠韧带，沿升降结肠与侧腹壁之间的黄白交界线分离，即可进入 Toldt 间隙，与内侧手术野贯通；③最后牵拉横结肠和升、降结肠，在形成的一定张力下离断肝结肠韧带、脾结肠韧带。

4. Toldt 间隙

腹腔镜横结肠癌根治术中 Toldt 间隙包括右结肠后间隙（右侧 Toldt 间隙）、横结肠后间隙、左结肠后间隙（左侧 Toldt 间隙）。

（1）右结肠后间隙：该间隙容纳右结肠系膜与右侧肾前筋膜之间疏松结缔组织。该间隙头侧界是十二指肠降段和水平段下缘，经此与横结肠后间隙、胰后间隙交通；尾侧界是小肠系膜末端、回盲部；外侧界是升结肠旁沟腹膜返折线；内侧界为肠系膜上静脉，经此与左结肠后间隙相通。右侧肾前筋膜覆盖右侧输尿管、生殖血管，在右结肠后间隙内走行，可避免损伤右侧输尿管、生殖血管及右结肠血管及其分支。

（2）左结肠后间隙：该间隙容纳左结肠系膜与左侧肾前筋膜之间疏松结缔组织。该间隙头侧界是胰体尾下缘，经此与横结肠后间隙、胰后间隙交通；尾侧界是骶岬，经此与直肠后间隙交通；外侧界是降结肠旁沟腹膜返折线；内侧界为肠系膜上静脉，经此与右结肠后间隙相通。左侧肾前筋膜覆盖左侧输尿管、生殖血管，在左结肠后间隙内走行，可避免损伤左侧输尿管、生殖血管及肠系膜下静脉、左结肠动脉及其分支。

（3）横结肠后间隙：位于横结肠系膜与胰十二指肠之间，是左、右结肠后间隙贯通部分。

5. 手术野显露的方法与技巧

将大网膜推向头侧，向上提起横结肠，显露横结肠系膜根部。此时术者站在患者两腿之间，更有利于根部血管的游离。准备一条小纱布，遇到渗血时压迫术野，及时止血，同时起到反光板作用，增加术野亮度。腹腔镜可使局部视野放大 6 倍，便于微小结构的显露，但横结肠手术范围广，操作跨度大，当镜头随操作部位移动时，要解决好组织游离度与腹腔镜管状视野的矛盾，既要兼顾整体，又要显示好局部。大角度移动镜头时，须将镜头缩回套管口后缓慢转动。

6. 肠管切除及吻合

根据肿瘤部位选择取标本口位置，将肿瘤及相连结构拉出腹腔，在体外进行切除，注意切除足够的肠段、系膜和大网膜。吻合方式可选择手工、吻合环或吻合器吻合。如技术娴熟，可在腹腔镜下缝合远近端结肠系膜。

四、术后处理

1. 镇痛

持续硬膜外置管麻醉泵镇痛，或必要时给予吗啡等镇痛药物。

2. 饮食

术后待肛门排气后，可开始少量饮水，逐步过渡到流质、半流食和软食。

3. 体位

术后待麻醉清醒、血压平稳后改为半卧位，有利于呼吸，减少肺部感染的机会，有利于创面渗液向盆腔引流。

4. 按摩

术中较长时间气腹压力使四肢静脉回流受到一定影响，术后应注意间断按摩四肢，适度抬高双下肢，促进静脉回流，防止深静脉血栓形成。

5. 综合治疗

液体疗法调节水、电解质平衡，肠外营养支持，给予抗生素，对症处理。

五、常见并发症及防治

1．术中并发症：因视野不清、解剖不熟、操作粗糙损伤十二指肠，或损伤肠系膜上动脉、静脉，引起无法控制的出血。发生以上情况应及时中转开腹，妥善修补。注意肠系膜上血管主干切忌结扎，因其担负着全部小肠的血供。

2．术后并发症：吻合口瘘是最严重并发症。若发现吻合口瘘应积极手术探查，其征象包括腹腔引流量大且有粪液性质，患者发热并有腹膜炎体征，应拆除吻合口行近端结肠造口，彻底清洗腹腔，放置通畅引流。年老体弱患者易并发尿路感染、肺部感染等，应给予敏感抗生素和相应对症处理。

3．较长时间气腹使深静脉血栓形成（多见于下肢）和肺栓塞的危险性增大，应注意预防和及时处理。常用预防方法有间断按摩双下肢、适度抬高双下肢和穿弹力袜。若发现下肢疼痛肿胀，B 超检查确诊下肢深静脉血栓形成，应抬高下肢，给予物理治疗及抗凝溶栓治疗。

4．气腹针或穿刺套管导致肠管和组织损伤，术中、术后出现肠漏。用开放法放置第一个套管相对安全，术中注意规范操作。

5．皮下气肿多因套管放置不当，或由大口径套管更换成小口径套管，或术中套管脱离、拔出后仅缝合皮肤所致。如术中出现大面积皮下气肿，应及时中转开腹。

6．套管针道肿瘤复发不仅局限于肿瘤自腹腔移出的部位，也可发生于侧套管针孔，但那里并没有器械进入和与肿瘤直接接触，可能与手术中肿瘤接触多有关，术中应避免直接钳夹肿瘤，避免频繁调整钳夹位置。

腹腔镜横结肠癌根治术在结直肠手术中难度最大，其解剖复杂、手术野广泛、周围组织易损性，横结肠癌发病率较低，在一定程度上限制了该手术的发展和应用。该手术需要依照常规结肠切除所需的原则，包括避免肿瘤的切碎、有足够的切缘、切除足够的淋巴引流区域等，并用腹腔镜和术中超声对肝脏、网膜、腹膜和所保留结肠的同时发生的病变进行术中分级。腹腔镜横结肠手术的定位是关键，由于腹腔镜手术术中触觉的丧失，其他定位技术则更为重要。病变可通过术前钡灌肠和纤维结肠镜来定位。对于肿瘤较小，术前钡灌肠、术中腹腔镜探查难以明确肿瘤位置者，可行术中纤维结肠镜协助定位。右侧横结肠癌用右半结肠根治性切除术处理，左侧横结肠癌用左半结肠根治性切除术处理，而中段横结肠癌则须做横结肠根治性切除术，或扩大的右半、左半结肠根治性切除术。腹腔镜横结肠癌根治术须在根部结扎结肠中动脉，切除范围包括结肠肝曲、结肠脾曲、横结肠、其附着的大网膜、横结肠系膜及其动脉分布区域的淋巴组织。该手术切除病变及周围组织的工作量大，涉及区域较广泛，处理系膜根部血管、清扫第三站淋巴结都需要规范的操作技术。

Part 11

腹腔镜左半结肠切除术

一、适应证和禁忌证

1. 适应证

不能通过结肠镜切除的结肠脾曲、降结肠的良性肿瘤、息肉，狭窄性炎性肠病，结肠脾曲、降结肠的恶性肿瘤。

2. 禁忌证

有多次手术史，疑有腹腔严重粘连，病理性肥胖，伴有梗阻，肿瘤浸润周围脏器，以及肿瘤直径大于 6cm 者。合并易引起出血的基础性疾病，全身情况差，伴发其他严重疾病，无法耐受全身麻醉或长时间气腹者。

二、术前准备

术前检查了解各个器官脏器的功能，重点了解患者的心肺状况，评估患者能否忍受多个体位转换的长时间手术过程。造影剂对比灌肠造影检查、CT 扫描或者结肠镜检查，了解患者肿瘤的远处转移情况，以及淋巴结的转移情况，确定患者病患的位置。控制影响手术的有关疾病，如高血压、糖尿病、冠心病、呼吸功能障碍、肝肾疾患等。纠正贫血、低蛋白血症，改善患者的营养状况。术前用甘露醇或聚乙二醇做肠道准备。术前应用广谱抗生素。术前签署进行常规开腹手术或术中结肠镜检查的同意书。

三、腹腔镜手术方法和技巧

（一）患者体位、套管位置及仪器设备的放置

体位通常取改良截石位，头低足高 15° ～ 30°，气腹建立后手术台向右倾斜 15° ～ 30°，术中根据手术的需要调整角度。主刀站在患者的右侧，助手站在病人的左侧。扶镜者站在患者两腿之间（图 11-1）。右侧主监视器放在手术台的左侧，最好还有一台监视器放在病人头部的上方。观察孔位于脐下方 3 ～ 4cm 的中线上，主操作孔位于右下腹右锁骨中线约平髂前上棘水平处，放置 12mm 的

套管，双侧肋弓下 5cm 腹直肌外侧缘及主操作孔对侧置 5mm 套管作为辅助操作孔，左侧的 2 个辅助套管孔均可延长作为辅助切口（图 11-2）。

（二）手术步骤

建立气腹后，按如下顺序探查腹腔，腹膜—肝脏—胃、胆囊、胰腺—大网膜—小肠—除肿瘤以外的大肠—盆腔及脏器—血管根部淋巴结—肿瘤原发病灶。探查腹腔有无粘连，腹膜、肝脾、盆腔有无转移灶，探查肿瘤的位置、大小、浸润情况、区域淋巴结转移情况以及其他部位的结肠有无多发病灶。预计要切除的血管及切除范围（图 11-3）。

选择中间入路，由内向外，由下向上。于骶骨岬水平切开乙状结肠内侧腹膜（图 11-4），沿腹主动脉向上剥离肠系膜，在距离左、右髂总动脉分叉上约 4cm 找到肠系膜下动脉根部（图 11-5），在此游离时注意将肠系膜下动脉后方束带状神经与其他腹膜后结构一起推向后方，避免造成脏层筋膜背侧上腹下神经的损伤。

于肠系膜下血管左侧显露并裸化其发出的左结肠血管和乙状结肠血管第 1 支，在根部结扎切断上述血管（图 11-6），在肠系膜下动脉根部水平向左侧分离，显露肠系膜下静脉，于胰腺下缘水平将其结扎切断（图 11-7）。

自肠系膜下静脉左侧开始，沿 Toldt 筋膜和左肾前筋膜的血管间隙，在左生殖血管和左输尿管的表面，自下向上，自内向外，剥离左 Toldt 筋膜，使之完整掀起，外至左结肠旁沟的后腹膜，上至十二指肠水平部、胰腺下缘、结肠脾曲，下至直肠乙状结肠交界处（图 11-8）。

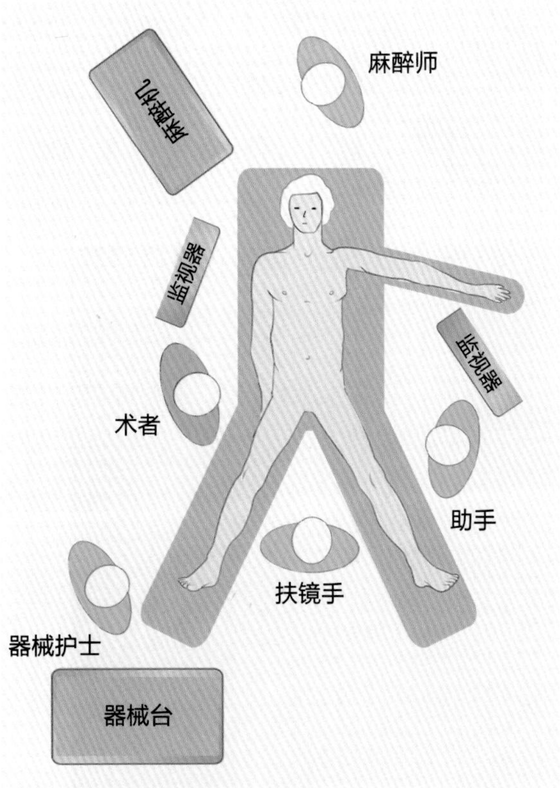

▲ 图 11-1 腹腔镜左半结肠切除术手术室的设置及人员分布

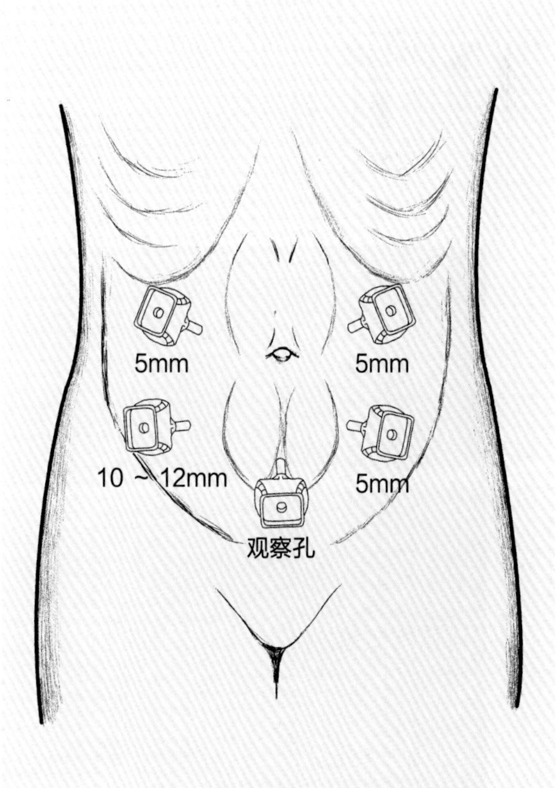

▲ 图 11-2 腹腔镜左半结肠切除术腹部穿刺孔的位置

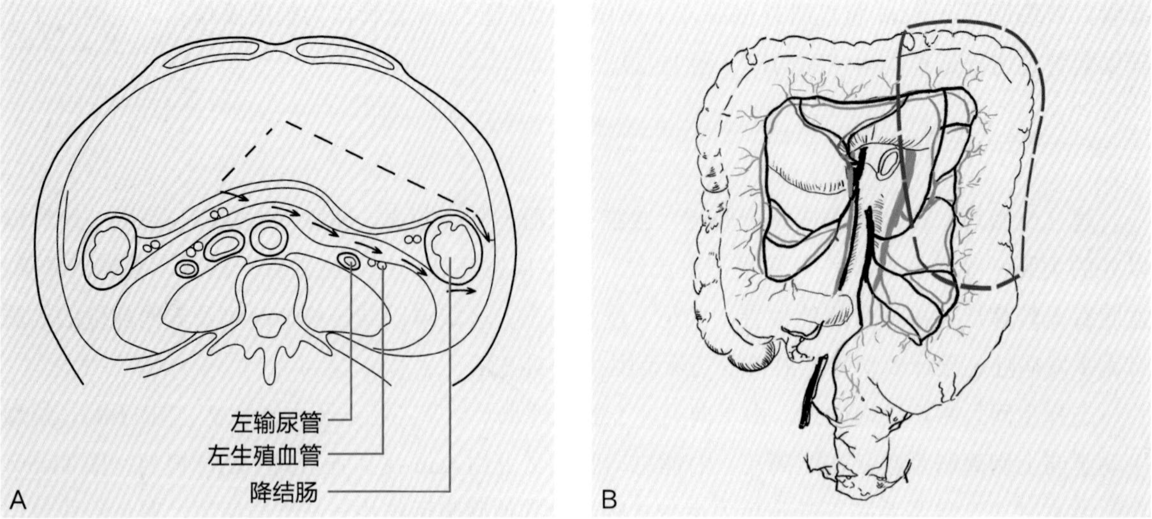

▲ 图 11-3　A. 左半结肠切除的手术入路；B. 手术中要离断的血管及切除范围

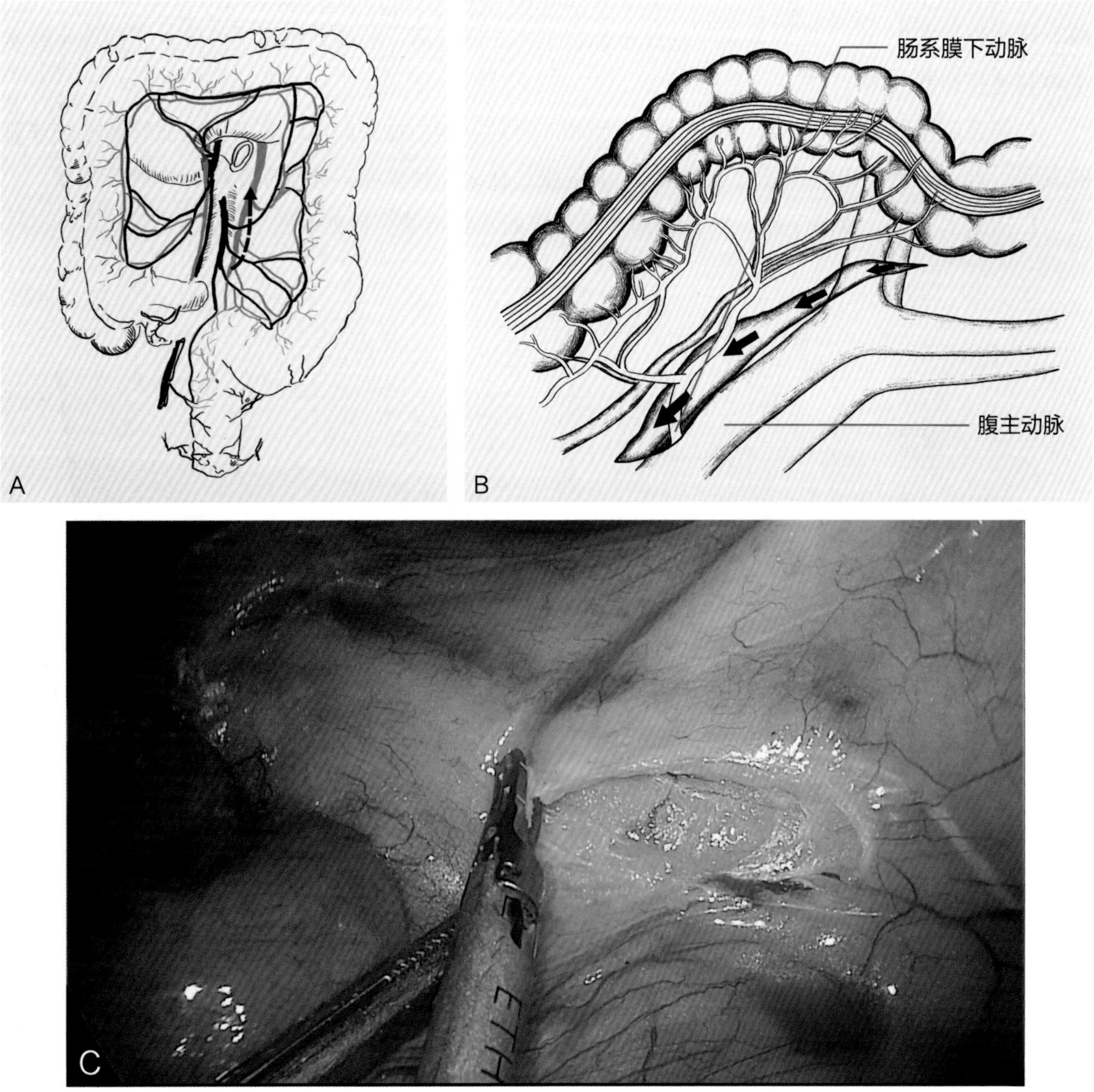

▲ 图 11-4　切开乙状结肠内侧腹膜

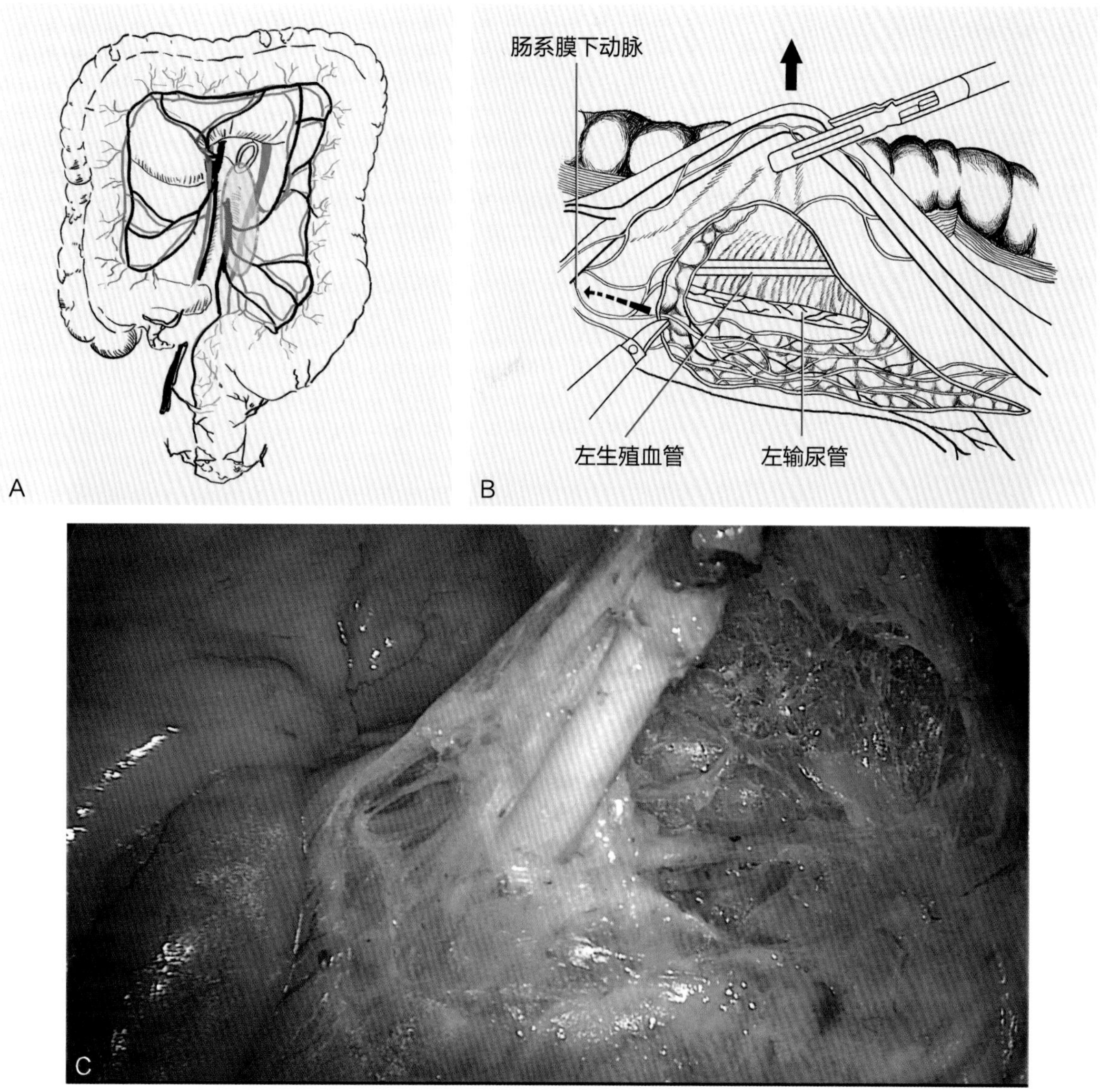

▲ 图 11-5　游离肠系膜下动脉

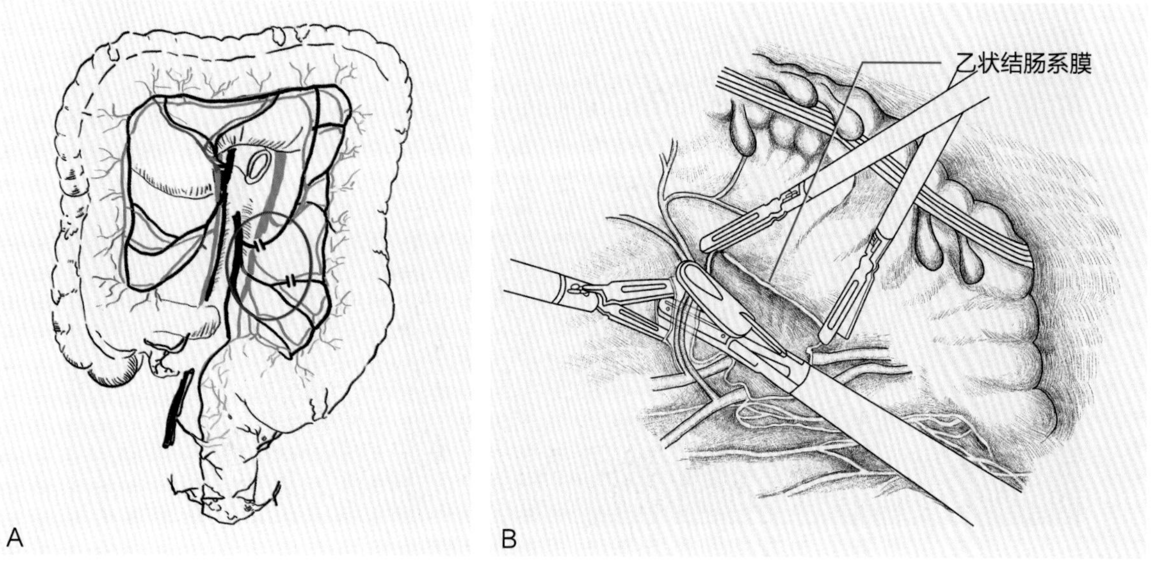

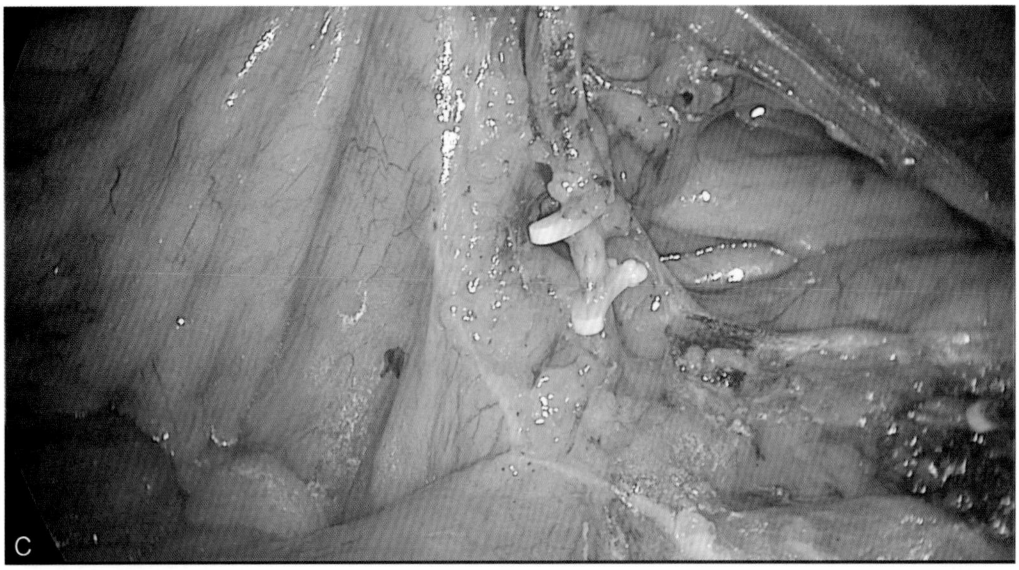

▲ 图 11-6　游离左结肠血管及乙状结肠血管第一支并夹闭离断

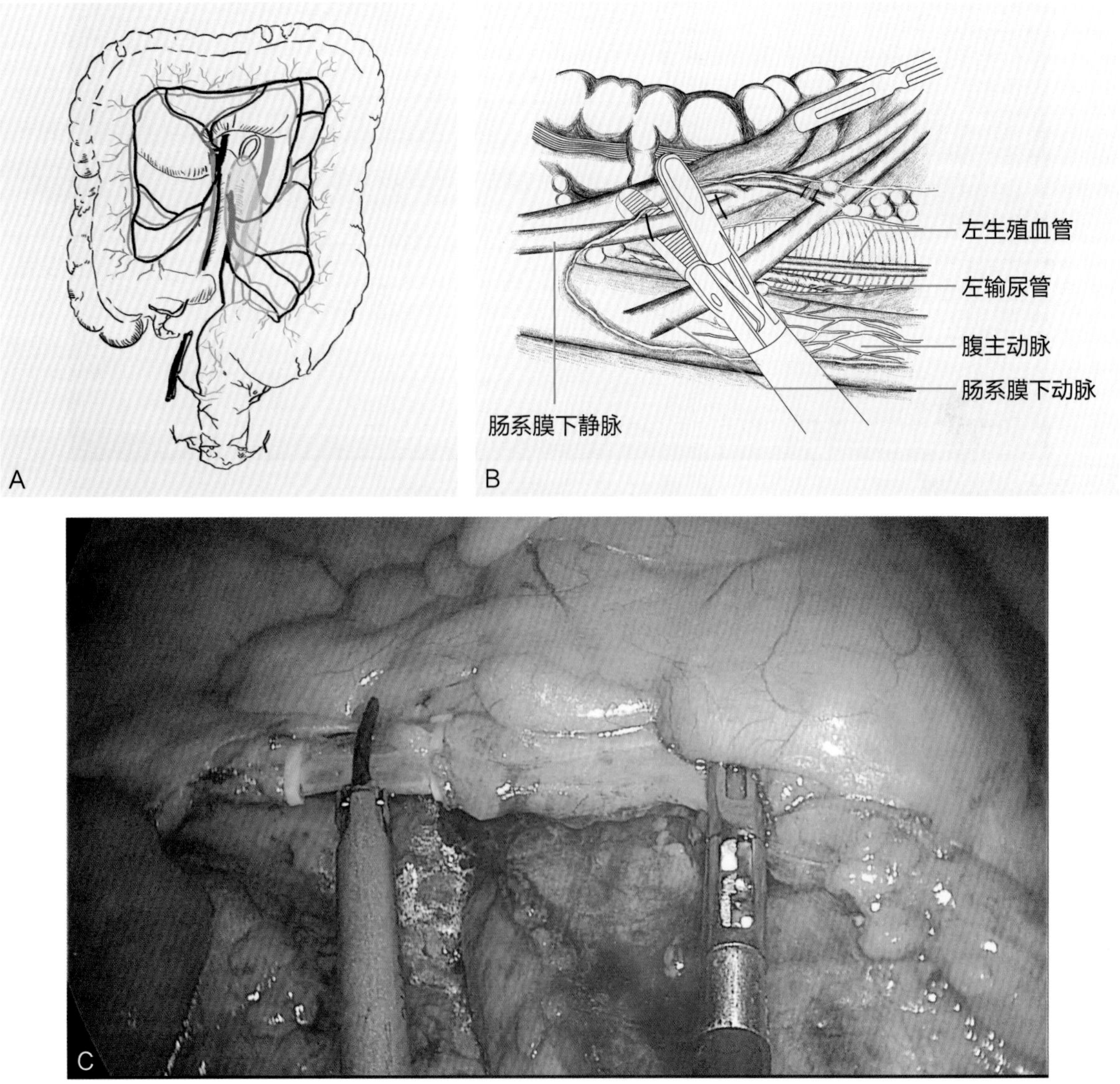

▲ 图 11-7　结扎、离断肠系膜下静脉

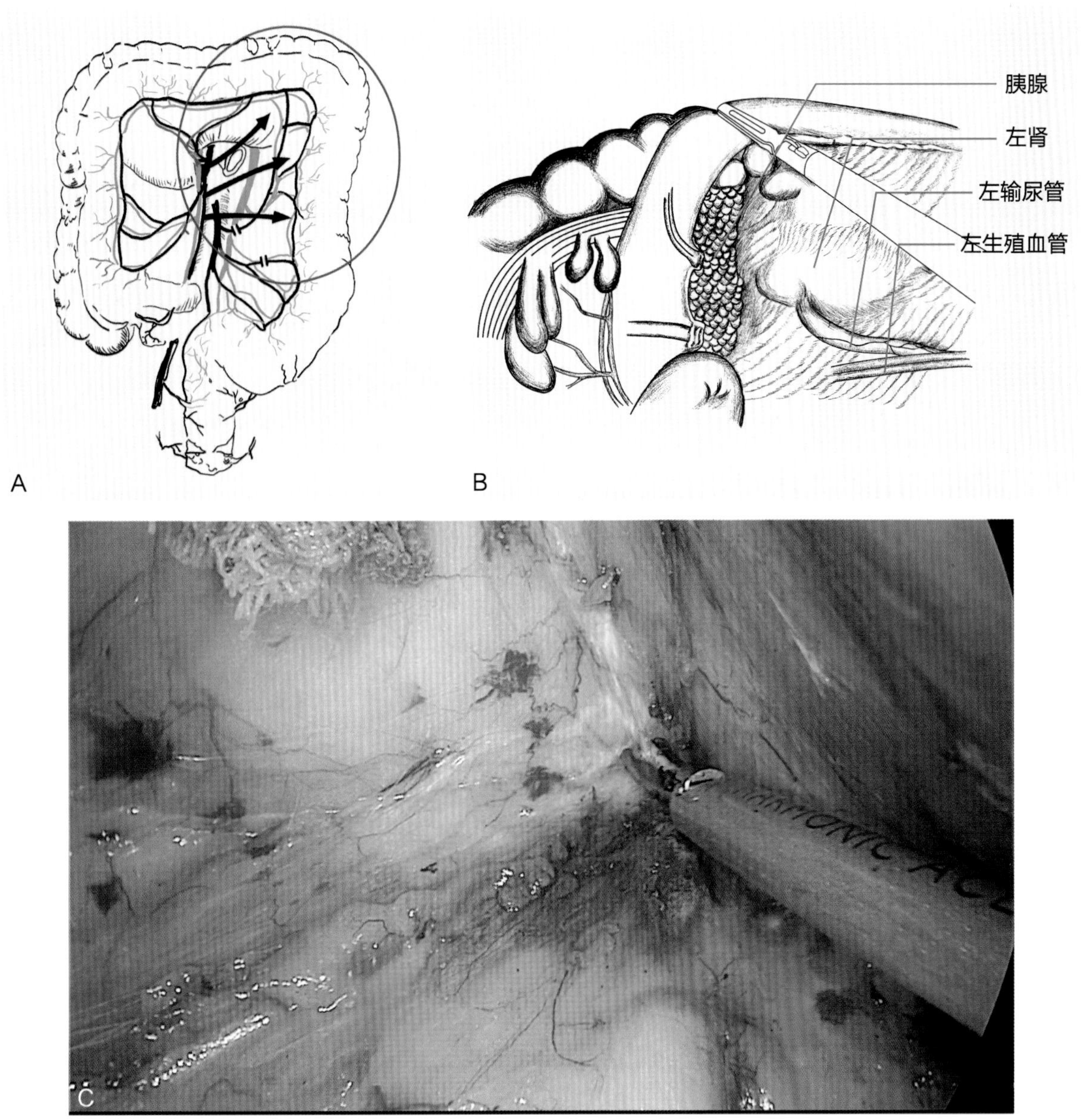

▲ 图 11-8　**分离左侧 Toldt 间隙**

将乙状结肠和降结肠牵向右侧，由下至上依次切开乙状结肠侧腹膜、左结肠旁沟后腹膜，并与先前剥离的结肠系膜面相贯通。继续向近端游离到脾曲（图 11-9）。

将病人体位调至头高足低位，助手向上牵拉胃，术者向下牵拉横结肠，从胃网膜血管弓中点，沿胃网膜血管弓外，分离胃结肠韧带（图 11-10）。其间分离出中结肠血管的左支，并结扎切断（图 11-11）。

向下牵拉降结肠，离断膈结肠韧带和脾结肠韧带（图 11-12），切断附着于胰体尾的横结肠系膜的根部，将左半结肠完全游离。

左半结肠及其系膜游离后，在左侧腹部做 4cm 小切口，置入塑料套保护切口，从切口拉出左半结肠及其系膜，在体外直视下切除病变肠管，吻合肠管（图 11-13，图 11-14）。系膜裂孔可以缝闭，也可以不缝闭。吻合时注意防止肠管扭曲，肠管无张力。吻合后将肠管放回腹腔，缝合切口，重新气腹，置入腹腔镜，生理盐水冲洗腹腔，检查术野无活动性出血，于左结肠旁沟放置引流管，放出腹腔气体，拔出套管，缝合戳孔，结束手术。

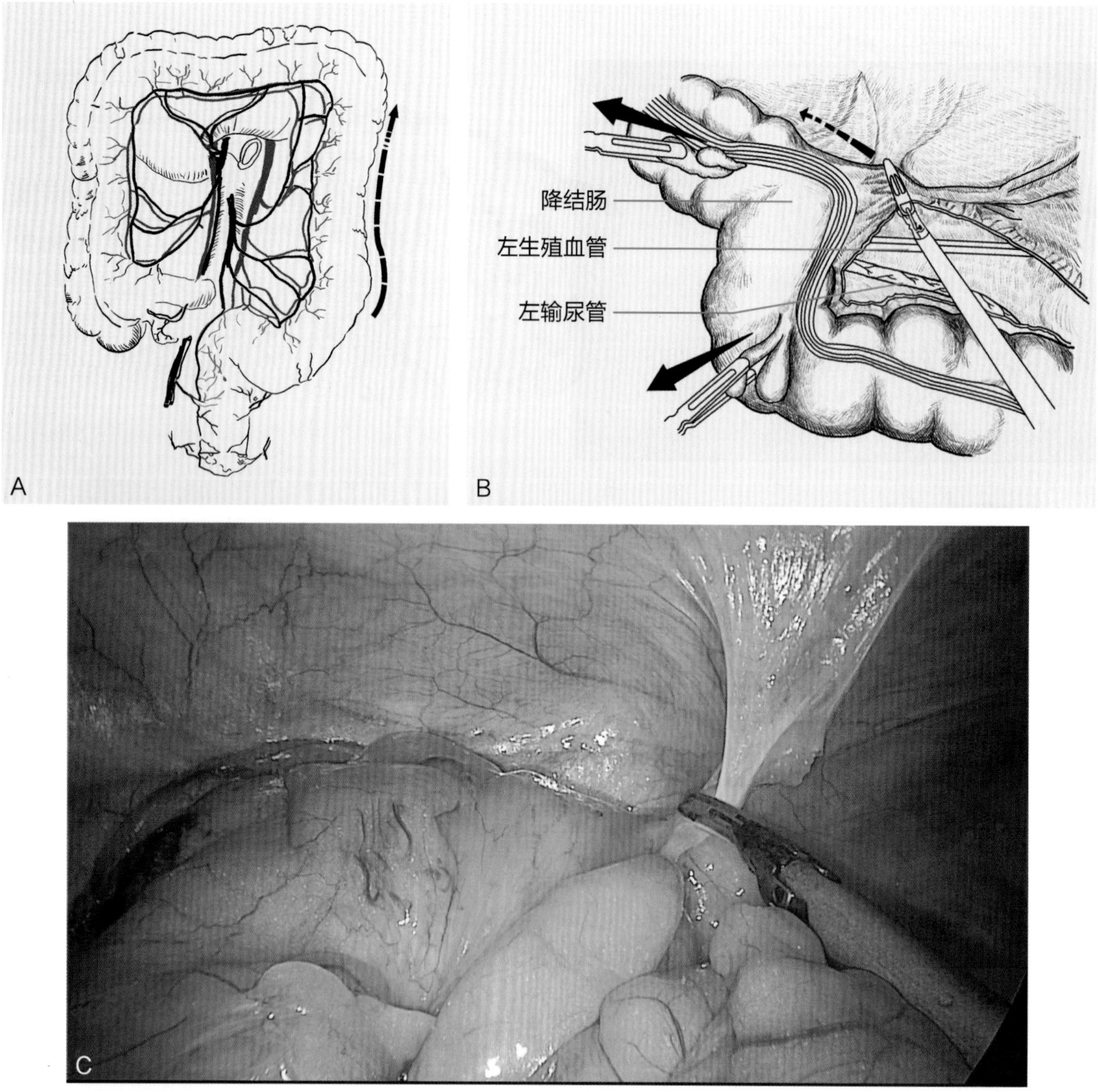

▲ 图 11-9　切开左结肠旁沟侧腹膜

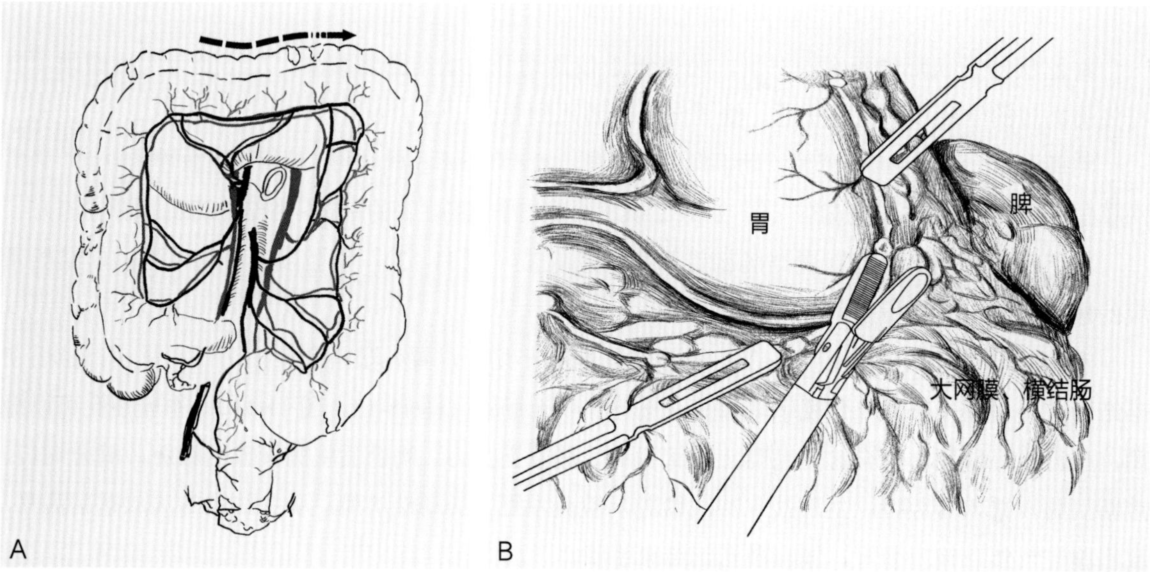

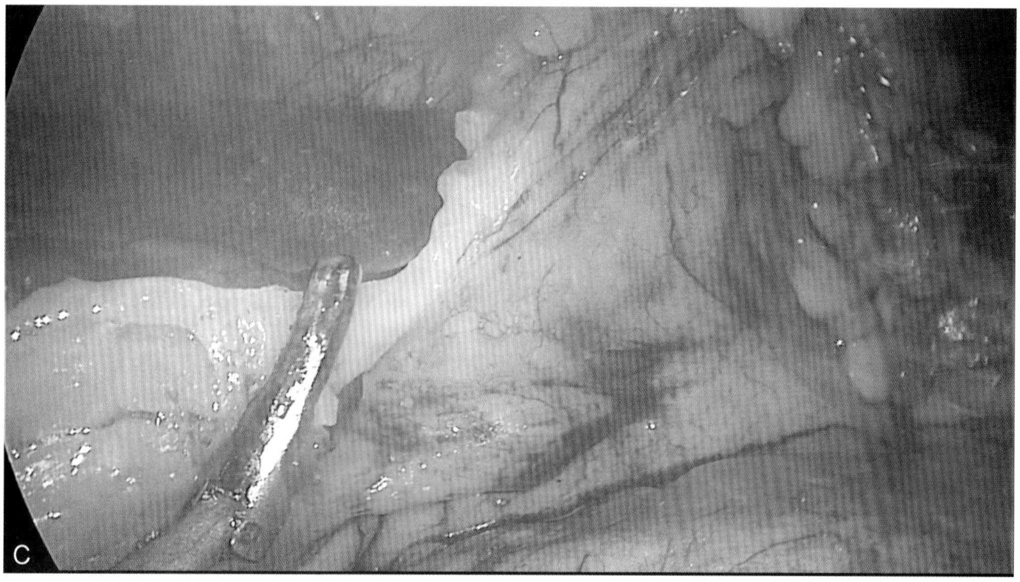

▲ 图 11-10　离断胃结肠韧带

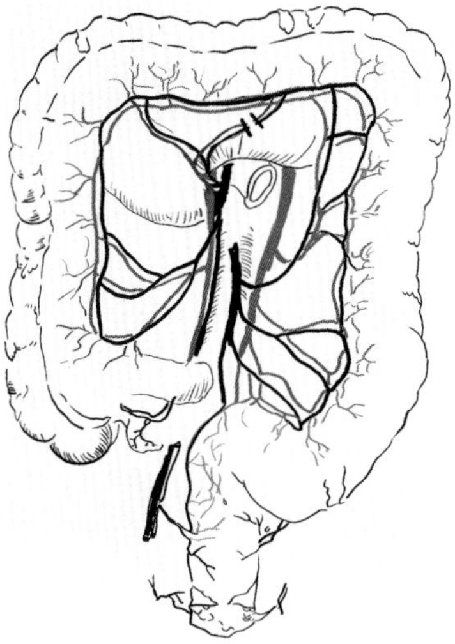

A

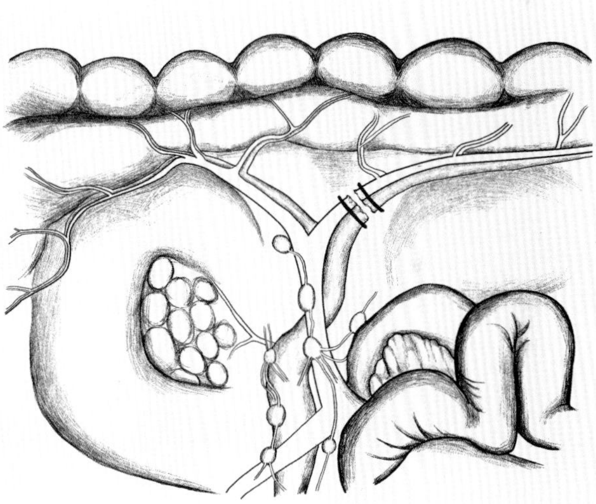

B

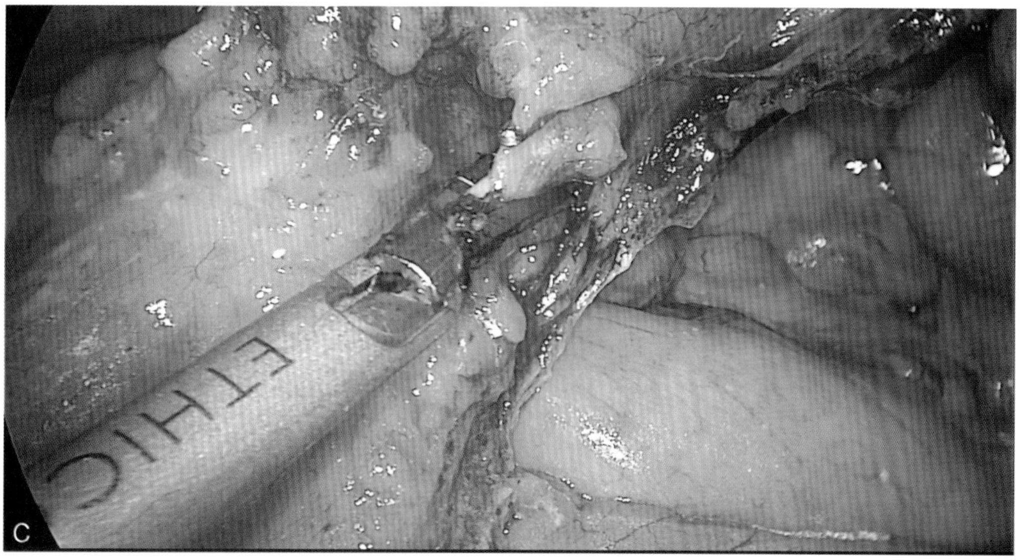

▲ 图 11-11　结扎、离断中结肠血管左支

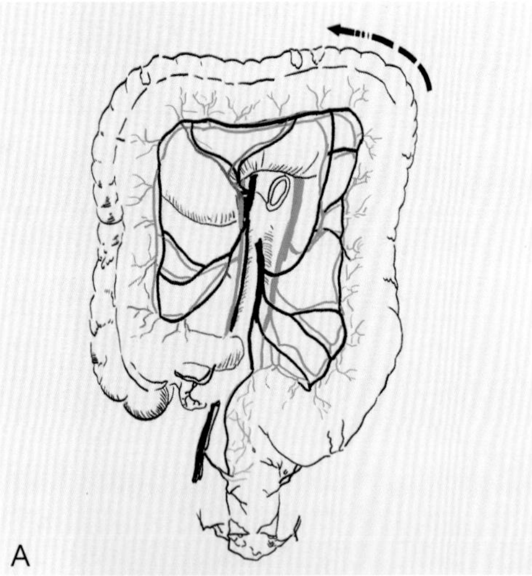

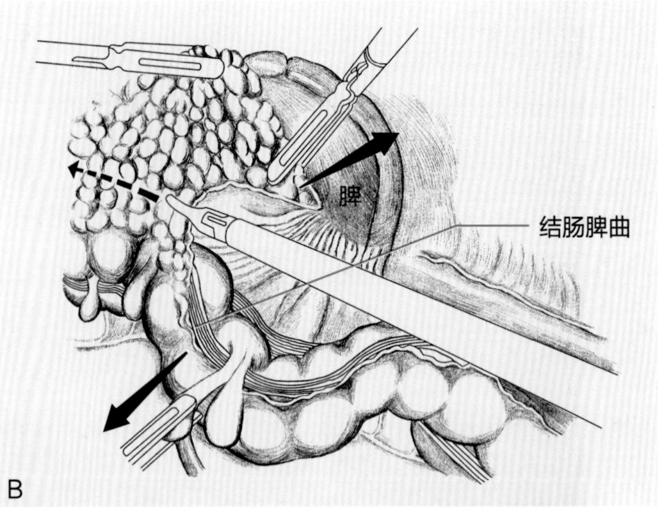

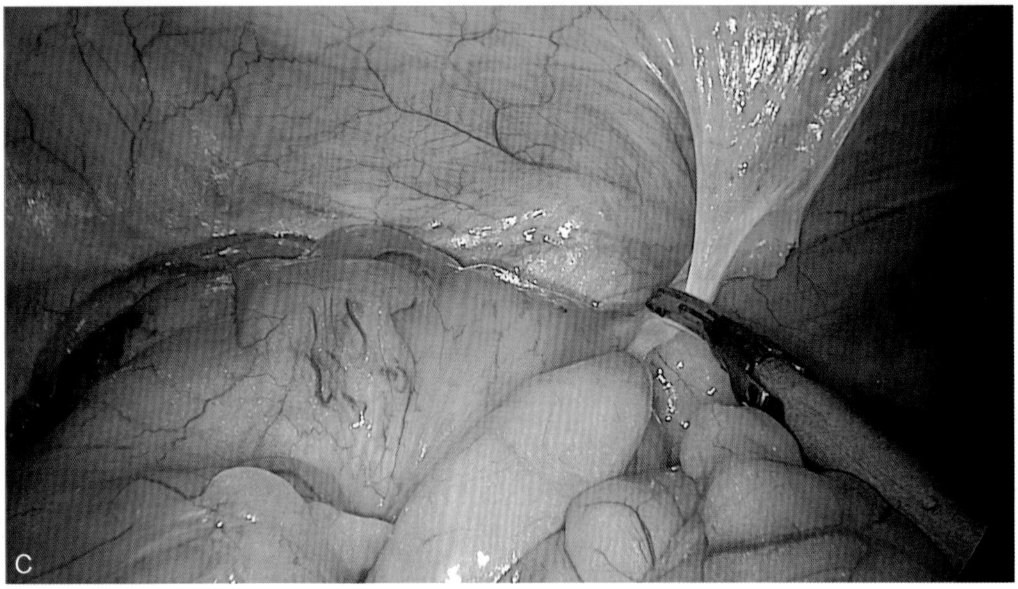

▲ 图 11-12　离断脾结肠韧带

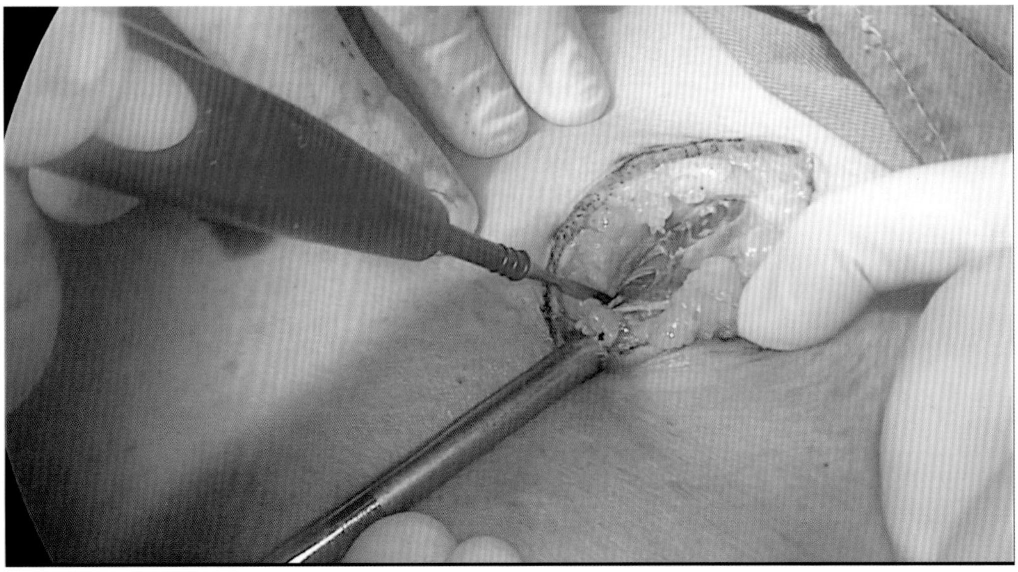

▲ 图 11-13　左下腹做小切口

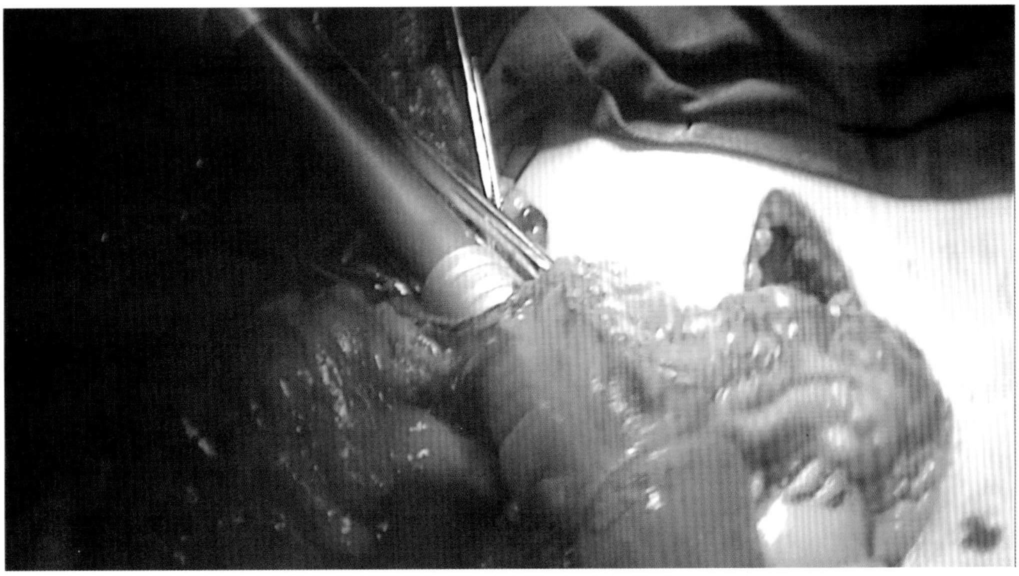

▲ 图 11-14 体外直视下吻合肠管

四、术中、术后注意事项

游离左结肠系膜要注意解剖层次，尽量在 Toldt 筋膜和 Gerota 筋膜之间的间隙内操作，过浅不符合整块切除的原则，且容易损伤系膜内血管造成出血等并发症，过深则容易导致左输尿管和左生殖血管的损伤。游离脾曲的时候，应尽量充分显露，避免过度用力牵拉，一旦出现撕裂伤，可采用局部止血药、原位缝合修补术和脾部分切除术等措施。不到万不得已不做脾切除。

术后注意要保持引流管的通畅，早期下床活动，促进肠功能的尽快恢复，保证合理的营养支持治疗，促进患者尽快康复。

五、术后处理

1. 术后适当监护，对有明显心肺疾患的急危重患者要在 ICU 进行全面监护。
2. 持续胃肠减压，直至胃肠功能恢复、肛门排气。
3. 术后早期进行适当活动，包括深呼吸、床上活动、下床步行等。
4. 继续应用抗生素直至无感染危险时。
5. 术后第 2 天可以拔出尿管。
6. 引流管引流液若变为浆液性，或每天少于 50ml 时可以拔出，一般须放 2 ～ 3d。

六、术后常见并发症及处理

1. 出血

常为血管结扎不牢固所致。少的出血，对生命体征影响不大的，可以行止血、输液、输血等非手术治疗。出血量大的需要立即腹腔镜探查止血。

2. 吻合口瘘

多为吻合口张力过大、肠道准备不好、病人营养不良所致。防治术前、术后吻合口瘘应该做好营养支持治疗，术前做好肠道准备，术中保证吻合肠管无张力。

3. 腹腔感染

主要是高龄、长期消耗、营养差的患者。术前、术后应该加强营养支持治疗，加强抗感染治疗，有感染性积液的病人可在 B 超或 CT 引导下穿刺引流。

4. 输尿管损伤

只要术中沿着正确的解剖平面游离，一般不会损伤左侧的输尿管。若发现损伤，请专科医生会诊处理。

Part 12

腹腔镜乙状结肠切除术

一、适应证和禁忌证

1. 适应证

位于中部的乙状结肠癌，不适于结肠镜切除的巨大良性息肉，炎症性病灶，乙状结肠多发性憩室，乙状结肠扭转。

2. 禁忌证

乙状结肠癌侵犯周围组织，盆壁有浸润或转移；腹腔内广泛粘连；合并易引起出血的基础性疾病，重度肥胖；全身情况差，伴发其他严重疾病，无法耐受全身麻醉或长时间气腹者。

二、术前准备

术前检查了解各个器官脏器的功能，若为肿瘤患者要了解肝脏、肺脏等远处转移情况，以及后腹膜、肠系膜淋巴结的转移情况。做肠镜检查和钡剂灌肠确定患者肿瘤的位置。控制影响手术的有关疾病，如高血压、糖尿病、冠心病、呼吸功能障碍、肝肾疾患等。纠正贫血、低蛋白血症，改善患者的营养状况。术前用甘露醇或聚乙二醇做肠道准备。术前应用广谱抗生素。术前签署进行常规开腹手术或术中结肠镜检查的同意书。

三、腹腔镜手术方法和技巧

（一）患者体位、套管放置及仪器设备的放置

病人仰卧，取改良截石位，即右髋关节伸直，外展约 45°，膝关节向下弯曲 45°，右下肢的高度低于腹部，左髋关节屈 30°、外展 45°，膝关节屈 45°。右上肢内收。术者站在病人的右侧，助手站在病人的左侧。扶镜手位于术者左手侧。主监视器放在手术台的左侧，最好还有一台监视器放在病人右侧。10mm 套管针置于脐上 3cm，置 30° 镜观察。于右侧髂前上棘连线右下腹直肌外侧放置 10 ～ 12mm 套管作为主操作孔。于脐旁左右腹直肌外侧缘、左下腹麦氏点分别放置三个 5mm 套管作为辅助操作孔和助手的操作孔。左下腹麦氏点套管孔可以延长作为辅助切口（图

12-1，图 12-2）。

（二）手术步骤

切除乙状结肠时要离断的血管、切除的范围及手术入路见图 12-3 和图 12-4。

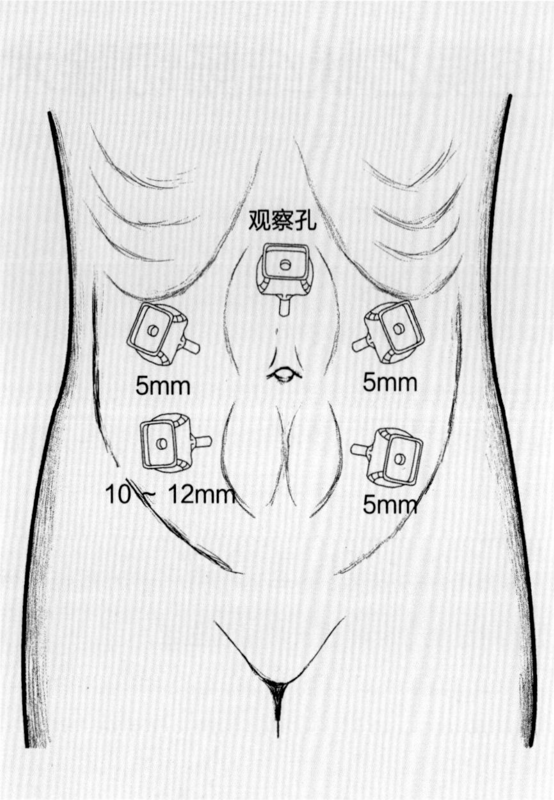

▲ 图 12-1　腹腔镜乙状结肠切除术腹部穿刺孔的位置

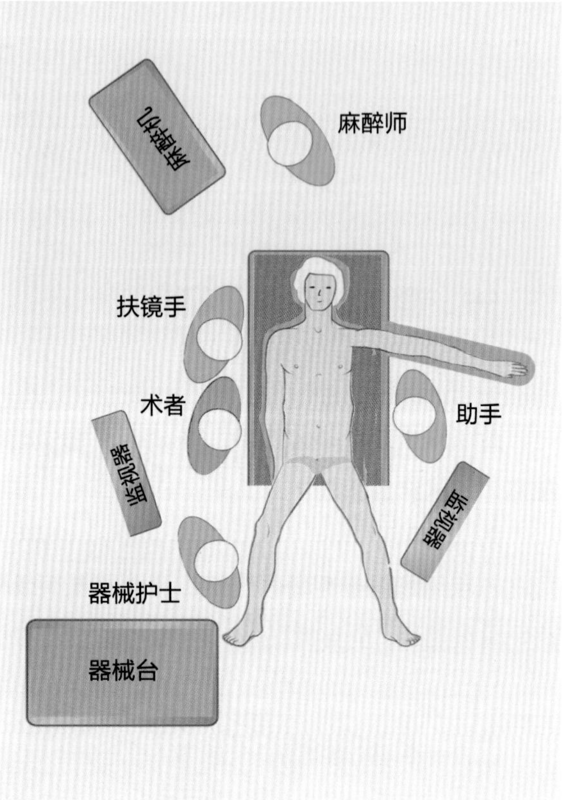

▲ 图 12-2　腹腔镜乙状结肠切除术手术室的设置及人员分布

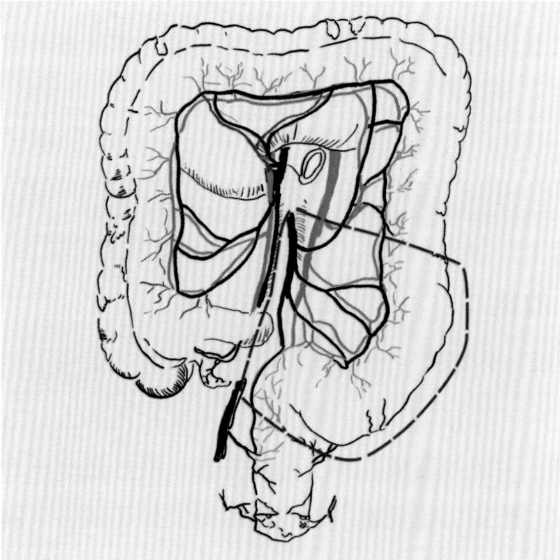

▲ 图 12-3　切除乙状结肠时要离断的血管及乙状结肠切除的范围

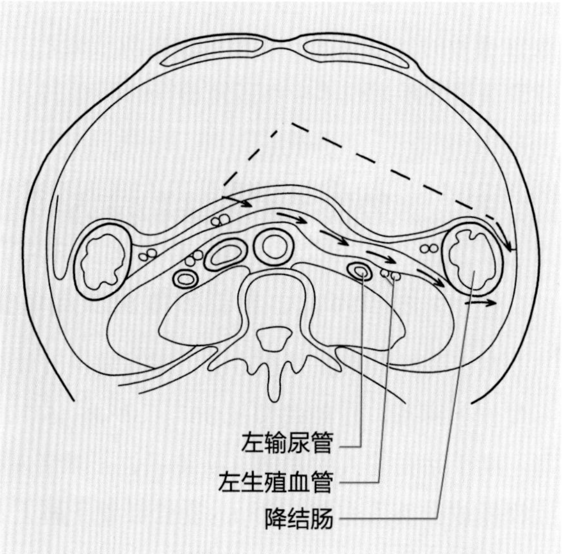

▲ 图 12-4　乙状结肠切除的手术入路的解剖截面

通过左下腹的穿刺孔放入一把抓钳，将乙状结肠系膜牵向前方以显露其根部。在骶骨岬水平切开脏腹膜，沿着腹主动脉右前方向切开腹膜直达肠系膜下动脉（IMA）的根部（图 12-5）。

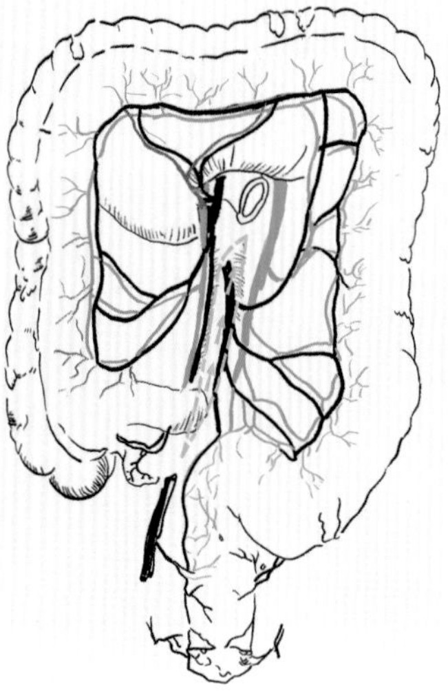

A

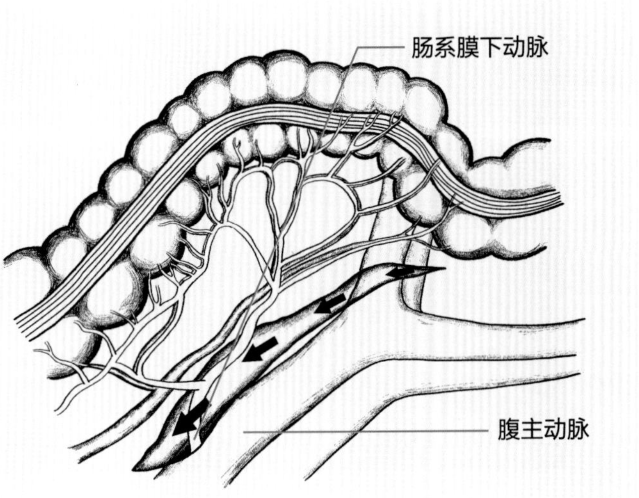

B

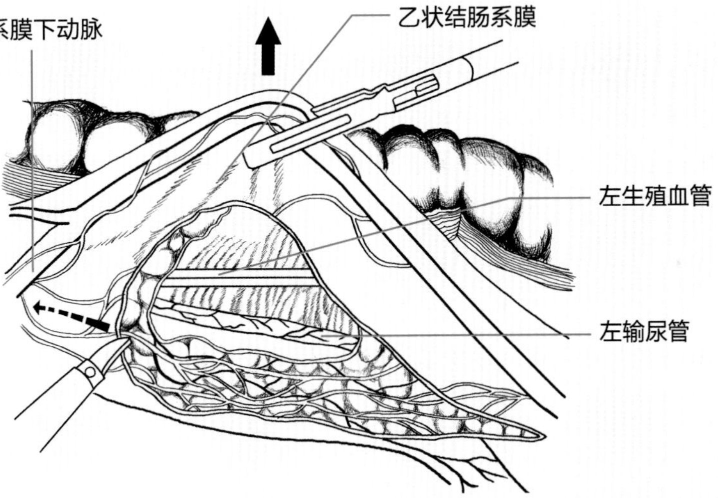

C

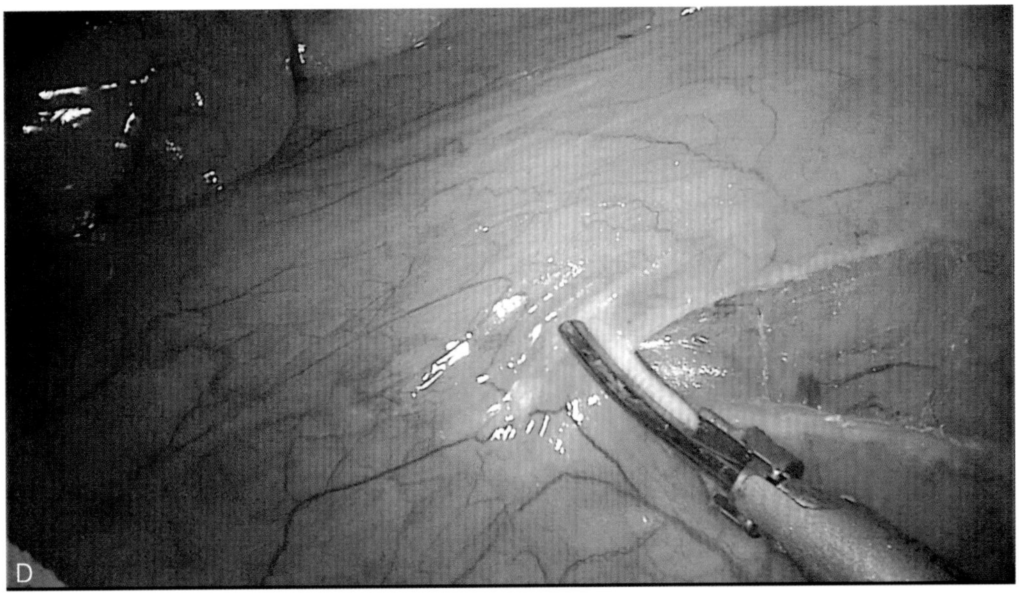

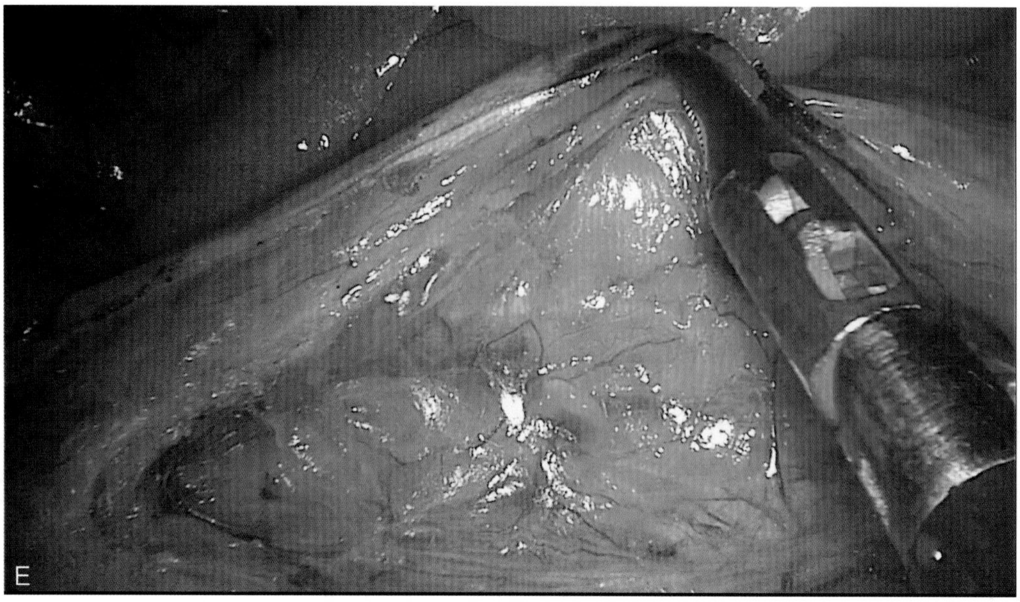

▲ 图 12-5 **切开乙状结肠内侧腹膜**

分离脂肪组织及右交感干的结肠支，显露肠系膜下动脉（IMA）的根部，确定能行足够范围的淋巴结切除后，把 IMA 解剖出 2cm，把动脉骨骼化，在距腹主动脉 1 ～ 2cm 处用结扎锁结扎后，切断肠系膜下动脉（图 12-6）。

在 IMA 的左侧游离，显露肠系膜下静脉（IMV），在同样的水平结扎、离断 IMV（图 12-7）。

游离乙状结肠和降结肠，采用腹腔镜从内侧至外侧的入路。内侧入路由于保证了操作空间和最少的乙状结肠牵扯，所以特别适合腹腔镜操作。将乙状结肠系膜向前提起以显露后面的空间，辨认乙状结肠系膜后方的 Toldt 间隙，分离乙状结肠后方至侧方的 Toldt 线，将乙状结肠完全游离（图 12-8）。

将乙状结肠襻牵向右上腹，显露 Toldt 线，沿上下方向切开腹膜返折，连接先前已游离好的内侧平面。在操作时注意避开生殖血管和左侧输尿管（图 12-9）。

游离直肠系膜的上部，游离时要注意找到解剖间隙，特别是左侧，直肠系膜常常紧贴在盆壁筋膜上，而这里有下腹神经的上支和左输尿管，术中要注意保护（图 12-10）。

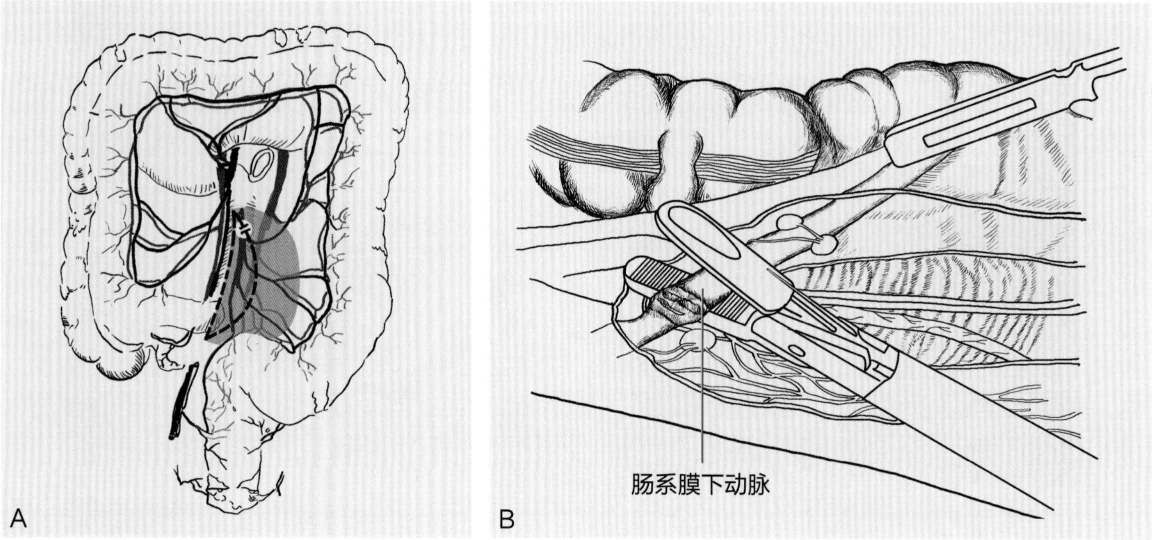

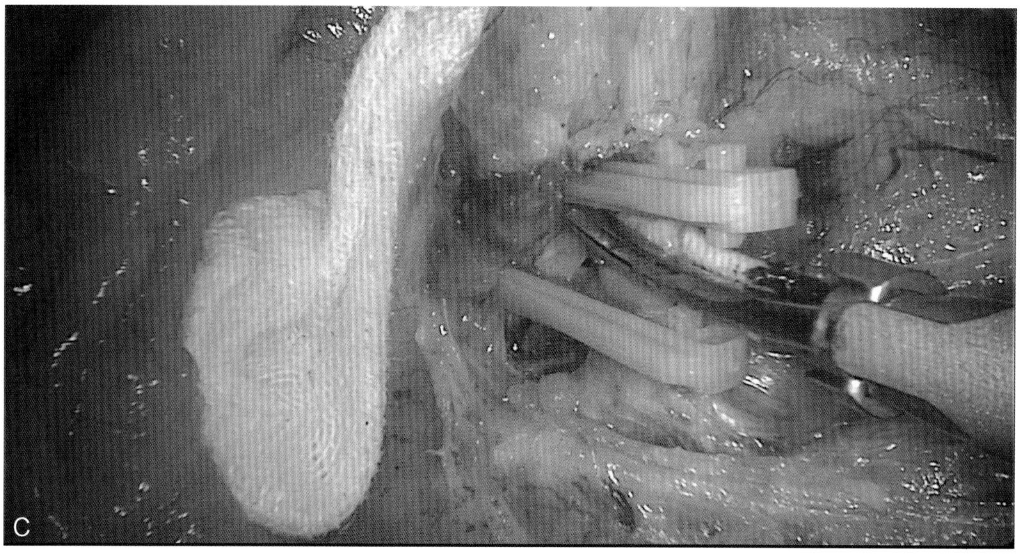

▲ 图 12-6 离断肠系膜下动脉根部

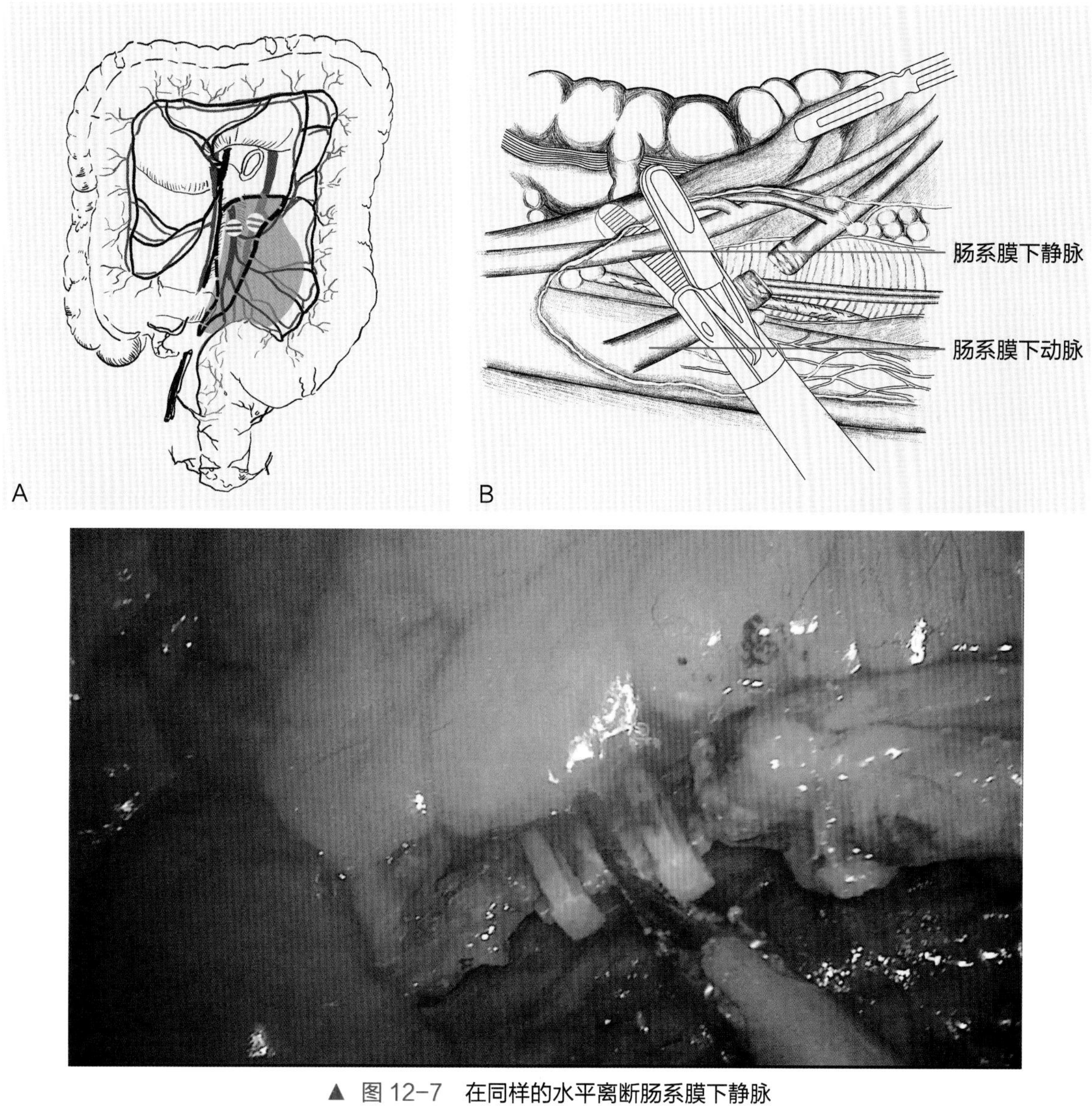

▲ 图 12-7 在同样的水平离断肠系膜下静脉

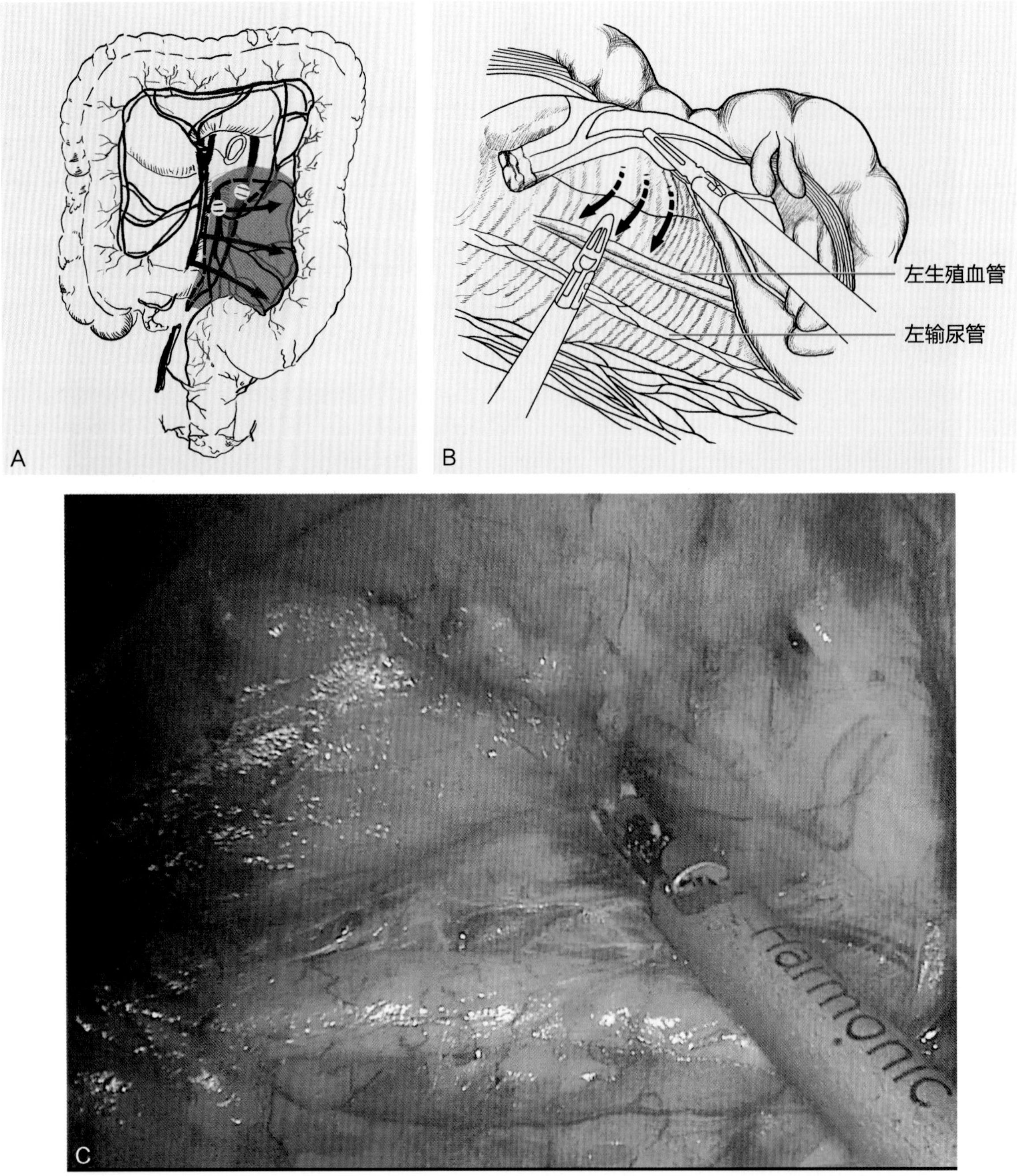

▲ 图 12-8　分离 Toldt 间隙

距肿瘤 5cm 用超声刀清除直肠周围的组织，裸化直肠。使用线形切割闭合器从右下腹穿刺孔放入，垂直于肠管切断直肠（图 12-11，图 12-12）。

展开乙状结肠系膜，用超声刀游离肠系膜下血管向肠管的分支，夹闭后离断，注意保护好结肠的边缘血管弓，保证肠管的血供，游离系膜到肠管的预切断处。要注意，有时乙状结肠要切去很长或乙状结肠短，必要时要游离脾曲（图 12-13）。

在左下腹做切口（图 12-14），切口的大小、位置，要兼顾标本的大小、美容和便利手术的原则。切口置保护器，取出标本和近段肠管，直视下在肿瘤近端 10cm 处离断结肠，移去标本。这一步必须要保证肠壁有充足的血液供应。随后吻合器的钉座放进肠管后荷包缝合关闭（图 12-15）。

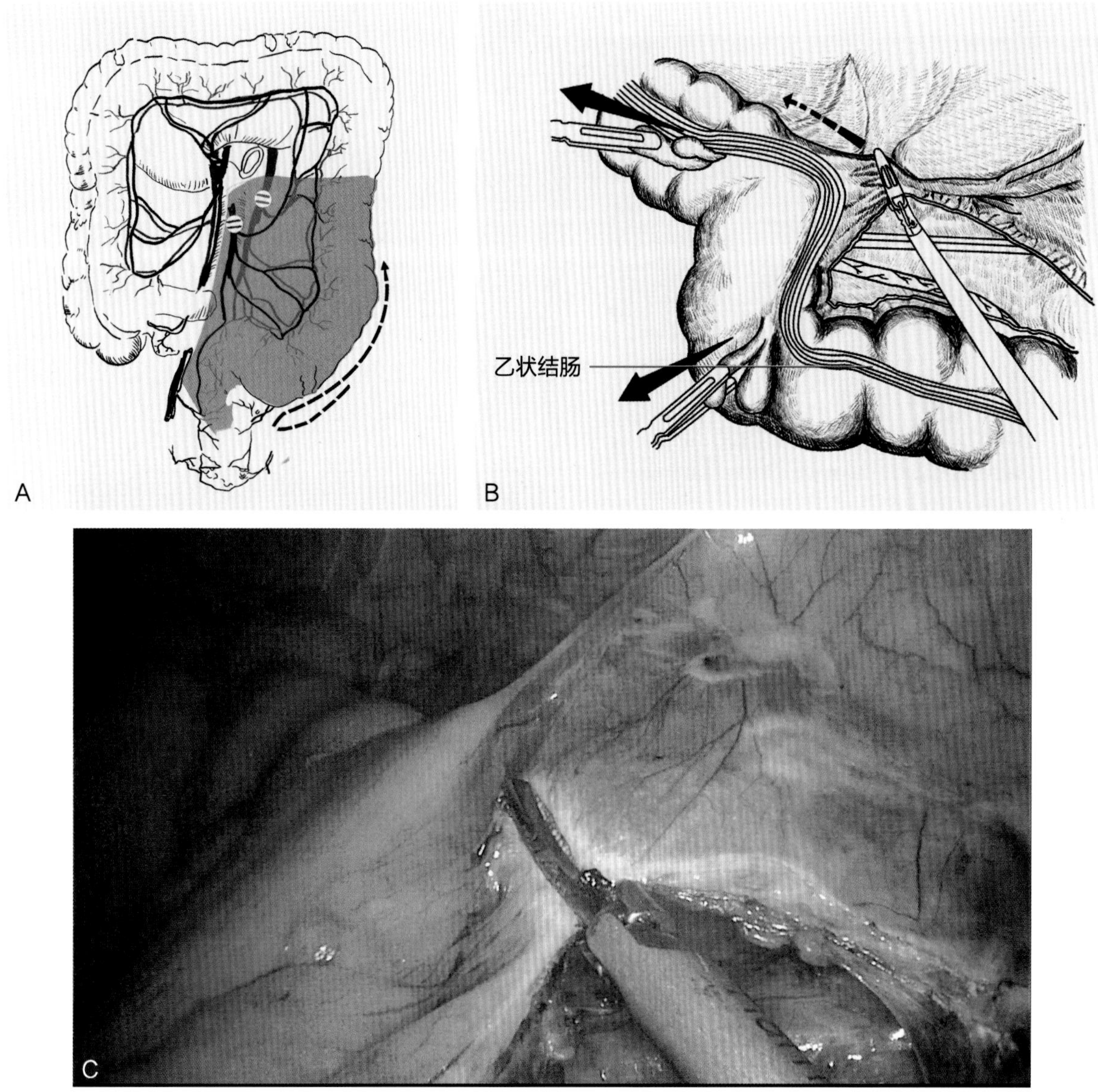

▲ 图 12-9　剪开乙状结肠外侧腹膜

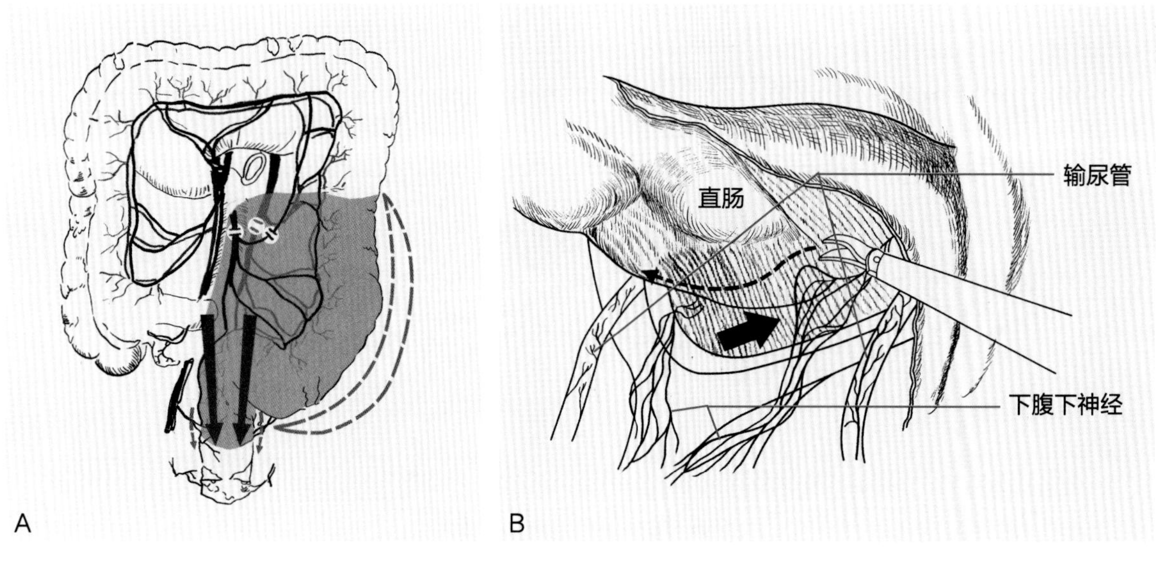

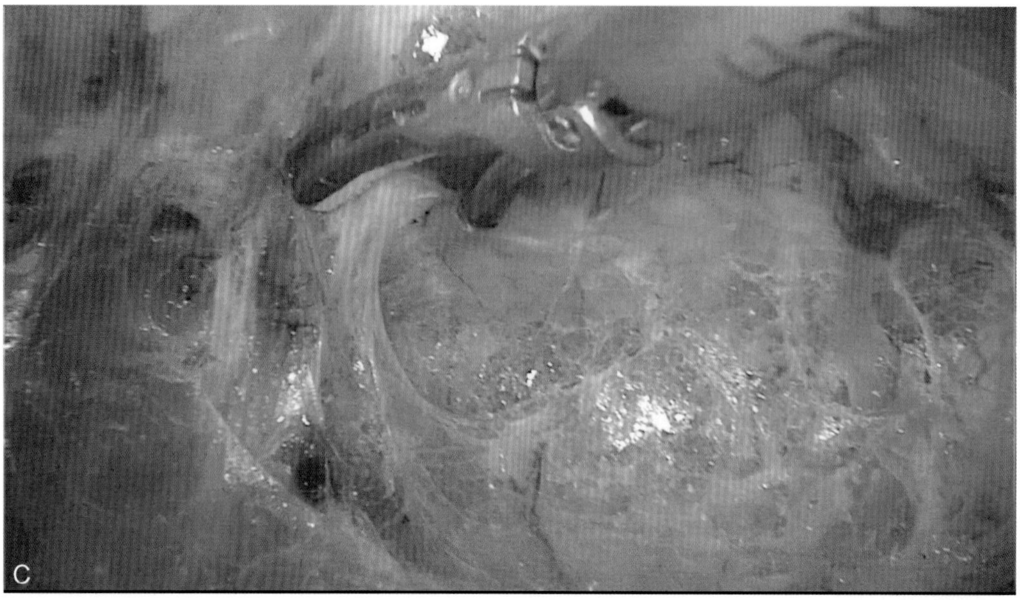

▲ 图 12-10　游离直肠后间隙

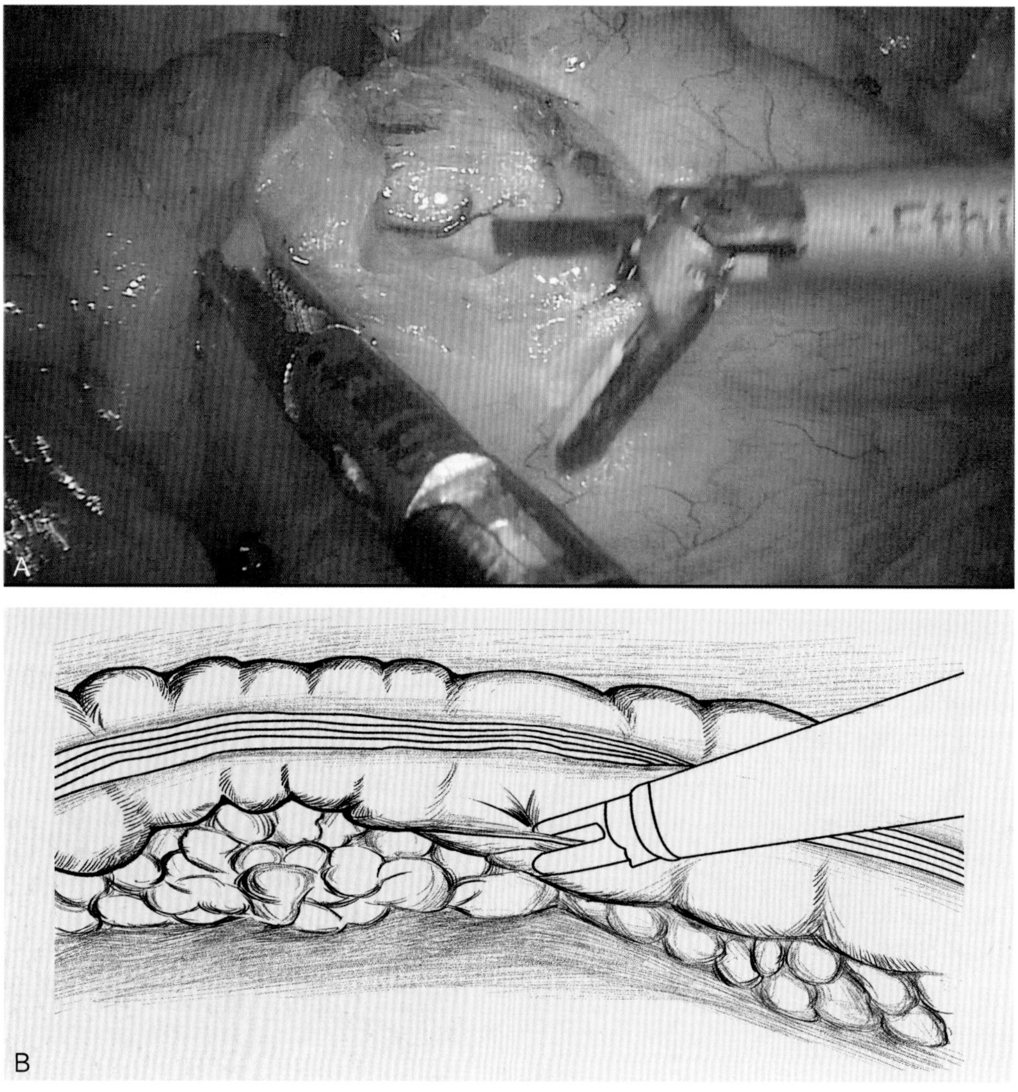

▲ 图 12-11　裸化直肠

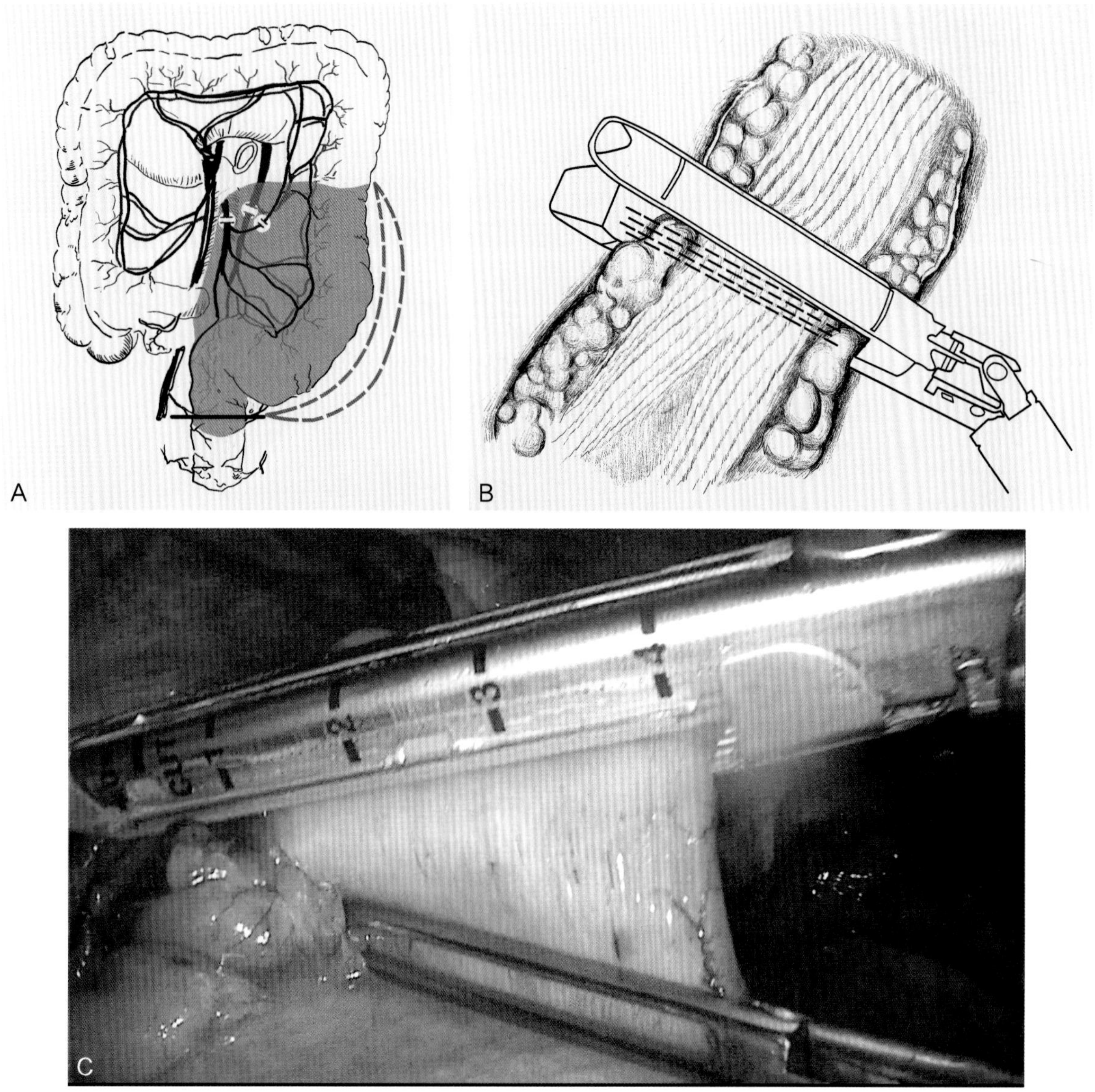

▲ 图 12-12　直线切割闭合器切割闭合肠管

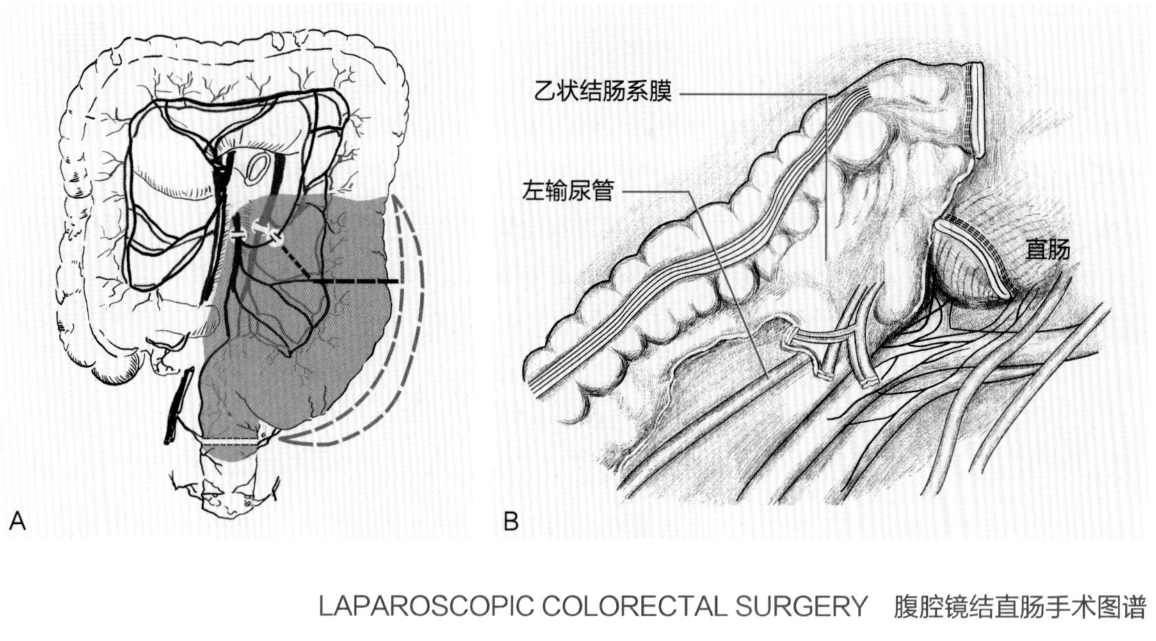

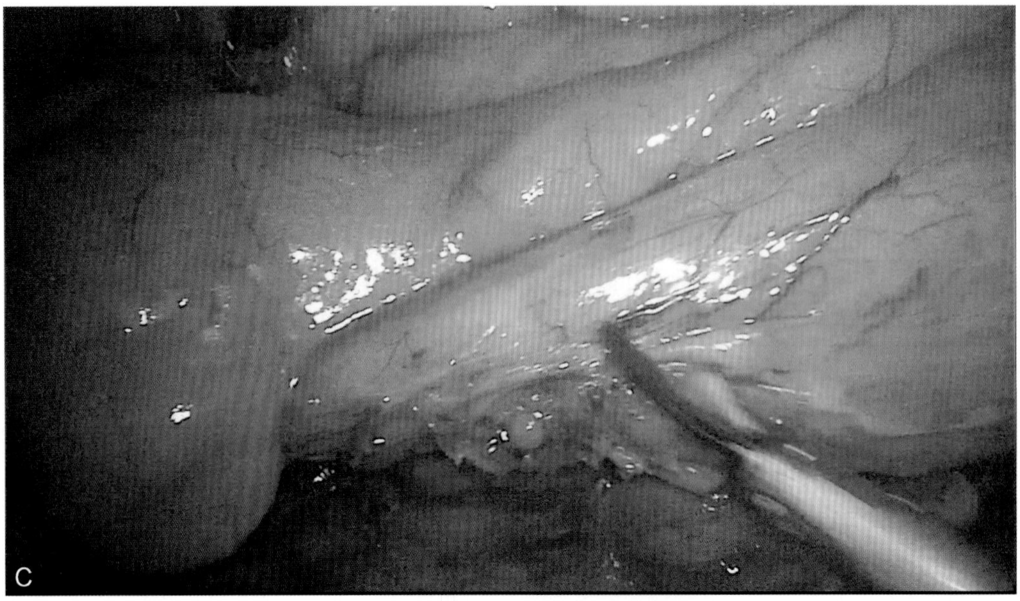

▲ 图 12-13 **分离乙状结肠系膜**

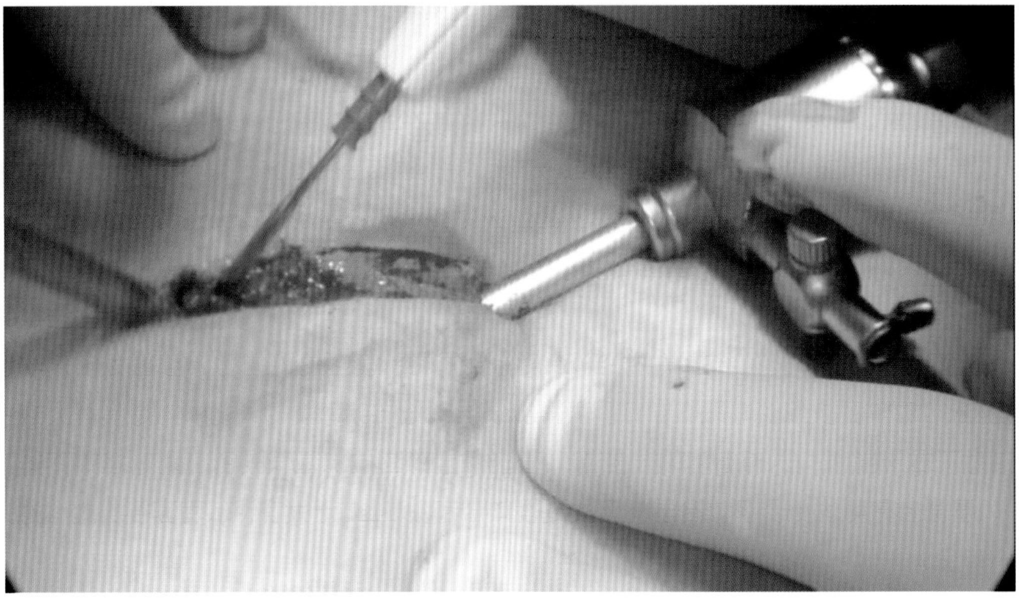

▲ 图 12-14 **左下腹切口**

将肠管放回腹腔。缝合切口，重新建立气腹，把圆形吻合器通过扩肛后的肛门放入直肠，吻合器的前端刺穿直肠残段，连接中心杆和钉座（图 12-16），检查肠管系膜无扭曲、无张力后，拧紧、击发、松开旋转，取出吻合器，完成吻合。通过检查切下的远近端的肠环和注水充气试验检查吻合口无泄漏，大量的蒸馏水冲洗腹腔手术创面，检查戳孔无出血，从右下腹的戳孔放置引流管于盆腔，拔出穿刺器，缝合戳孔。结束手术。

四、术中、术后注意事项

输尿管损伤是主要的并发症之一，要避免输尿管的损伤，就要求术中的解剖层次清楚，只要保持在 Toldt 筋膜浅面游离，就可以不损伤输尿管。在一些复杂的病例，比如严重的炎症反应，肿瘤侵犯、粘连时，解剖发生变异，输尿管的辨认会很困难，在这种情况下可以在输尿管内插入输尿管导管，以利于术中输尿管的辨认。另外，术中游离乙状结肠系膜时一定要注意保护好边缘血管弓，保证肠壁的血供。游离直肠时要注意保护下腹神经。

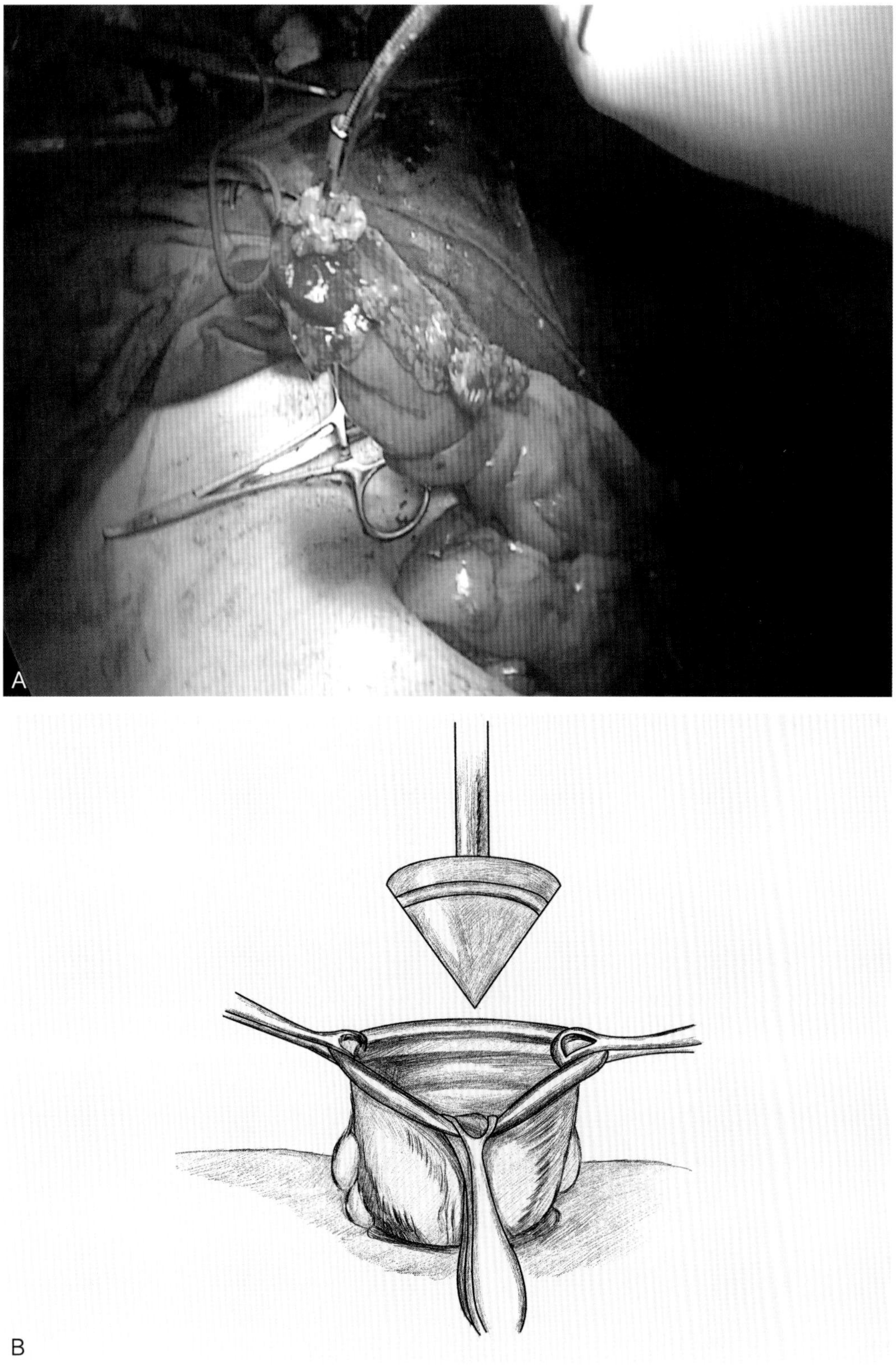

▲ 图 12-15　放置吻合器钉座

术后注意要保持引流管的通畅，早期下床活动，促进肠功能的尽快恢复，保证合理的营养支持治疗，促进患者的尽快康复。

五、术后处理

1. 术后适当监护，对有明显心肺疾病的急危重患者要在 ICU 进行全面监护。
2. 持续胃肠减压，直至胃肠功能恢复，肛门排气。
3. 术后早期进行适当活动，包括深呼吸、床上活动、下床步行等。

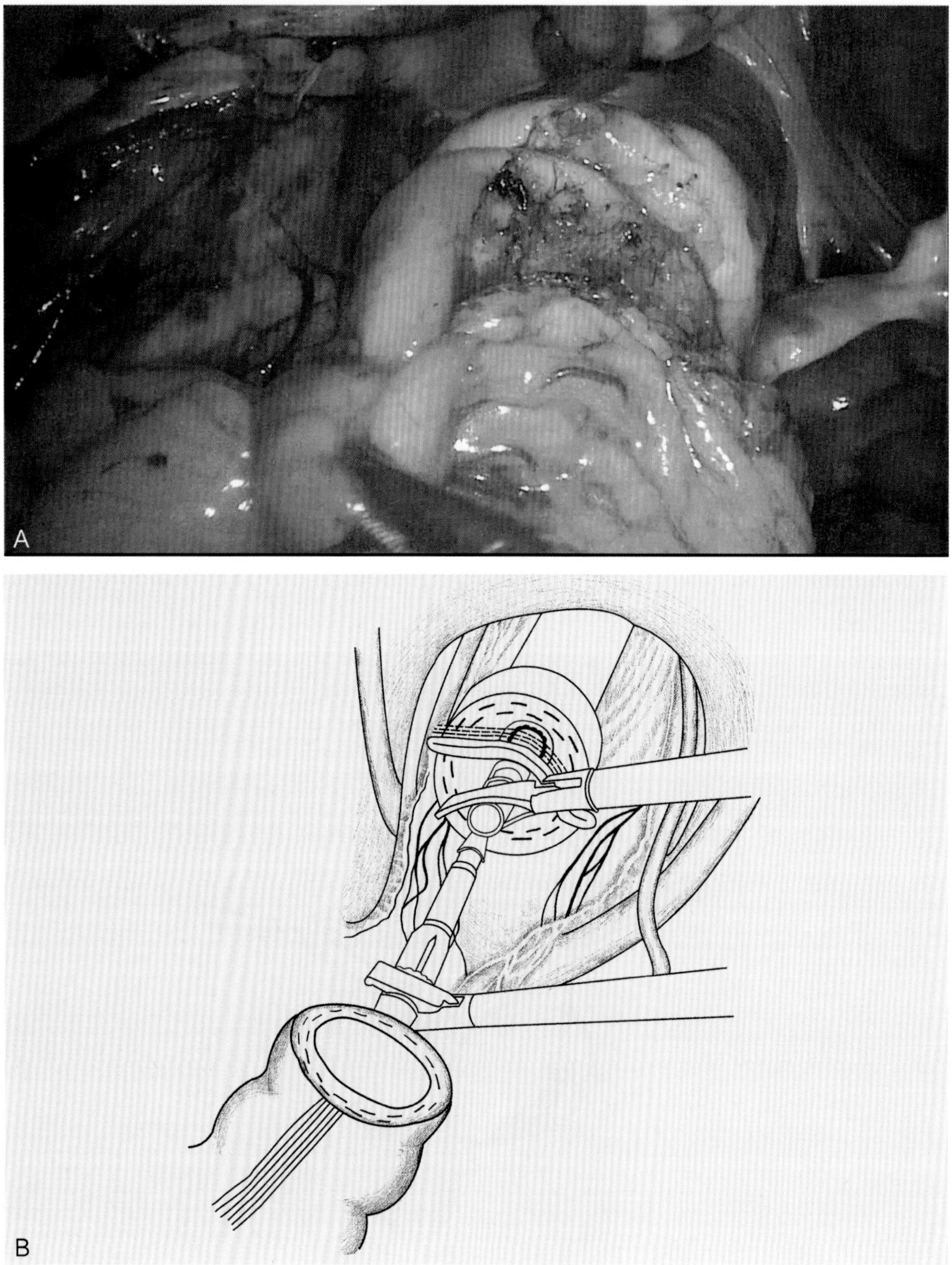

▲ 图 12-16　结肠直肠吻合

4．继续应用抗生素直至无感染危险时。

5．术后尿管应放置 7d 左右。

6．引流管引流液若变为浆液性，或每天少于 50ml 时可以拔出，一般须放置 3 ～ 5d，直肠经腹前切除须放置 7d 左右。

六、术后常见并发症及处理

1. 出血

常为血管结扎不牢固所致。少的出血，对生命体征影响不大的，可以行止血、输液、输血等非手术治疗。出血量大的需要立即腹腔镜探查止血。

2. 吻合口瘘

多为吻合口张力过大、肠道准备不好、病人营养不良所致。防治术前、术后吻合口瘘应该做好营养支持治疗，术前做好肠道准备，术中保证吻合肠管无张力。

3. 腹腔感染

主要是高龄、长期消耗、营养差的患者。术前、术后应该加强营养支持治疗，加强抗感染治疗，有感染性积液的病人可在 B 超或 CT 引导下穿刺引流。

4. 输尿管损伤

游离到乙状结肠的下端时须注意辨认、确定左侧输尿管，防止损伤。若发现损伤，请专科医生会诊处理。

5. 脾损伤

多为术中结肠不够长时，游离脾曲时处理脾结肠韧带时引起。处理时按脾挫裂伤的原则处理。

Part 13

腹腔镜直肠癌根治术

第一节 腹腔镜腹会阴联合直肠癌根治术

由于组织来源、肿瘤特性、发病机制和治疗方式等方面的相似性，直肠癌和结肠癌常分为一组。但直肠癌在临床表现、疾病进展、诊治经过、病情演变、临床转归等方面有其独特的表现。另外，直肠癌和结肠癌不是一种疾病，将两者区别处理可能更恰当，上皮组织类型研究也支持了这一观点。同时，在大小便控制、肛门括约肌的保留及性功能等问题的处理上直肠癌也不同于结肠癌。

直肠癌手术经过几百年的不断发展，针对不同位置的肿瘤，出现了经腹、会阴联合直肠癌根治术，直肠低位前切术，并相继发展了其他保留直肠括约肌的术式，包括直肠切除结肠肛门吻合术、经肛门局部切除术等。

以上描述的各种直肠癌外科治疗方法均为不同的手术方式。随着 20 世纪 90 年代腹腔镜外科技术的出现，事实上所有直肠手术均可采用微创技术。自从 1992 年 Sackier 等报道首例经腹会阴腹腔镜直肠手术以来，其他外科医生也相继开展了这一项目。由于腹腔镜技术特有的放大特征及微创分离技术，结合直肠手术盆腔这一解剖部位的专有特点，近年来腹腔镜直肠癌手术已越来越受到这一专科领域医生的偏爱。

近年来，直肠癌的发病率逐年上升，居消化道恶性肿瘤之首。迄今为止，手术仍是直肠癌治疗的重要手段。目前 TME 手术已越来越受到外科医生的重视，已为越来越多的外科医生作为直肠癌治疗的“金标准”。随着 TME 理念的深入和腹腔镜技术的发展，腹腔镜全直肠系膜切除术、超低位前切除术等术式正在兴起，国内外大宗前瞻性临床研究表明这一微创技术有良好的应用前景。

一、适应证和禁忌证

（一）适应证

1．浸润性、分化差的距离肛缘 5cm 以内的直肠癌患者。

2．距离肛缘 3cm 以内的直肠癌。

3．肛管和肛门周围癌。

（二）禁忌证

1．年老体弱、一般情况差、伴发其他严重情况无法耐受全身麻醉者。

2．癌肿局部广泛转移。

二、术前准备

1．肠道准备。术前 3d 开始口服半流食或流食，常规口服肠道不吸收抗生素，如甲硝唑等。术前清肠，术晨清洁灌肠。

2．纠正贫血和低蛋白血症，一般血红蛋白应高于 100g/L。如有必要术前给予静脉营养支持。

3．女性患者常规进行阴道检查，了解肿瘤是否侵犯阴道后壁。

4．患者如有泌尿道症状，应行膀胱镜检查或泌尿道造影检查，了解肿瘤是否侵犯泌尿道。

5．术前放置胃管、气囊导尿管。

三、手术病人选择

腹腔镜直肠癌根治术的病人选择同开放式直肠癌根治术。但腹腔镜手术对患者体质、年龄有一定要求，特别是心肺功能的储备尤为重要。

直肠指诊和肛门镜可确定肿瘤距肛门的距离。也应收集有关盆腔潜在转移的资料，盆腔 CT 可以提供更多局部病变程度的准确信息，也可评估盆腔脏器及骨盆是否受累。直肠腔内超声可以提供肿瘤侵犯深度和直肠周围淋巴结受累程度的信息。

经过仔细的术前分级，可决定是否需要其他辅助治疗。病变局部进展不是腹腔镜切除术的禁忌证，术前辅助化疗的适应证同开腹手术。针对术前预计可能造口的患者，术前应由造口专家进行评估，标记预定的肠造口点，指导病人对肠造口的护理。

四、腹腔镜手术方法和技巧

（一）病人体位与手术室设置

病人于手术室电动床上取仰卧位，双腿由可调动的牵引镫支撑，使医生容易地到达会阴和肛门。女性病人如子宫妨碍盆腔解剖，可放置阴道套管牵引子宫。牵引镫固定后应使股骨与地面平行，因松弛的股骨运动会影响腹腔镜和腹腔镜器械。患者右肩垫高，术中手术床向右肩倾斜。术者位于患者右侧，扶镜手位于术者左手侧，助手位于术者对面，监视器分别位于患者两侧（图 13-1）。

（二）套管的位置

一般来说，手术可用 5 根套管针技术完成。10mm 套管针置于脐上 3cm，置 30°镜观察。于右侧髂前上棘连线右下腹直肌外侧放置 10mm 管作为主操作孔。于脐旁左右腹直肌外侧缘、左下腹麦氏点分别放置 3 个 5mm 管作为辅助操作孔和助手的操作孔（图 13-2）。

（三）手术步骤

1. 气腹

麻醉成功后，完成腹会阴准备和铺巾同开放式腹会阴直肠癌根治术。注意因为腹部两侧需要放置穿刺套管，腹部铺巾范围应较大。病人取头低仰卧位，术者站病人右侧。气腹针经脐上切口穿刺建立 CO_2 气腹，也可用 Hasson 技术。CO_2 气腹压力达到 12 ～ 15mmg 时，在气腹针穿刺处重新放置 10mm 管，并由此放入腹腔镜，另四根套管针在腹腔镜直视下放置。

2. 腹腔镜下分级

探查腹腔并行腹腔镜下分级。病人取头高仰卧位以利于显露和到达肝脏，30° 腹腔镜常使肝脏表面视野最佳。仔细检查肝脏表面后，直视下仔细检查腹腔内其他脏器及结构。仔细检查大网膜有无转移性结节，分段顺序检查小肠，最容易的方法是由回肠末端开始向上进行检查。如遇到小肠结肠粘连，分离松解可能影响手术操作视野的部分，以提供充分的手术野。探查中遇到的任何可疑性结节或包块均应行诊断性活检。腹腔探查结束后，患者改为头低仰卧位，仔细检查盆腔，在高位直肠癌患者应当注意检查肿瘤浆肌层浸润情况、与周边脏器有无粘连、肿瘤大小、活动度及系膜淋巴肿大情况。低位直肠癌应注意肿瘤与盆底腹膜返折关系。同时注意观察盆底腹膜有无粟粒样结节，盆腔有无腹水。在女性患者，要注意仔细进行双侧卵巢的检查以确定有无转移性病变。

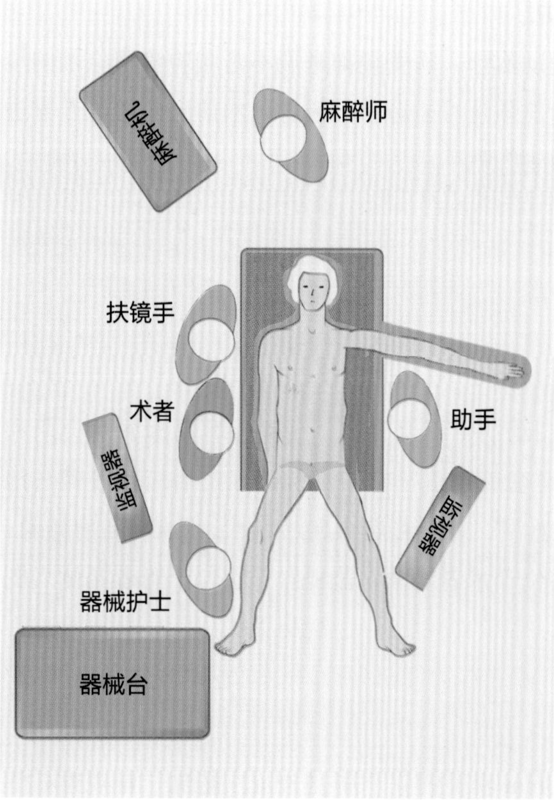

▲ 图 13-1　腹腔镜直肠癌根治术体位及手术室布局

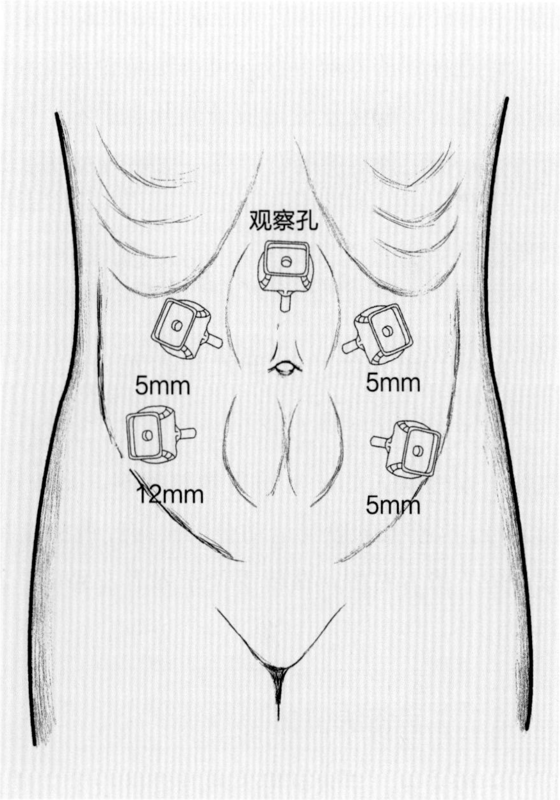

▲ 图 13-2　腹腔镜直肠癌根治术套管位置

3. 腹腔镜下解剖

腹腔镜操作中，腹腔镜高位直肠癌根治术与腹腔镜中低位直肠癌根治术操作相似，其主要区别在于直肠下端的分离范围及吻合技术上的差异。经腹、会阴腹腔镜直肠癌根治术(Miles 术)，经腹、会阴腹腔镜直肠癌根治术，人工肛门重建术在分离操作中基本一致，但肿瘤肠段切除后的近端结肠的处理方式不同。

将小肠上推至盆腔外，病人取最大限度的头低足高位，使小肠、大网膜远离手术解剖区。术者站在病人右侧，设想镜头操作者站在病人右侧、术者左侧，操作助手站在病人左侧。

首先由乙状结肠及降结肠解剖入手，助手自病人左侧操作孔分别放置两把无损伤抓钳，分别于乙状结肠上段及下段，向左、向上牵拉，显露乙状结肠右侧系膜。可很容易显露髂总血管、腹主动脉行程。持续向上牵拉，将腹膜抬起远离髂血管，以超声刀或电剪刀自盆腔入口上方、腹主动脉分叉处剪开乙状结肠右侧腹膜（图 13-3）。

向上沿腹主动脉表面向肠系膜下动脉根部方向进行分离，分离后腹膜直至肠系膜下动脉根部上方。在无血管平面钝性解剖乙状结肠系膜，有助于腹膜后结构的辨认。

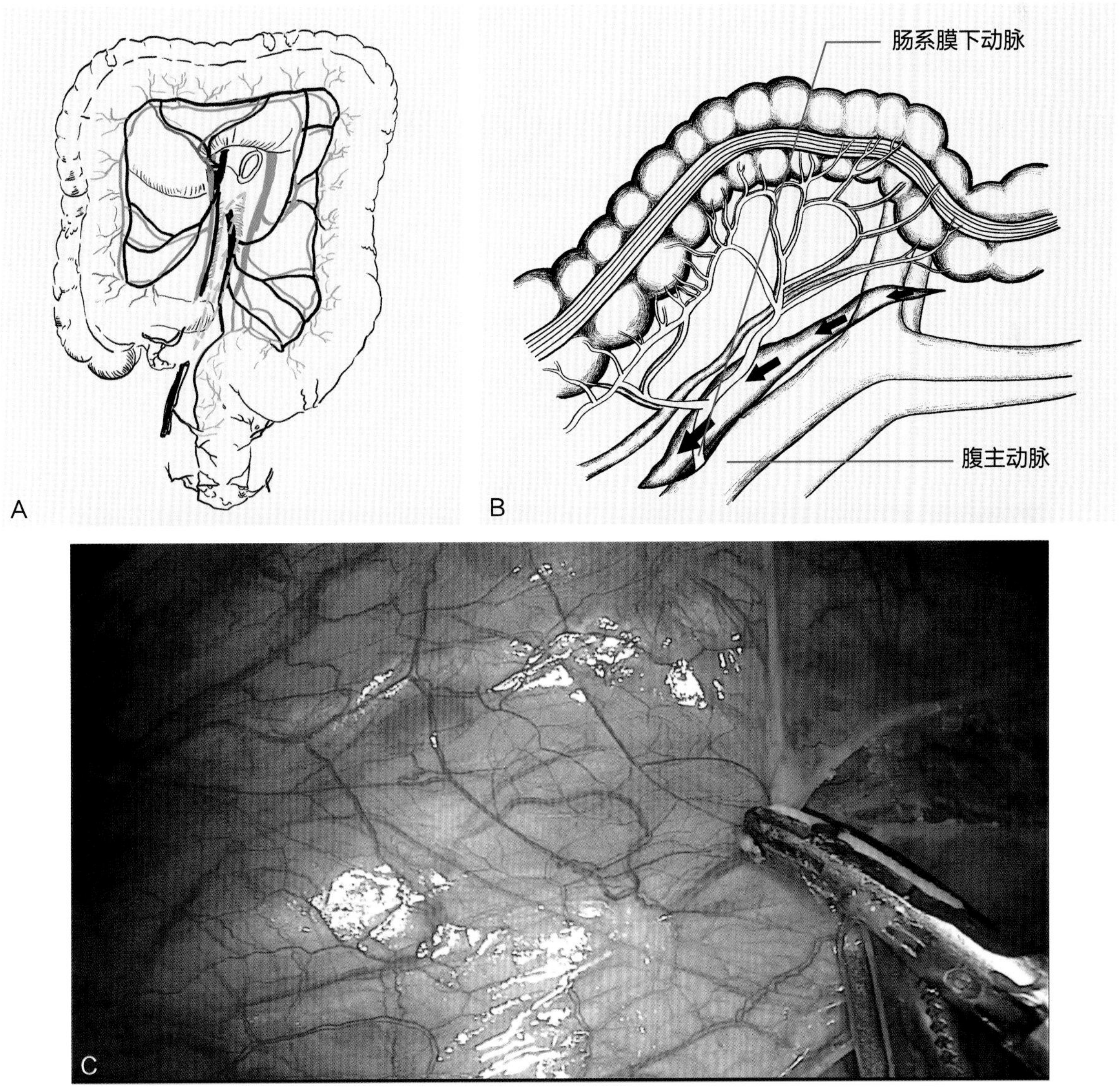

▲ 图 13-3　剪开乙状结肠右侧腹膜

用超声刀或电剪刀仔细解剖腹膜附着处并保持正确层面能确保干净的手术野。带血的组织结构辨认困难，且其吸收腹腔镜光线使图像模糊。另外，过于向后解剖可能解剖到子宫、性腺血管甚至肾脏的后方，而过于向前解剖可使解剖平面位于乙状结肠或降结肠系膜内，导致出血。腹腔镜图像经放大后比开腹手术时更容易看清无血管平面，使解剖更容易。在分离过程中，自肠系膜下动脉根部可能更加容易进入此平面。

乙状结肠和降结肠系膜平面自后腹膜游离后，左侧输尿管和性腺血管可马上辨认出来。如同开腹手术一样，左侧输尿管在跨越髂血管处很容易辨认，如输尿管辨认实在困难，特别是在肥胖的患者，应警惕在松解结肠平面时过于靠后的可能，此时解剖平面位于输尿管和性腺血管的后方，这些结构均被包裹在结肠系膜内牵向前方。

助手用无损伤抓钳推开肠系膜血管根部周围的小肠和网膜后，向上提起乙状结肠和直肠系膜，术者用超声刀分离肠系膜血管根部周围的侧腹膜。解剖并清扫肠系膜下血管周围脂肪和淋巴结。进一步解剖显露出肠系膜血管和腹主动脉，于肠系膜下动脉根部给予钳夹、切断处理（图 13-4）。

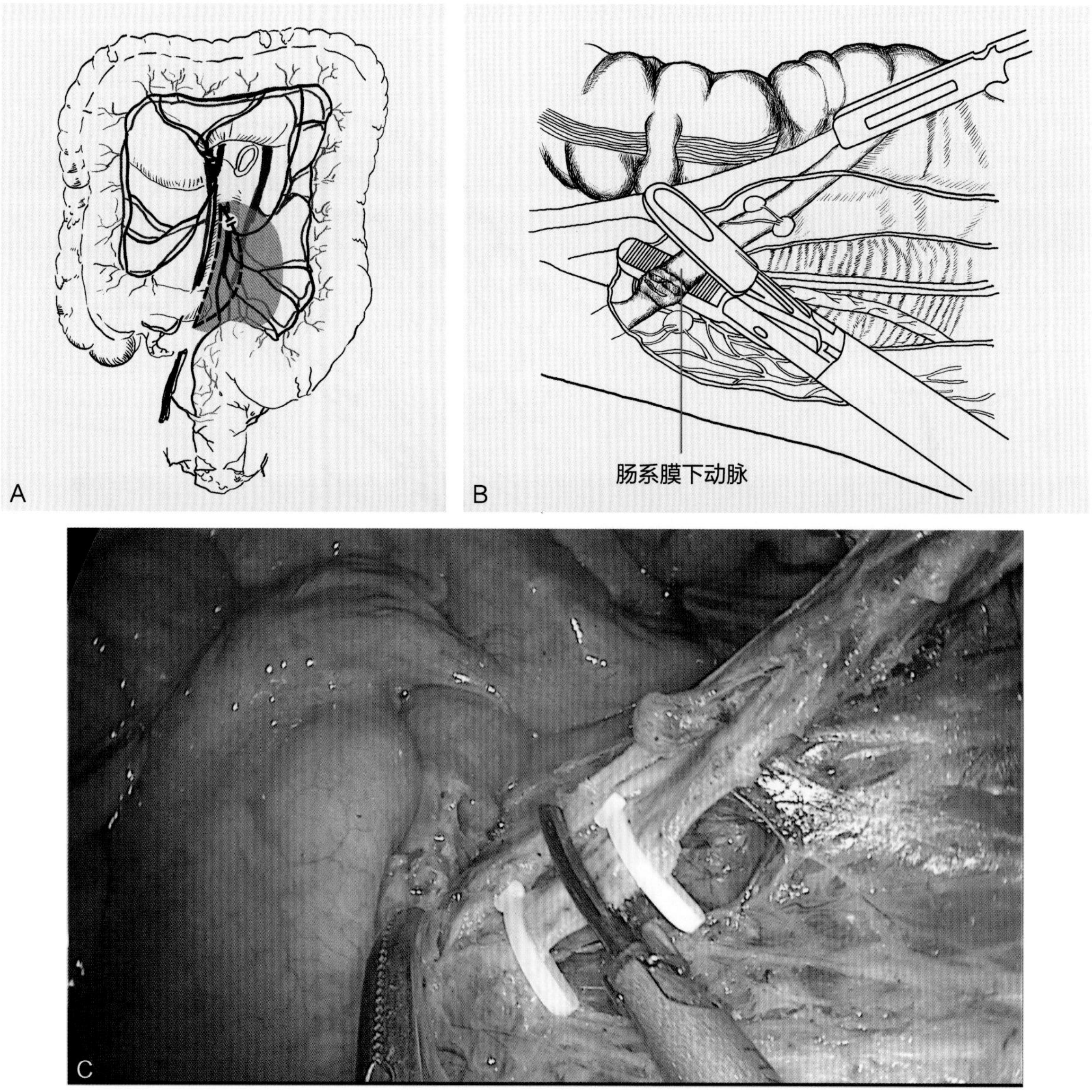

▲ 图 13-4　结扎、切断肠系膜下动脉根部

动脉处理完毕后，同一系膜水平向内分离约 1cm 可见肠系膜下静脉，同法给予处理（图 13-5）。

在断离血管时，特别是处理根部时，要注意保护左侧的输尿管，在牵拉乙状结肠系膜时，输尿管受到牵拉提起，容易损伤。因此，在离断血管的过程中，明确显露左侧输尿管的位置和走行是必要的。在分离血管同时，应当注意避免损伤左结肠动脉，以免出现吻合口供血不足。

向左沿 Toldt 间隙继续分离至左侧侧腹膜（图 13-6）。

沿 Toldt 线打开侧腹膜，并沿侧腹膜切口分离，游离乙状结肠及降结肠，根据解剖需要可向近侧抓持结肠以充分显露结肠侧面，同时使床左侧抬高辅助结肠中央牵拉和便于解剖。在游离降结肠侧腹膜水平时，可根据乙状结肠长短及肿瘤位置进行区别对待（图 13-7）。

降结肠和乙状结肠被充分游离后，进行盆腔方面的操作。沿下腹下神经前间隙分离进入盆腔，沿直肠后间隙疏松结缔组织向下分离进入盆腔，镜下可以看到骶前血管表面有一层筋膜覆盖，同时直肠系膜完整地包裹着直肠周围的脂肪组织（图 13-8）。

沿结肠系膜右侧向下分离，打开直肠右侧与骨盆右侧壁处腹膜返折，向下直至直肠膀胱陷凹或直肠阴道陷凹（图 13-9）。

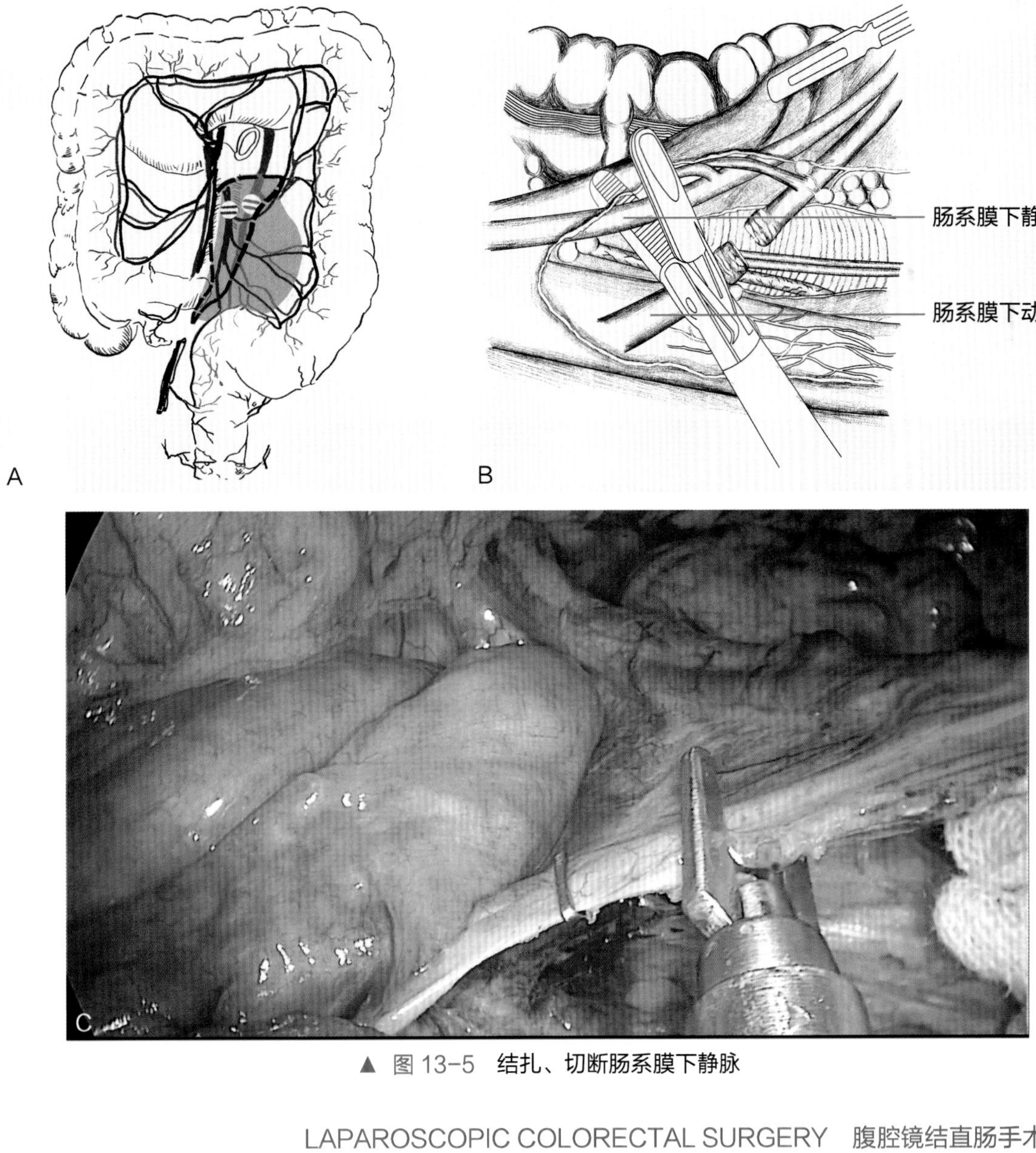

▲ 图 13-5 结扎、切断肠系膜下静脉

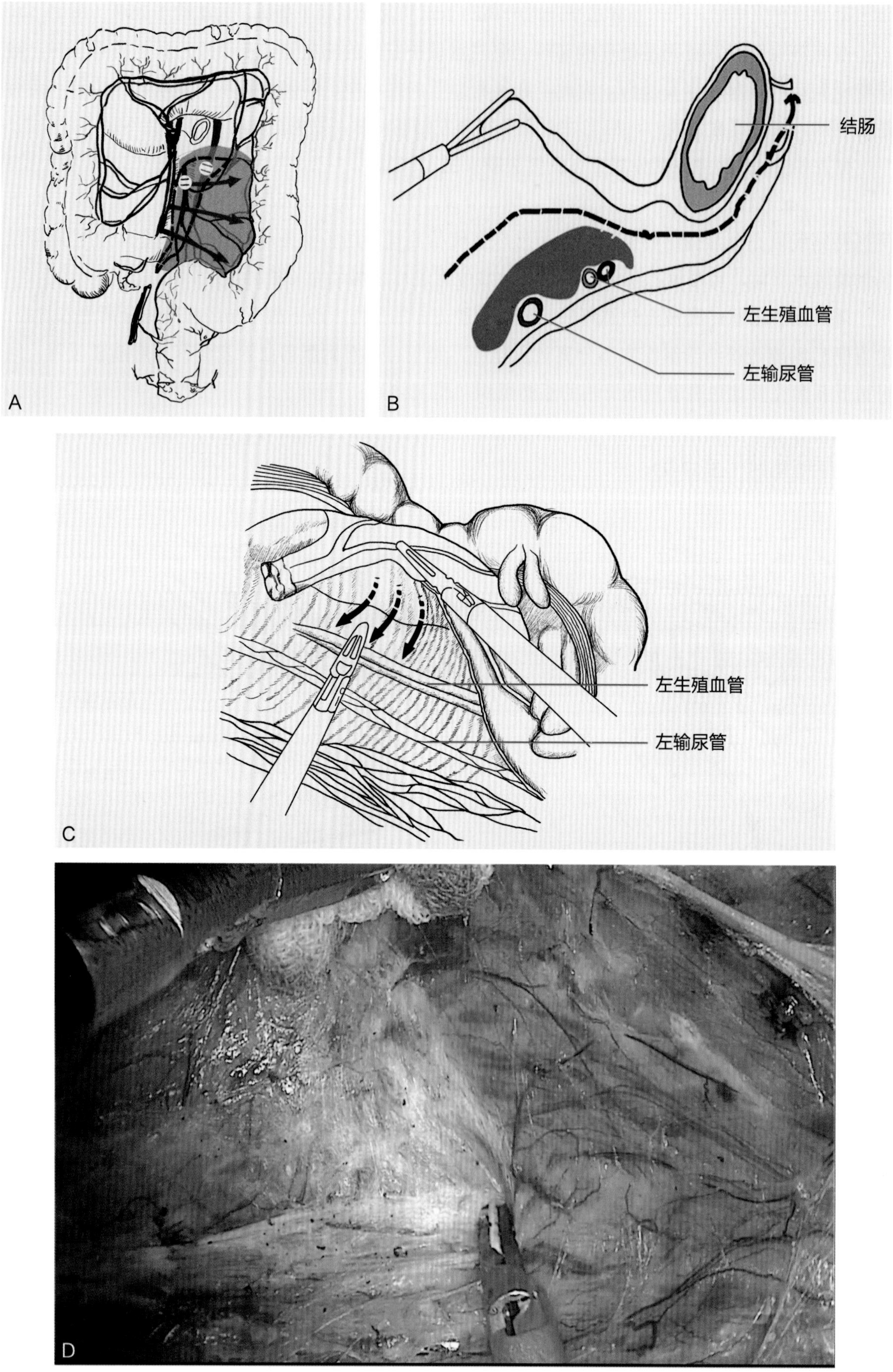

▲ 图 13-6　分离左 Toldt 间隙

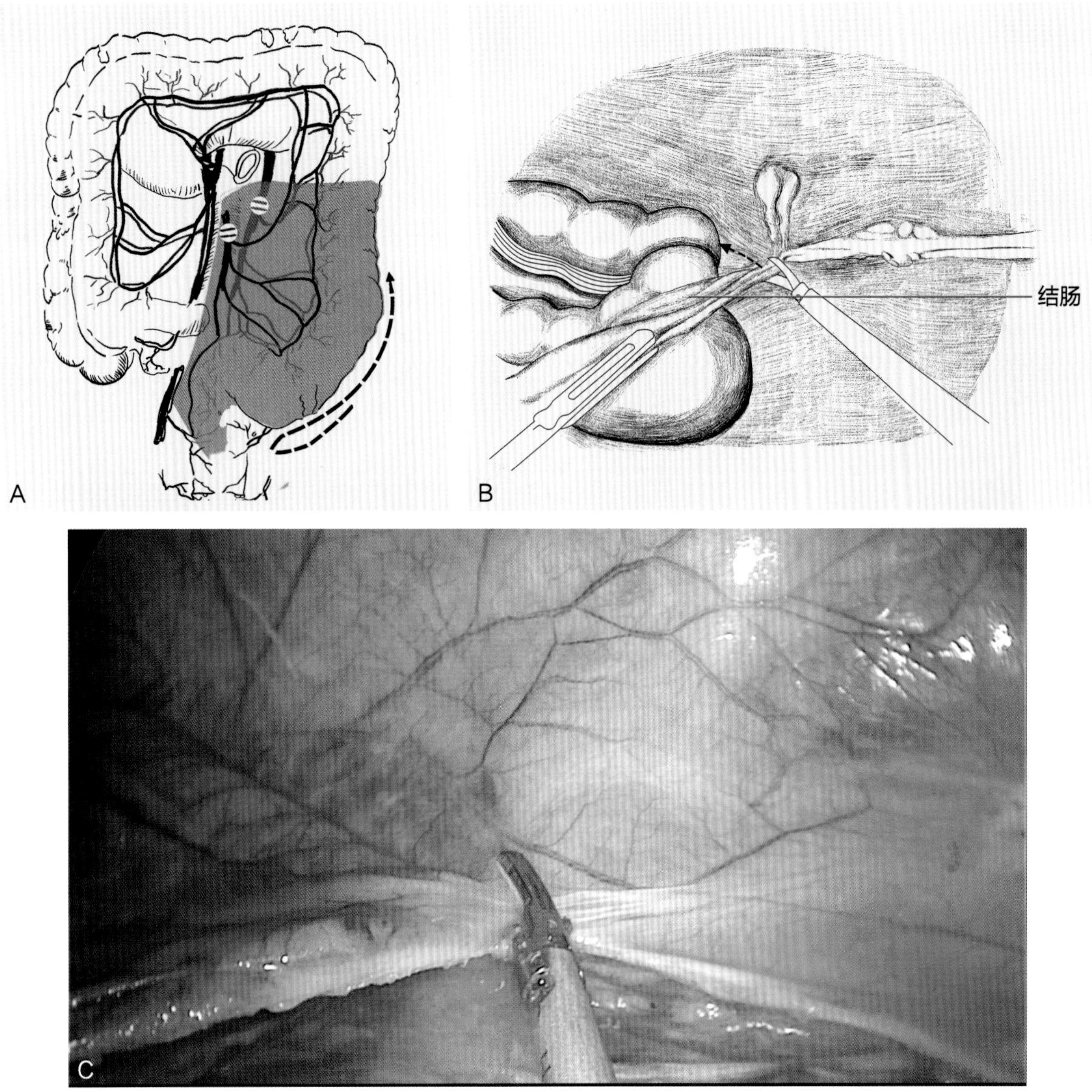

▲ 图 13-7　分离侧腹膜

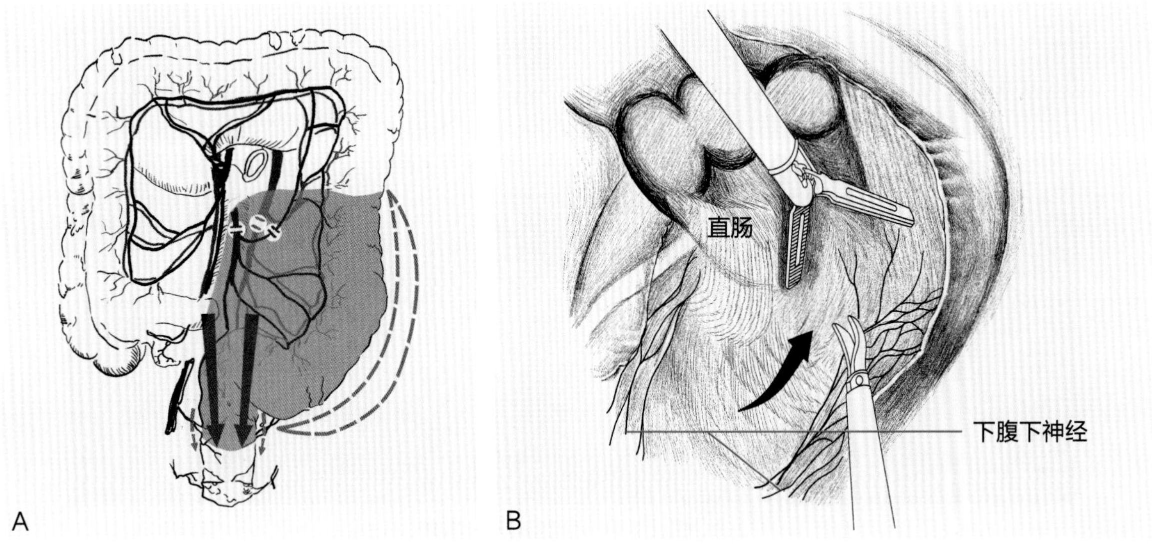

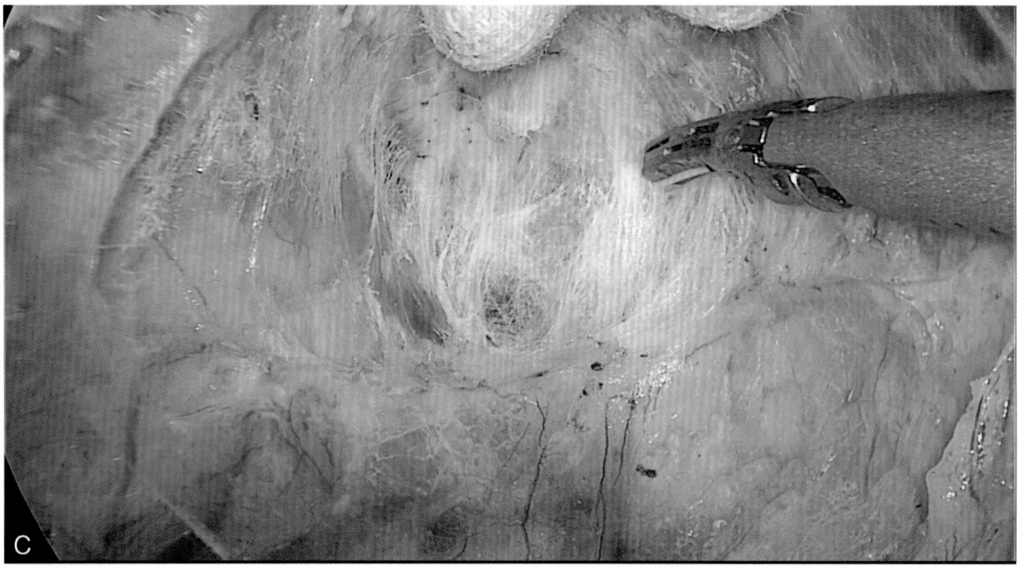

▲ 图 13-8　沿直肠后间隙分离盆腔

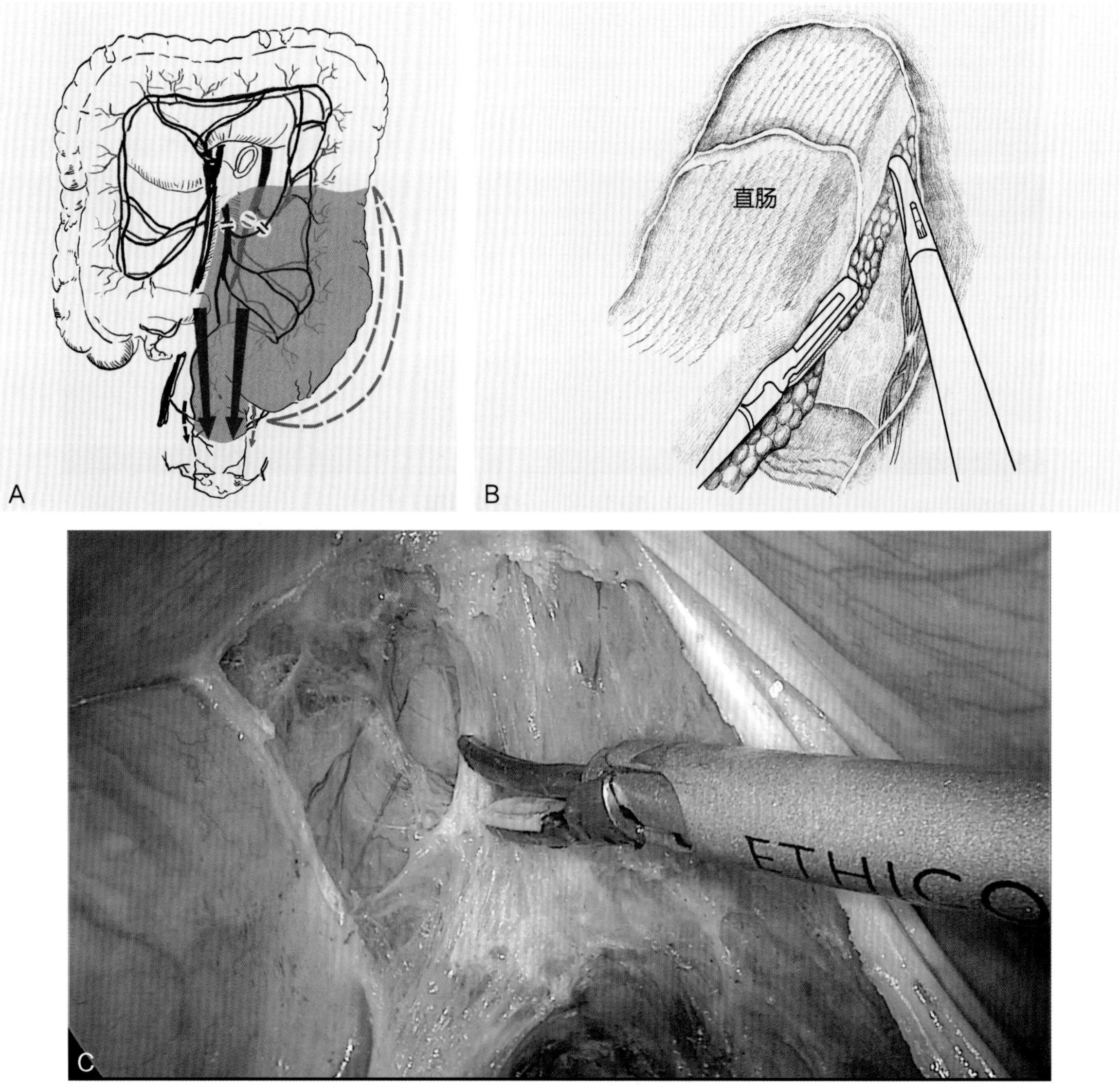

▲ 图 13-9　分离直肠右侧壁

抓持直肠、乙状结肠向前侧面或头侧牵拉，使床右侧抬高有助于结肠的牵拉。解剖骶前间隙时，持续向前及头侧牵拉直肠，可以辨认直肠系膜的固有筋膜和直肠后间隙（Waldeyer 筋膜）之间的间隙并锐性加钝性解剖分离。注意保持恰当的解剖层面，避免损伤前面的直肠上动脉及后部局限的下腹部神经丛。放大的腹腔镜图像可提供极好的下腹神经图像，应注意保留相应神经，同时注意同侧输尿管的保护。在分离过程中，应注意保持平面的清洁，注意止血，往往少量的出血将造成骶前间隙的丢失。

应当交替进行直肠后间隙的分离与直肠侧壁的分离，逐渐向下进行分离。游离右侧结束后转向左侧壁，沿左侧腹膜切开处打开直肠左侧腹膜，直至盆底腹膜返折与右侧切开处会师。在分离左侧壁时，因为后间隙的游离已完成，因此左侧游离将变得相对容易。在分离过程中，应当注意保持直肠系膜的完整性（图 13-10）。

直肠侧、后方解剖完成后，准备直肠前部解剖，此为手术中较难的阶段。在分离直肠前壁时需要助手的相应配合，协助牵引。术者以抓持钳钳夹或肠钳钳夹直肠两侧前面的腹膜并向后（骶

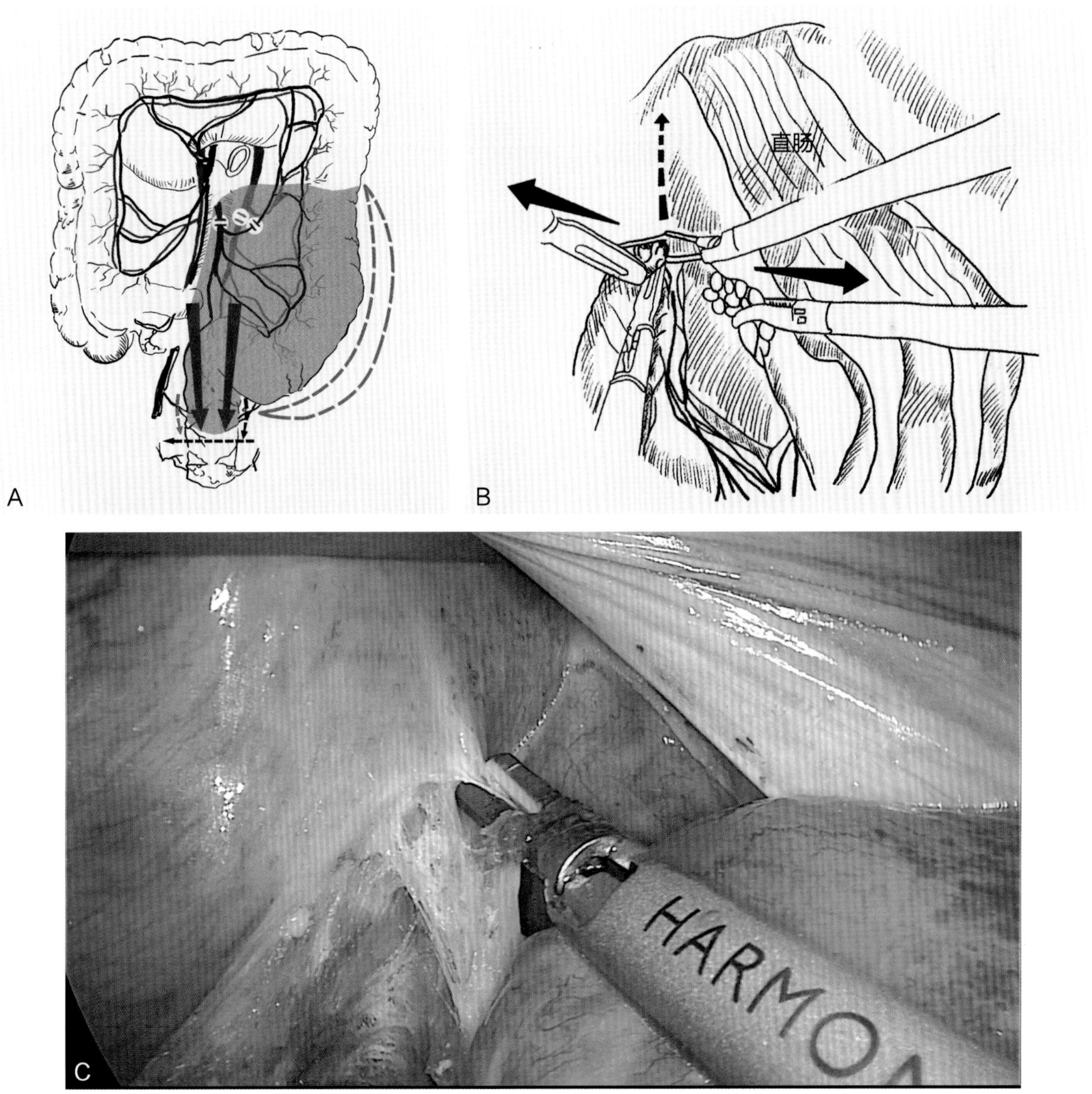

▲ 图 13-10　**分离直肠左侧壁，在前壁与右侧会师**

骨方向）牵拉直肠。为显露解剖平面，应向前牵拉直肠前部结构，男性须向前牵拉膀胱，女性可经阴道插入手指并向前牵拉阴道，如子宫影响解剖平面，可于宫底缝线将其固定于腹壁。显露直肠前间隙后，以电剪或超声刀剪开 Denonvilliers 筋膜（直肠膀胱膈），Denonvilliers 筋膜是男性精囊腺及女性阴道后层与直肠之间的间隙，这层筋膜是从腹膜返折至尿生殖膈，是直肠腹膜返折以下的前间隙。直肠前部解剖推进到骨盆底，男性解剖到前列腺水平以下（图 13-11）。

在分离过程中，女性患者应当注意勿损伤阴道，男性患者应注意精囊腺和前列腺的保护。如解剖确实困难，则由会阴部操作医生协助完成。

在进行超低位保肛手术时，进行直肠下段分离时，应当注意要在正常的间隙内进行，防止损伤直肠。在分离过程中，注意环形交替分离，一般情况下，分离直至肛门括约肌环水平是可行的。

4. 会阴部解剖

会阴部解剖开始时应保持气腹，腹腔镜手术医师对会阴部手术医师的解剖给予视觉证实，也可根据需要提供协助解剖。会阴部解剖与传统开腹经腹会阴手术解剖相同。

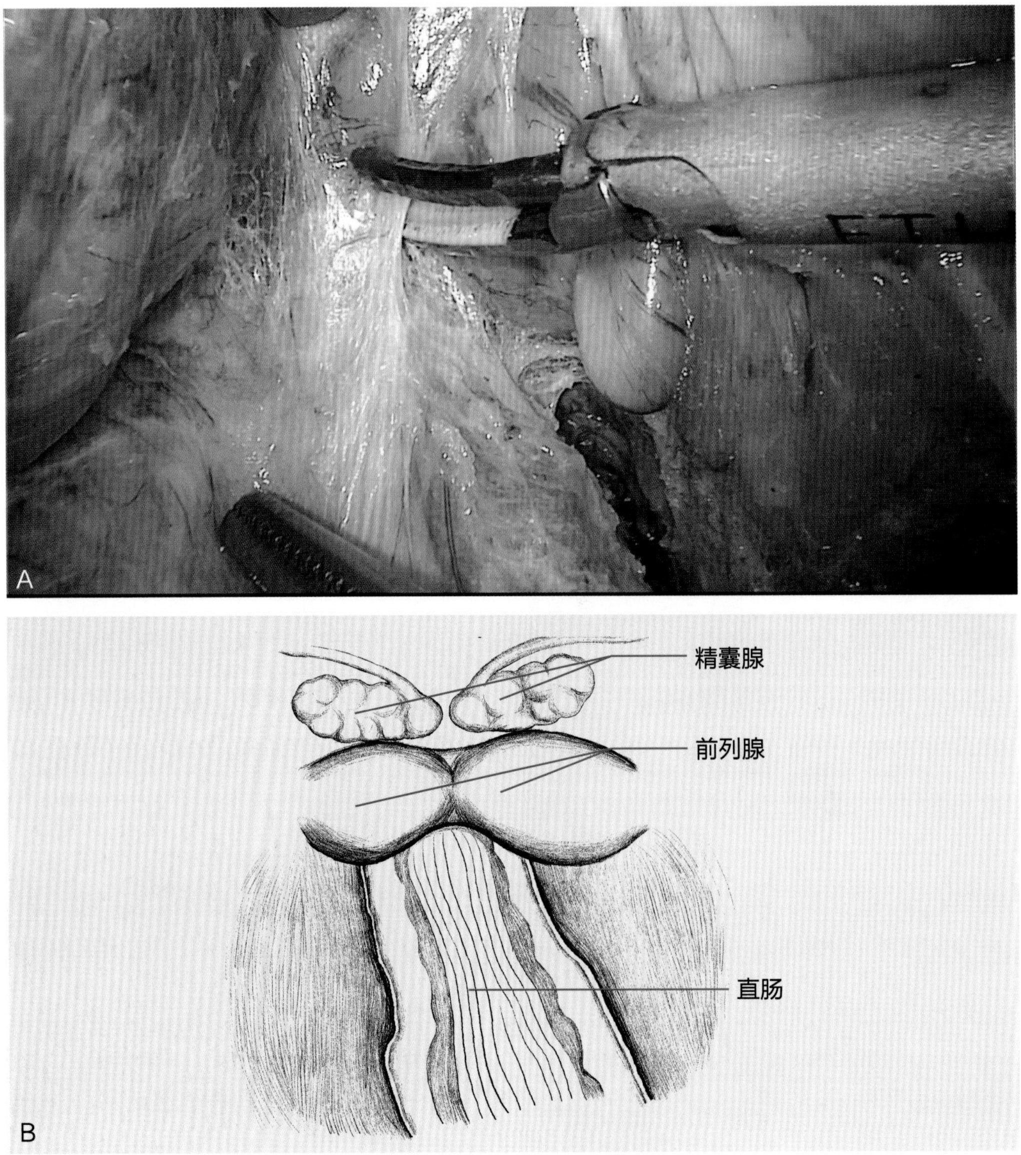

▲ 图 13-11　**分离直肠前壁**

术中用 7 号丝线荷包缝合关闭肛门，切开周围皮肤，皮缘用 Kocher 钳钳夹。经皮下和坐骨直肠窝解剖到肛提肌，分离、结扎直肠下血管。首先分离直肠盆底后部结构，辨明尾骨后分离肛尾韧带，进入骶前间隙后，用一个手指插入到肛提肌后，用电凝器在手指表面分离肛提肌。接着分离盆底前部结构，起自会阴浅横肌，钝性分离直肠前平面，在分离直肠尿道肌和耻骨直肠肌后完成直肠前部解剖。会阴部手术医师沿骶骨用手钝性解剖直肠后无血管平面，与腹腔镜分离平面汇合。如已经腹腔镜将直肠周围向下游离到盆底，会阴部手术医师可将手自左或右侧滑到直肠前平面，钝性分离残留附着部分，完成直肠周围的解剖（图 13-12）。

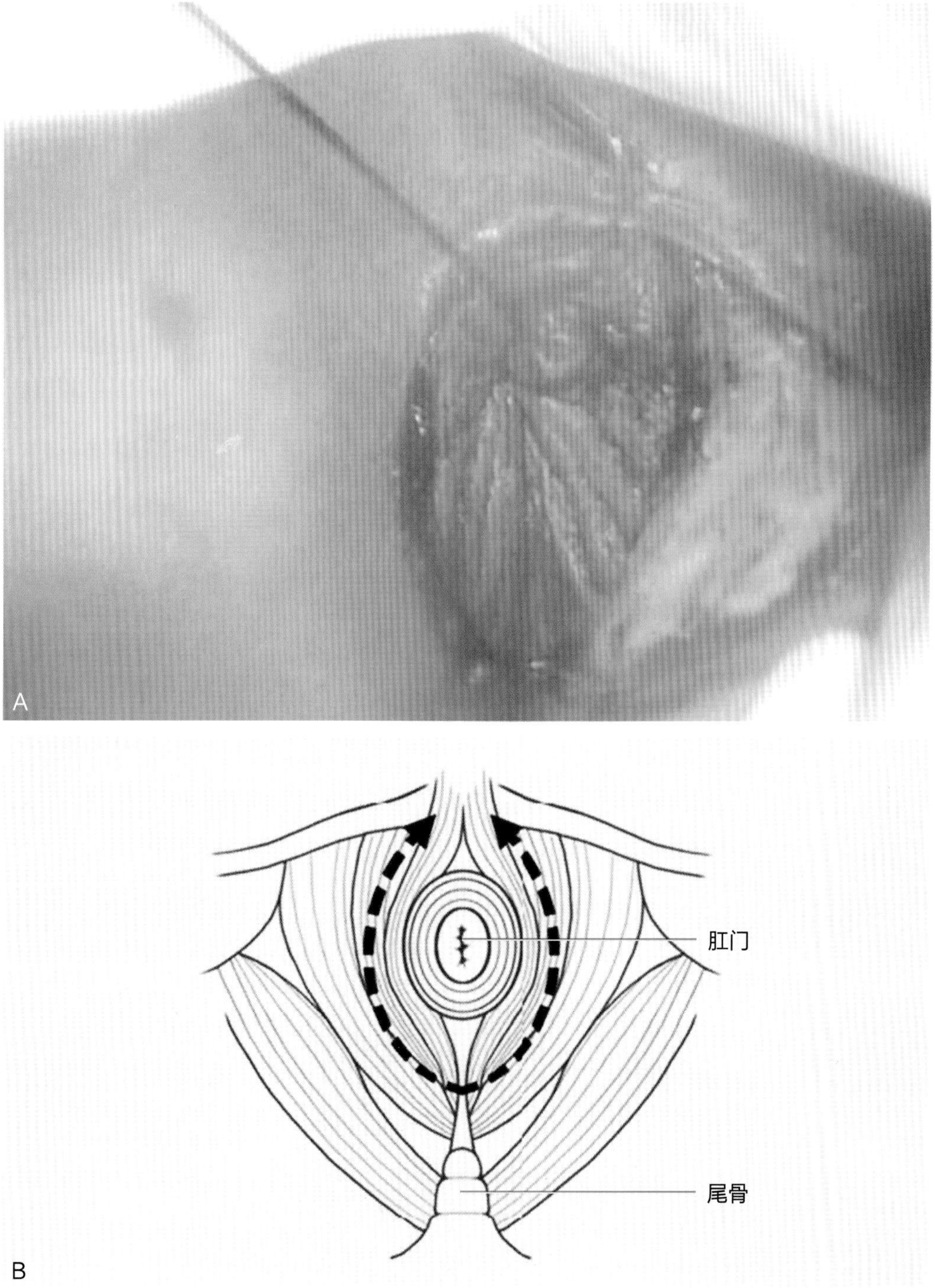

▲ 图 13-12　A. 会阴组操作；B. 会阴组分离范围

如腹腔镜未能完成直肠下段的游离，可使用腹腔镜解剖与会阴部解剖相结合的方法。如直肠后筋膜未经腹腔镜剪开，会阴部操作医生用手指使其紧张，由腹腔镜医生在直视下用电凝器分离。对于直肠前平面的解剖，可由腹腔镜医生向前牵拉膀胱或阴道，向后牵拉直肠加以显露，会阴部手术医生用手指向前推进，钝性解剖直肠前平面。

直肠解剖完毕后，标本的横断面可交由会阴部手术医生，由会阴部切口取出，同时气腹随之消失。所有残余的附着点均可用电凝器分离，随后标本移出手术野。

5. 会阴创面的关闭

病人取轻度头高足低位，会阴部手术医生以大量生理盐水冲洗盆腔，会阴切口穿刺，经该穿刺孔及肛提肌放置负压引流管。由内向外间断缝合逐层关闭肛提肌、皮下组织、皮肤。

6. 结肠造口

会阴部创面关闭后重建气腹，将左下腹部套管孔改扩为直径 3cm 的切口，逐层切开皮肤、皮下组织，分离肌肉切开腹膜后将近端结肠残端自造瘘口引出，将结肠逐层固定于腹膜、腱膜、皮肤层。

7. 人工肛门重建

在患者肿瘤体积小、会阴部切除满意、无周边组织浸润的患者，在腹会阴联合直肠根治后，可考虑行会阴人工肛门重建。此手术方法由高春芳 1986 年创建。

距离近端结肠残端约 12cm 处建造新直肠角，在结肠系膜对侧缘将结肠远端与近端横向用 1 号丝线间断浆肌层缝合 7 ～ 9 针，使远端结肠向前与近端结肠构成 90° 内角，成为新直肠角（图 13-13）。

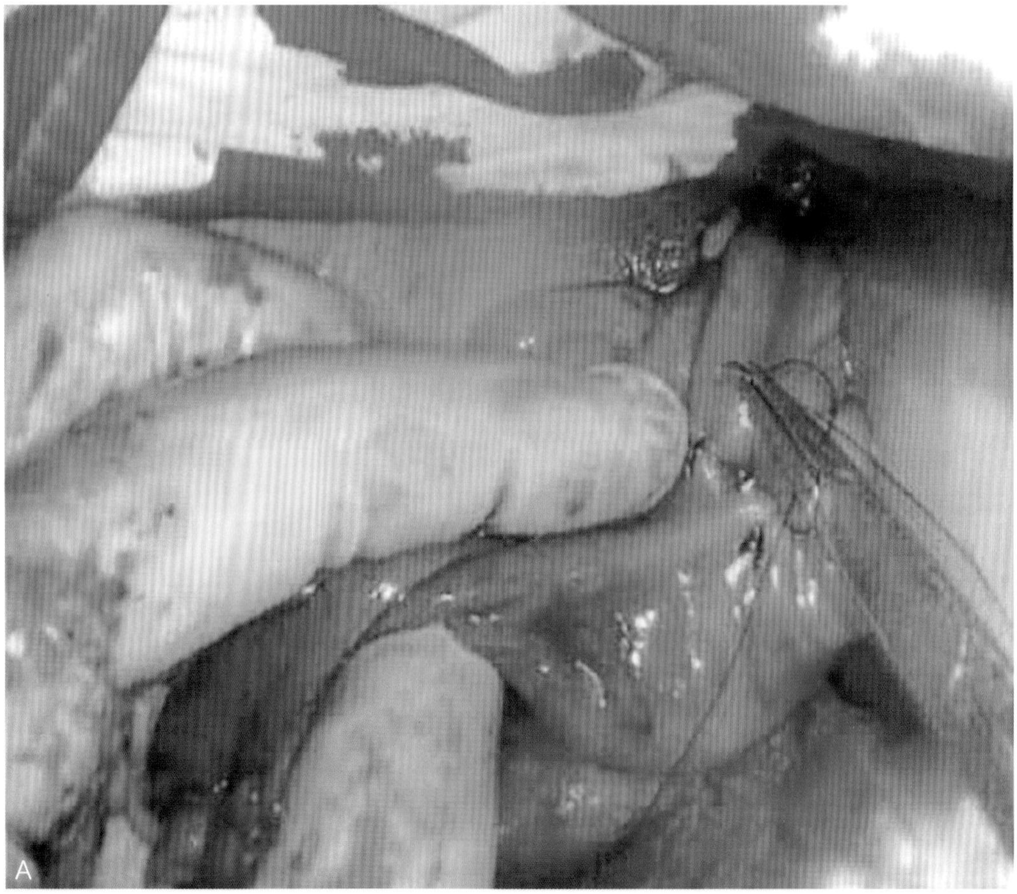

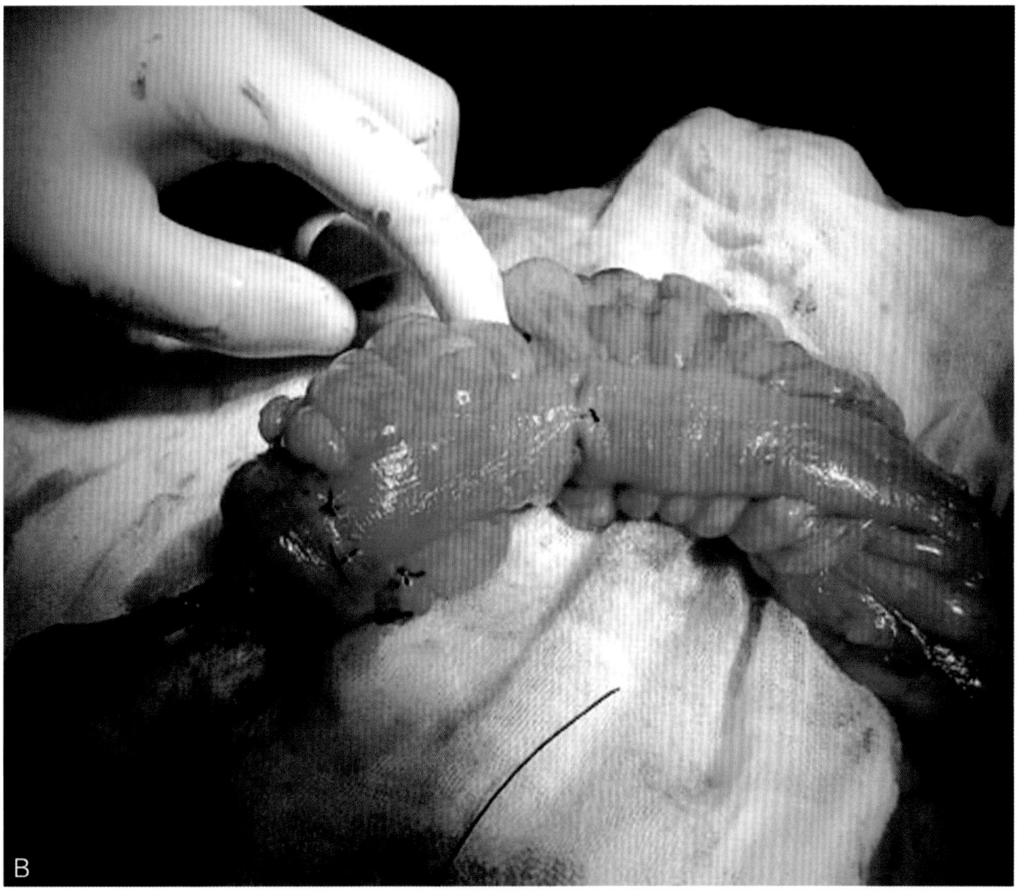

▲ 图 13-13　A. 缝合新直肠角；B. 已完成的新直肠角

将结肠下端从会阴部切口拖出，新直肠角的内角向前，用丝线将新直肠角以上结肠紧靠骶前间隙与盆底周围组织缝合固定数针，再将新直肠角以下的结肠前壁在距下端 2cm 左右与周围组织缝合固定数针，使之能保持在良好的向内 90° 内角的位置，会阴部间断缝合缩小创面，直至形成直径约两指通过管状通道，将近端结肠残端向下拖出，间断缝合皮肤与结肠黏膜（图 13-14），重建肛门，使人工肛门可容纳术者一指，盆腔放置引流管从切口旁引出，术毕。

五、术后处理

1. 常见并发症

（1）尿潴留、性功能障碍。

（2）术中、术后出血。

（3）造口黏膜坏死、回缩。人工肛门黏膜坏死、回缩。

（4）排便功能障碍。

（5）盆腔及切口种植转移。

2. 术后处理及并发症预防

（1）术后密切观察生命体征、腹部情况、腹部盆腔引流管的性状及引流量，预防术后腹腔、盆腔出血。

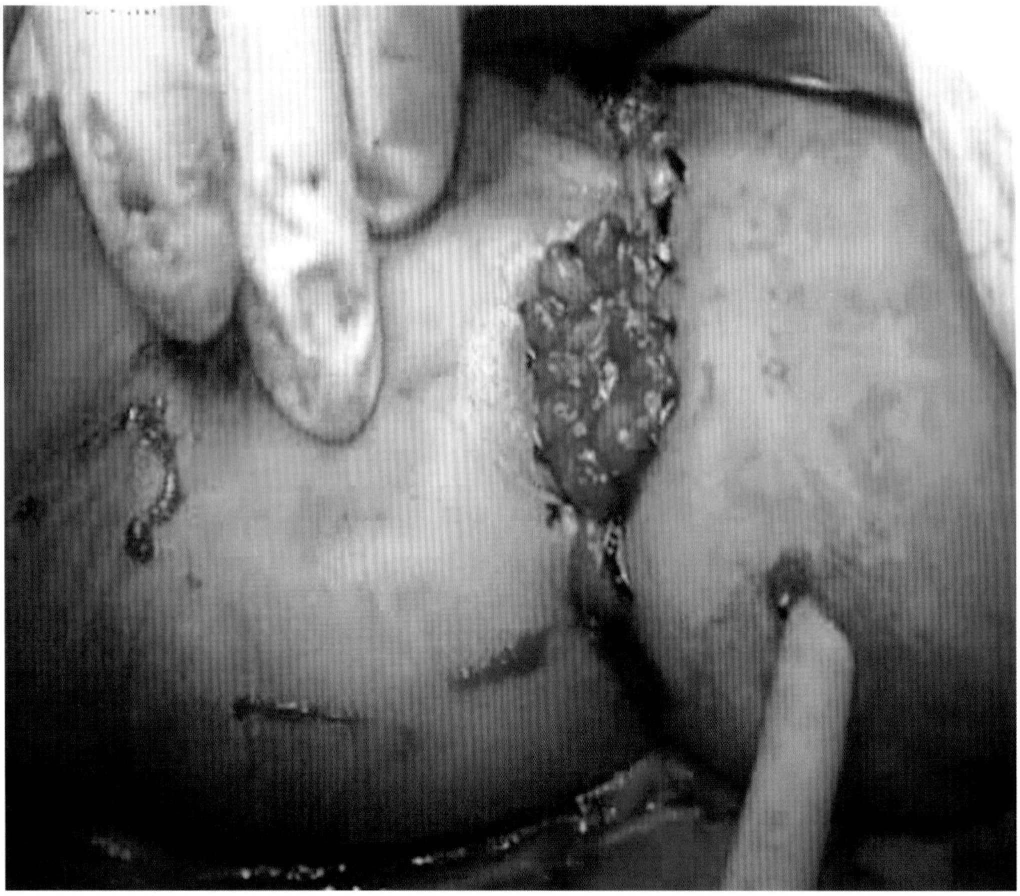

▲ 图 13-14 **结肠残端与会阴皮肤缝合**

（2）术后常规使用抗生素，继续治疗代谢性疾病，积极纠正贫血及低蛋白血症，促进吻合口及切口的愈合。注意保持引流管通畅，观察引流液性状的变化。观察进食后腹部情况及引流管引流物性状的变化，预防吻合口瘘发生。

（3）观察肠道功能恢复后大便次数、性状及排便量，直肠术后患者早期大便次数在短期内会有所增多，针对具体情况可用药物予以调整。

（4）术后加强排尿及排便功能的康复训练，包括肛提肌的缩肛运动训练，养成定时排便、排尿的习惯。针对人工肛门的患者，在术后早期应当注意检查患者有无人工肛门局部狭窄，如有此情况，注意早期扩肛训练。

六、总结

腹腔镜直肠癌根治手术必须遵循与传统开腹手术一样的原则，包括：肿瘤及周围组织的整块切除；无瘤操作；足够的切缘；彻底的淋巴结清扫。

直肠癌腹腔镜下手术与开腹手术比较具有如下优点。

1．出血少、创伤小、切口小、恢复快。

2．由于腹腔镜手术空间相对大，放大的手术视野，使术者对骨盆内的组织脏器观察更加精细、准确，对盆筋膜脏、壁两层之间疏松结缔组织间隙的判断和入路的选择更为准确。

3．腹腔镜在盆腔内操作体现出一系列优势，腹腔镜身可抵达狭小的骨盆并放大局部视野，有利于术者对盆筋膜脏壁两层之间疏松组织间隙的判断和入路的选择，亦有利于对盆腔自主神经丛的识别和保护。

4．超声刀能以锐性的解剖和极少的出血，沿盆筋膜间隙更完整地切除含脏层盆筋膜的直肠系膜。

5．技术路线上采取中间入路腹腔镜结直肠切除，与传统的外侧入路比较，手术操作由近及远，手术视野更好，更能体现腹腔镜优势；优先处理血管根部，更符合肿瘤原则。

6．腹腔镜直肠肿瘤手术在不能保肛的情况下，在直肠环周及直肠系膜的部分按照 TME 手术原则完整切除全直肠系膜，会阴部按照传统手术方法进行，由于腹腔镜下手术视野好，可较传统手术更容易地完整游离和显露盆底肌和肛门括约肌，会阴部分切除比传统开腹直肠癌 Miles 手术方法切除更加容易和安全。

7．远期疗效的评价，CLASICC 试验在后续的 3 年更新数据后显示，腹腔镜组和开腹组的肿瘤学远期疗效相当，腹会阴联合切除术存活率的差异亦无统计学意义。Lacy AM 报道 219 例随机腹腔镜与开腹手术对比临床研究中，在 TNM 分期 I 期和 II 期中腹腔镜与开腹组在长期手术疗效无显著差异，在III期中，腹腔镜组较开腹组具有更好的肿瘤治疗效果。Lacy AM 认为腹腔镜手术对机体的免疫应激反应较小，在直肠癌手术方式上，腹腔镜更具有优势。Sokolovic E 研究腹腔镜手术和开腹手术术后长期生活质量，认为腹腔镜手术后长期生活质量明显优于开腹手术。

目前，随着手术治疗原则的规范化、手术设备器械的发展，腹腔镜在结直肠癌治疗中的应用越来越广泛；然而，如同科学史上的任何一门新兴技术的发展一样，在不断提出新观点的同时也伴随着种种争议。从长远的角度来看，在适应证掌握的前提下，腹腔镜技术是值得进一步临床推广和应用的。

第二节　腹腔镜直肠前切除术

一、适应证

1．中上段直肠癌，癌肿直径 5cm 以下。

2．中下段直肠癌，肿瘤体积小，活动度良好，切除癌肿下缘 2cm 以上后，肛管直肠环、肛提肌完整，无癌肿浸润。

3．直肠指诊，癌肿距离肛缘 4 ～ 5cm 以上。

二、术前分级

直肠指诊和肛门镜可确定肿瘤距肛门的距离。针对前切除术式，因为强调保留肛管括约肌，因此术前肛门指诊显得尤为关键，强调术者一定要亲自进行评估。盆腔 CT 可以提供更多局部病变程度的准确信息，也可评估盆腔脏器及骨盆是否受累。直肠腔内超声可以提供肿瘤侵犯深度和直肠周围淋巴结受累程度的信息。

三、术前准备

病人的术前准备同其他开腹手术。术前应进行心肺功能评估、肠道机械和抗菌准备，预防性静滴抗生素。

四、腹腔镜手术方法和技巧

（一）病人体位与手术室设置

同腹腔镜腹会阴联合直肠癌根治术。

（二）套管的位置

同腹腔镜腹会阴联合直肠癌根治术。

（三）手术步骤

腹腔镜操作中，腹腔镜高位直肠癌根治术、腹腔镜中低位直肠癌根治术操作相似，其主要区别在于直肠下端的分离范围及吻合技术上的差异。经腹会阴腹腔镜直肠癌根治术（Miles 术）和经腹会阴腹腔镜直肠癌根治、人工肛门重建术在分离操作中基本一致，其不同在于肿瘤肠段切除后的近端结肠的处理方式不同。

低位前切除的患者，分离肿瘤下缘应该有一定的距离，确保在残端闭合器切断下缘后使用吻合器时不至于损伤阴道。

在直肠游离完毕后，在距离癌肿下缘 3 ～ 5cm 直肠壁进行裸化，用直线切割闭合器在此离断直肠（图 13-15，图 13-16）。

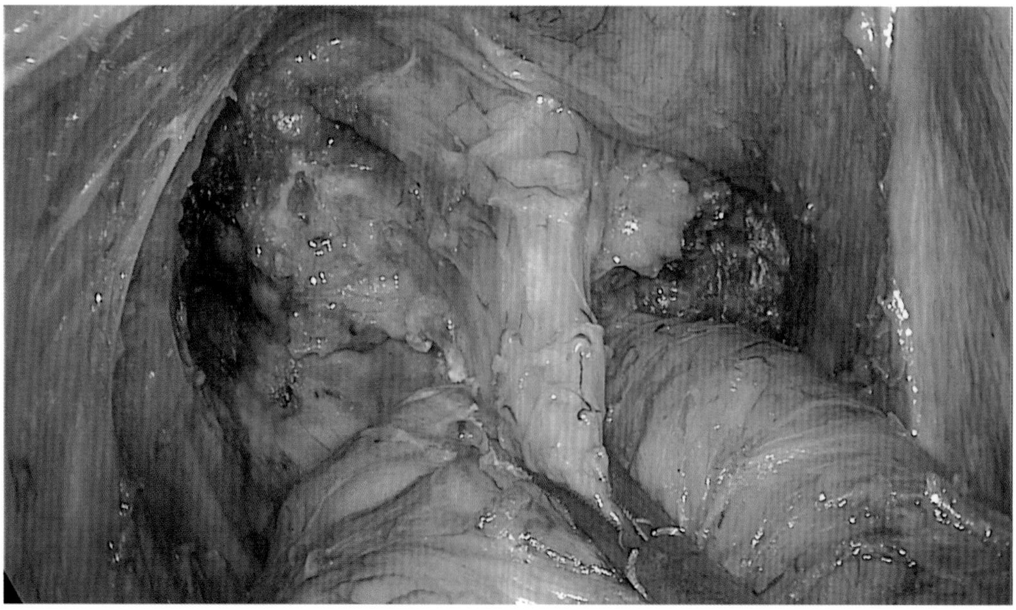

▲ 图 13-15 **裸化肠管**

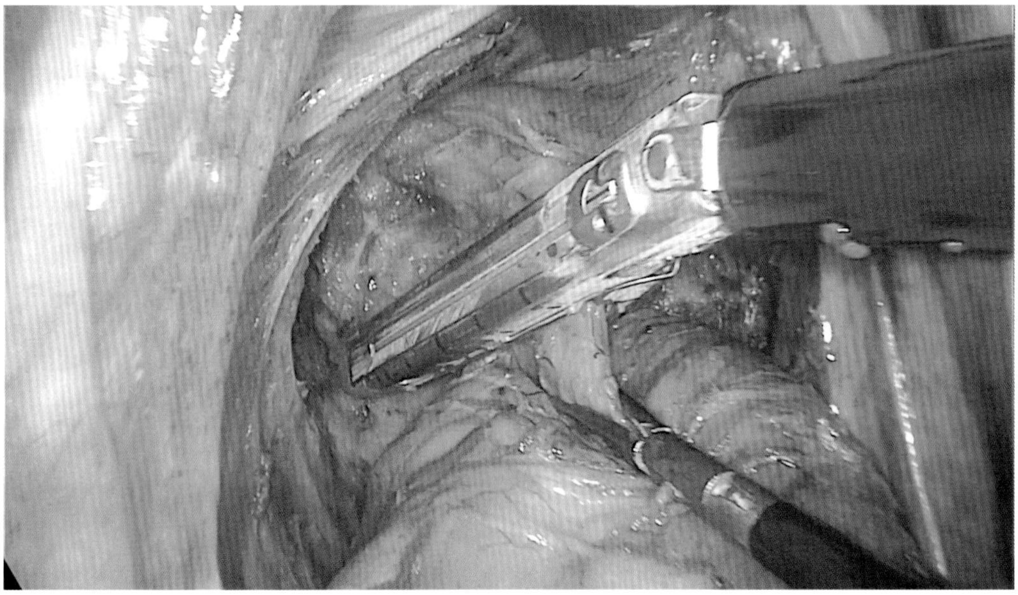

▲ 图 13-16 **离断直肠**

对直肠肥厚，使用腔内闭合器难以完成离断的患者，可待在左下腹做切口后，由此放入开腹手术闭合器进行直肠远端离断、闭合。将左下腹穿刺孔延长至 4 ～ 5cm，用塑料薄膜保护切口，将离断的结肠近端及其系膜提出腹腔外，直视下完成肠系膜血管的游离，在距离肿瘤上缘 10cm 处切断乙状结肠，从而切除直肠肿瘤、相连的部分乙状结肠及其系膜淋巴组织。在乙状结肠残端放置 29 ～ 33mm 的吻合器针座，重新建立气腹。肛门扩肛后放入直径相当的吻合器，与腹腔内吻合器帽衔接后，击发完成吻合（图 13-17 至图 13-20）。

吻合完毕后小心拉出吻合器，仔细检查切圈是否满意。另外，吻合完毕后检查吻合口是否有张力，在有张力的情况下，需要游离降结肠和结肠脾曲，以保证吻合口无张力。吻合时，还要注意吻合的肠管有无扭转，要避免吻合时周围组织嵌入吻合口内。低位或超低位保肛手术后，直肠

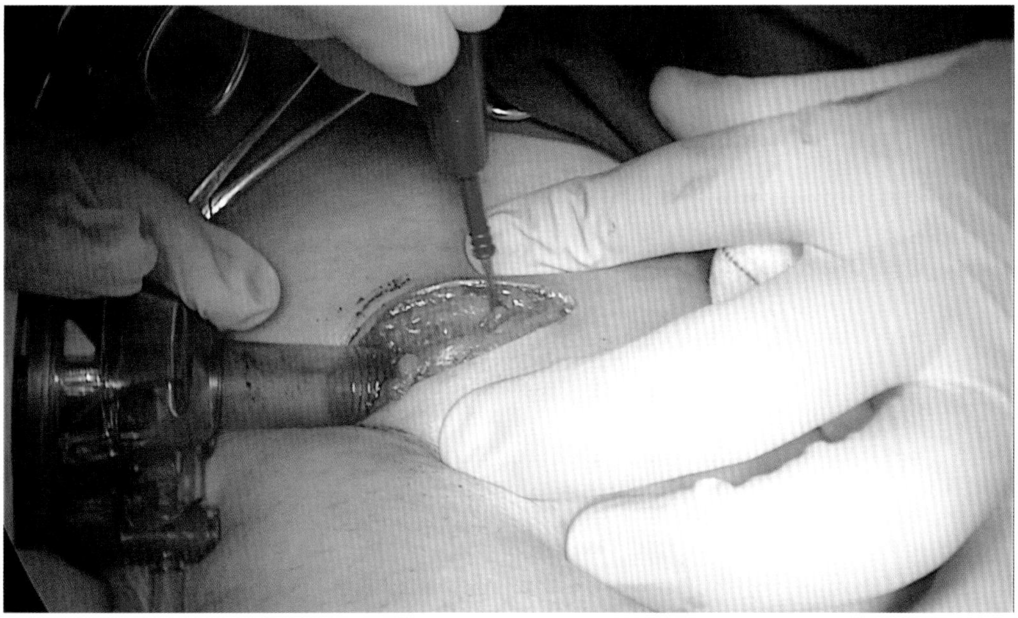

▲ 图 13-17 **右下腹 5cm 辅助切口**

远端离断吻合口可见直肠纵肌“裸化”。盆腔侧壁应达到“肌化”状，远端肛提肌清晰可见。在超低位保肛手术，即游离完毕后进行结肠、肛管吻合的患者，应当注意结肠的游离及边缘血管弓的保护。应保持吻合口血供良好、张力适中。吻合完毕后做注水充气试验检查吻合口，用大量蒸馏水冲洗手术创面。放置引流管于骶前直肠吻合口旁，引流管由右下套管引出。

五、术后常见并发症

1．尿潴留、性功能障碍。

2．术中、术后出血。

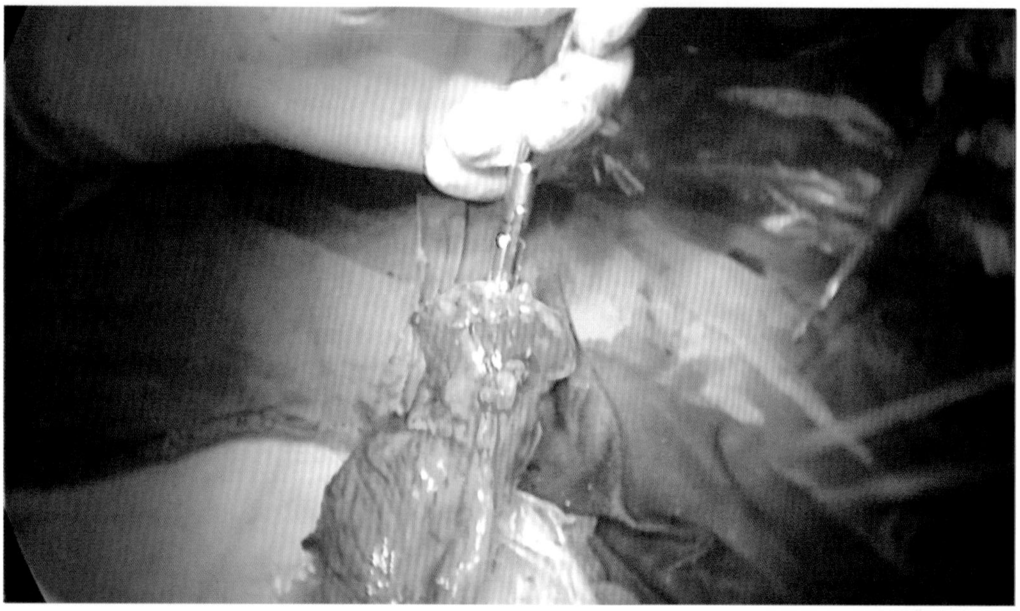

▲ 图 13-18 放置吻合器针座

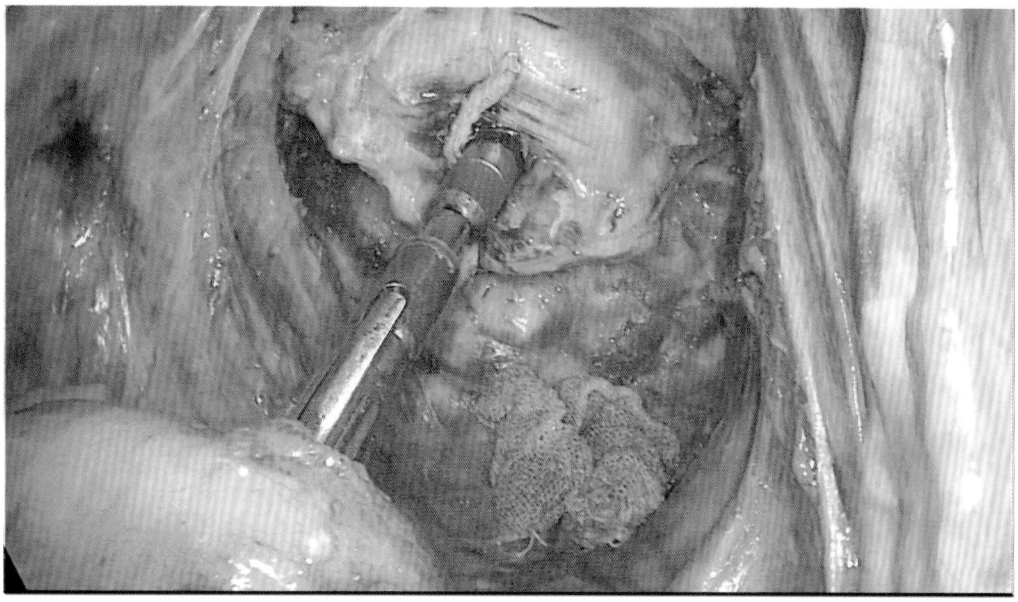

▲ 图 13-19 经肛门置入吻合器

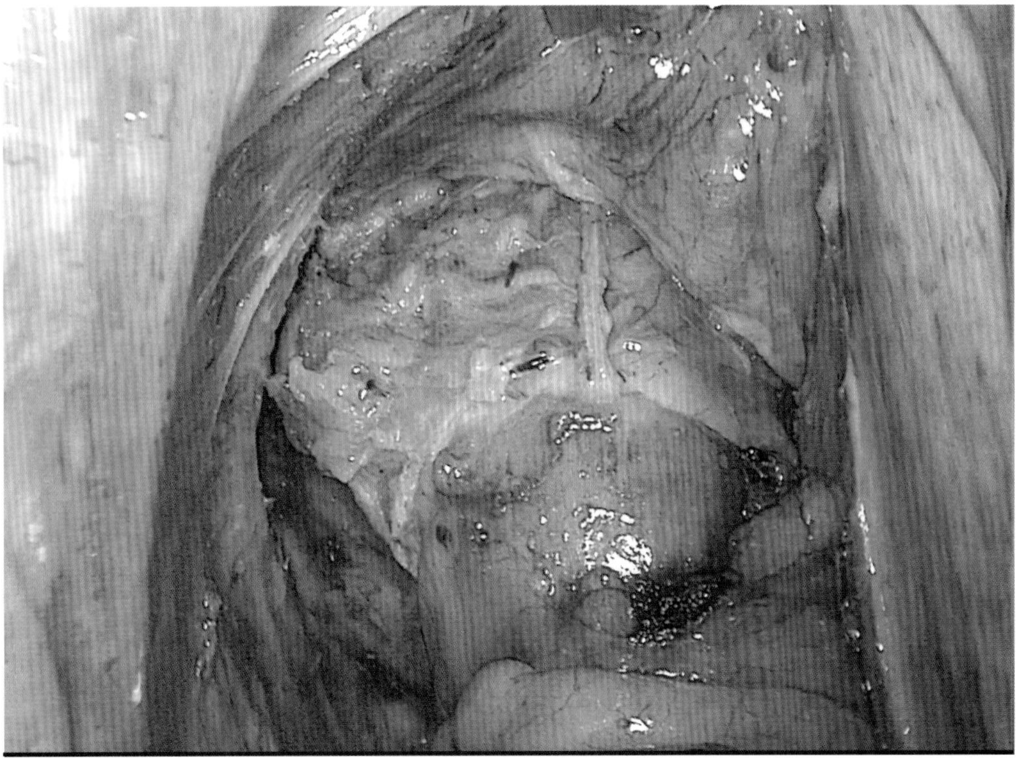

▲ 图 13-20 完成吻合

3．吻合口瘘，直肠阴道瘘。

4．排便功能障碍。

5．吻合口狭窄。

第三节 腹腔镜直肠超低位前切除术（ISR 手术）

内括约肌切除术或经内外括约肌切除术（intersphincteric resection）是现代结直肠外科理论与技术不断进步的情况下发展起来的一项极端保肛技术，针对距肛缘 5cm 以下的超低位直肠癌，经腹游离后再经肛门途径在肛门内外括约肌之间的间隙中分离并切除部分或全部内括约肌，以获得足够的 R_0 远端切缘并得以保留肠道的连续性，其本质上仍属于前切除术范畴。直肠癌根治术的发展始终从肿瘤学效果与功能两者形成一条平衡主线进行，腹腔镜直肠超低位前切除术（ISR 手术）发展的关键在于解决了令人担忧的局部复发问题。在 TME（全系膜切除术）手术多年体验和有效验证的同时，对盆底肛端解剖也有了更深刻的认识。现实意义上的 ISR 手术是直肠癌功能性 R_0 根治术的进一步延伸，可看作是 TME 直肠游离技术、深部闭合技术、结肛吻合技巧、肛管解剖游离技术、外翻拖出切除技术等发展的混合体或终端技术平台。同时，术前新辅助放化疗更加强了 ISR 手术组织学安全性，扩大了 ISR 手术适应证范围（T3 期），减少了 ISR 手术技术误差所致的复发率。

一、适应证和禁忌证

（一）适应证

1. 肛门外括约肌或耻骨直肠肌未受到明显浸润，这必须依据手术者术中经验判断。

2. 括约肌功能测定良好，术前可通过排、控便状态和肛门指诊做简单判断。

3. 直肠肛管区域多发、广基绒毛状腺瘤或腺瘤恶变超过齿状线、范围广泛者。

4. T_3 期超低位直肠癌和直肠肛管癌，依据术者经验决定。

5. 术前病理诊断不明确，临床高度怀疑极低位肿瘤。

6. 少见类型肿瘤，如直肠恶性间质瘤。

7. 癌灶距肛门有一定距离的低位直肠癌，但因盆腔极度狭窄或肿瘤巨大，系膜肥厚而行前切除术无法经腹内闭合者。

（二）禁忌证

1. 巨大溃疡型的 T_3 期侧壁和前壁癌侵及齿状线者，主要依据手术者自身经验判断，一般不推荐。

2. 已明显浸润盆侧壁、盆底肛提肌和外括约肌，此类患者应选择新腹会阴局部扩大切除术。

3. 部分阴道壁浸润者，可行扩大 ISR 手术，但功能影响显著，要特别注意肛门吻合口感染、回缩，直肠阴道瘘并发症发生，一般不推荐。

4. 高龄体弱伴有大便失禁者。

5. 术前病理检查证实肿瘤为低分化或黏液腺癌者，或术中发现黏膜下肌层广泛浸润僵硬者，是 ISR 手术最主要禁忌证。

6. 重要脏器及凝血功能障碍以致不能耐受手术。

二、术前准备

1. 肠道准备。术前 3d 开始口服半流食或流食，常规口服肠道不吸收抗生素，如甲硝唑等。术前清肠，术晨清洁灌肠。

2. 纠正贫血和低蛋白血症，一般血红蛋白应高于 100g/L。如有必要术前给予静脉营养支持。

3. 女性患者常规进行阴道检查，了解肿瘤是否侵犯阴道后壁。

4. 患者如有泌尿道症状，应行膀胱镜检查或泌尿道造影检查，了解肿瘤是否侵犯泌尿道。术前放置气囊导尿。

5. 术前给予盆腔 MRI 重建，了解肿瘤浸润范围。尤其有无括约肌浸润。

三、手术病人选择

腹腔镜 ISR 术的病人选择同开放式直肠癌根治术。但腹腔镜手术对患者体质、年龄有一定要求，特别是心肺功能的储备尤为重要。

直肠指诊和肛门镜可确定肿瘤距肛门的距离。也应收集有关盆腔潜在转移的资料，盆腔 CT、MRI 可以提供更多局部病变程度的准确信息，也可评估盆腔脏器及骨盆是否受累。评估括约肌是否浸润。直肠腔内超声可以提供肿瘤侵犯深度和直肠周围淋巴结受累程度的信息。

经过仔细的术前分级，可决定是否需要其他辅助治疗。术前新辅助放化疗更加强了 ISR 手术组织学安全性，扩大了 ISR 适应证范围（T_3 期）。

四、腹腔镜手术方法和技巧

患者体位、鞘卡穿刺部位、手术仪器放置及腹腔镜乙状结肠游离、盆腔分离步骤同低位前切除术。需要提出的是，由于 ISR 手术要求较低位前切除术更高，在盆腔游离时，最好能够分离至肛门括约肌水平（图 13-21），同时为保证患者向下牵拉的结肠有足够的长度、良好的血供，游离乙状结肠后可以适度向上游离降结肠，必要时适度游离脾曲。

腹腔镜下按照 TME 原则尽量向下分离直肠，切断骶骨直肠韧带和部分肛提肌至耻骨直肠肌后方，达肛门外括约肌环上缘，在外括约肌环和肠壁（内括约肌）之间再向下分离，以便于会阴操作。会阴部手术在癌灶下缘 2cm 左右的齿状线下方，垂直于肛管长轴切开内括约肌全层直达内外括约肌间隙，然后沿肛门内、外括约肌间的少血管区间隙向上游离，并达到经腹手术游离而与腹部手术组会师，将直肠连同内括约肌整块移除，将近端结肠拖出与肛管齿状线行端端吻合（图 13-22 至图 13-24）。

五、术后管理

1. 常见并发症

（1）尿潴留、性功能障碍。

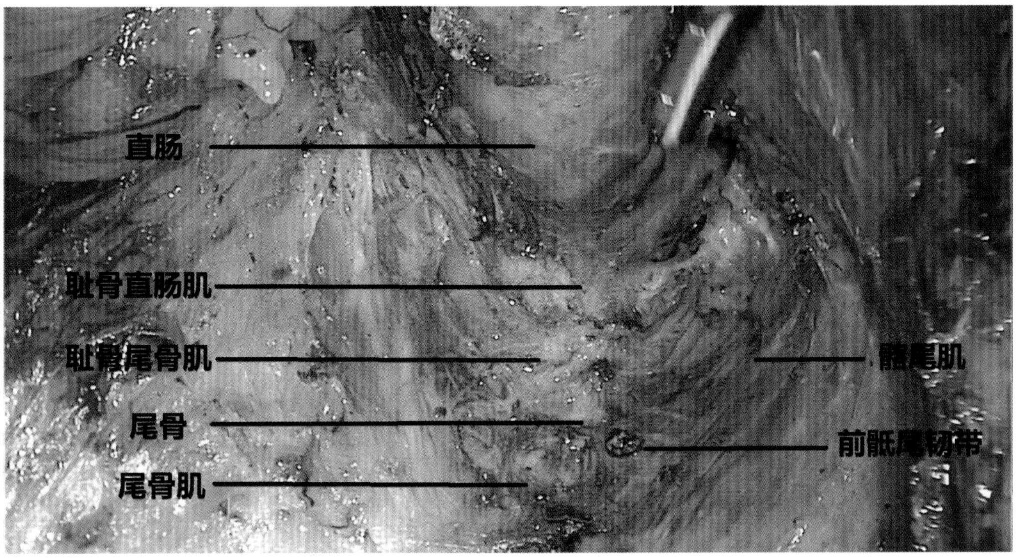

▲ 图 13-21　盆腔分离至肛门外括约肌

（2）吻合口坏死，回缩。

（3）吻合口瘘。

（4）排便功能障碍，肛门控制功能不良。

（5）盆腔及切口种植转移。

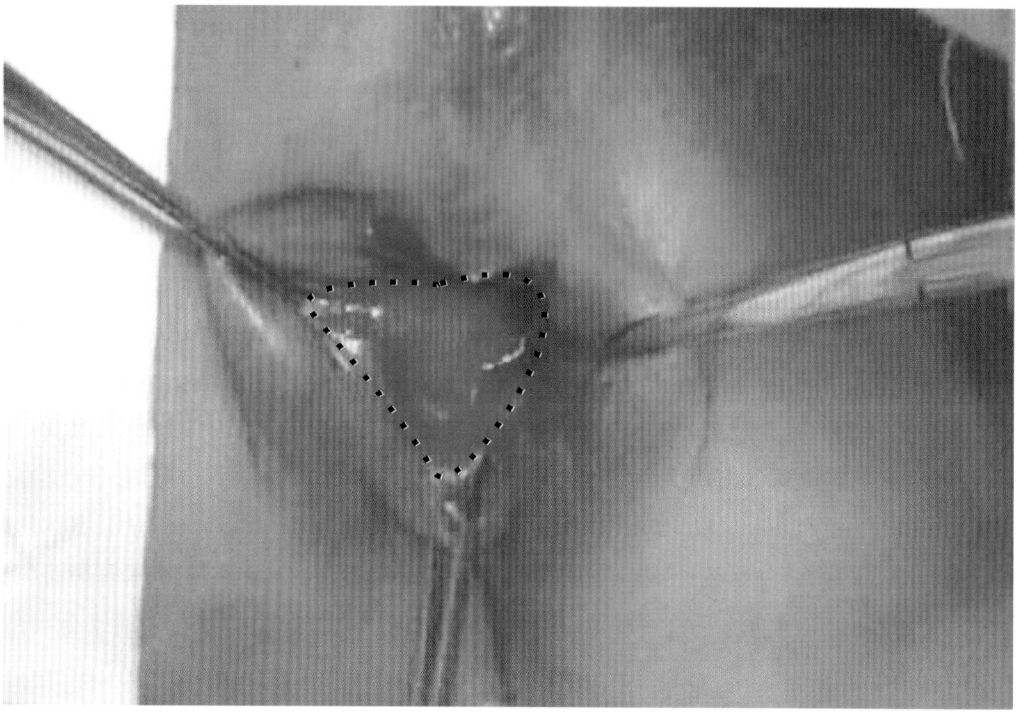

▲ 图 13-22 ISR 会阴切开线

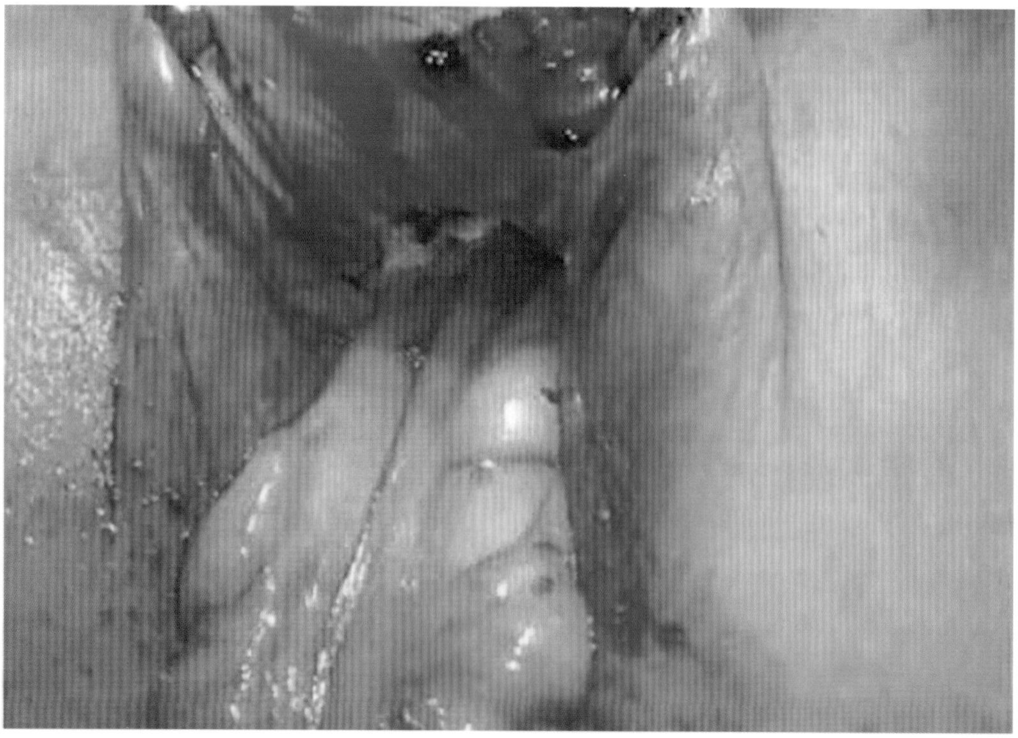

▲ 图 13-23 完成直肠游离

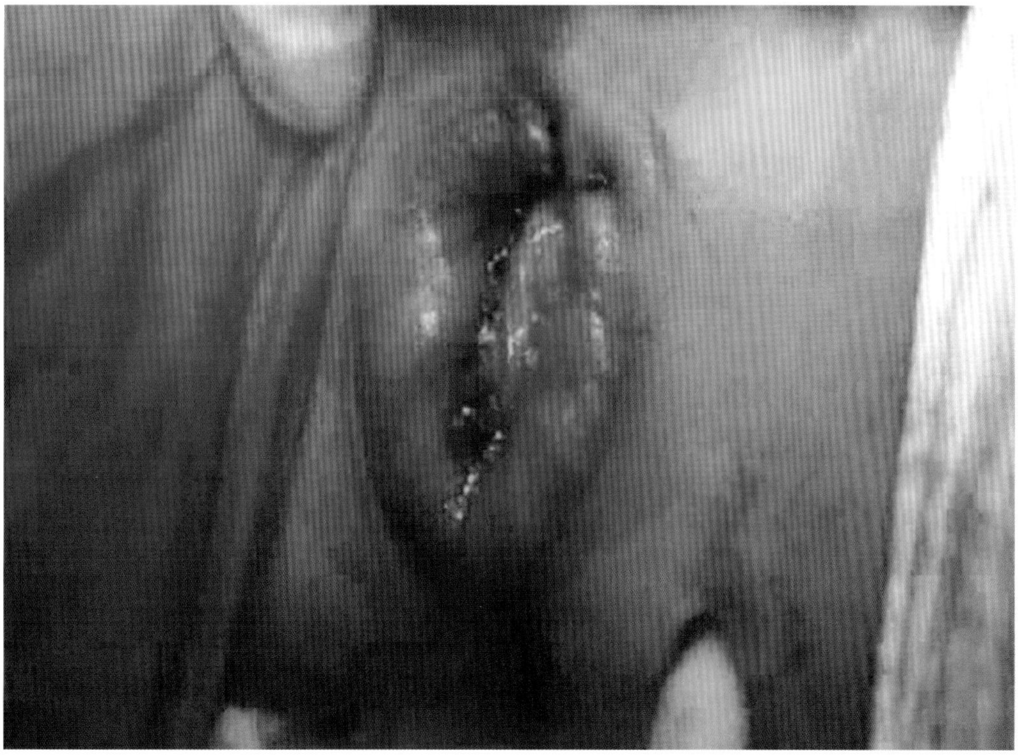

▲ 图 13-24 结肠残端肛门皮肤吻合

2. 术后处理及并发症预防

（1）术后密切观察生命体征、腹部情况、腹部盆腔引流管的性状及引流量，预防术后腹腔、盆腔出血。

（2）术后常规使用抗生素，继续治疗代谢性疾病，积极纠正贫血及低蛋白血症，促进吻合口及切口的愈合。针对 ISR 手术结肠肛管吻合的患者，注意观察吻合口黏膜的血供，注意观察肠管远端有无坏死、回缩的迹象。注意保持引流管通畅，观察引流液性状的变化。观察进食后腹部情况及引流管引流物性状的变化，预防吻合口瘘发生。

（3）观察肠道功能恢复后大便次数、性状及排便量，直肠术后患者早期大便次数在短期内会有增多，针对具体情况可用药物予以调整。

（4）术后加强排尿及排便功能的康复训练，包括肛提肌的缩肛运动训练，养成定时排便、排尿的习惯。

六、总结

自 *Ann Surg* 杂志 2005 年发表的一篇 Rullier 基于他近 100 例 T_1 ～ T_3 期低位、超低位直肠癌患者 ISR 手术后 5 年生存率 80% 的临床结果，提出了所有直肠癌均可保肛和终结 2cm 原则。临床上关于 ISR 手术的专题报道逐渐增多，同时，多家大中心相关病例手术的报道也逐渐增多。

直肠环状肌延伸至肛管形成增厚的内括约肌环，其终端融合于齿状线下约 1cm，外括约肌皮下部包绕肛管最下部，在内括约肌终端与外括约肌皮下部之间有一肌间沟。局部解剖学研究证明，内外括约肌间构成一个潜在的少血管解剖间隙，它是内脏结构和周围的躯体骨骼结构融合的胚胎平面，容易经钝性分离。因此这构成了 ISR 手术入路的重要解剖标识，也是其解剖基础。

根据 ISR 手术的切除范围和分离层面，四川华西医科大学将 ISR 划分为四类。

1. 局部 ISR 切除术

即 T_1 期和 T_2 期放疗后的肛管直肠癌的经肛极低位局部切除术。

2. 部分 ISR 切除术

对于肿瘤下缘距齿状线上 2 ～ 3cm 的超低位进展期直肠癌，给予超低位前切除及结肠肛管吻合。

3. 全部 ISR 切除术

对肿瘤下缘距齿状线 2cm 左右甚至侵及超越齿状线的进展期直肠肛管癌患者，实行 TME 超低位前切除及结肠肛管吻合。

4. 扩大 ISR 切除术

需要切除部分外括约肌，尤其是会阴体前方会合肌束。

根据 ISR 手术原则及笔者自身经验，认为在进行 ISR 手术时要注意以下要点。

（1）首先要严格掌握手术适应证，这是所有治疗的原则和基础。在以往的低位脱出吻合中，低位结肠齿状线吻合是笔者较常采用的一种手术方法，部分患者在实际操作中其实已经破坏了肛门内括约肌。因此，目前许多医生往往将两者混为一体。而实际上，ISR 手术无论从基础、操作等多方面都与其有本质的区别，因而要加以分别。

（2）在进行 ISR 手术前，从学习曲线上讲，要有一定量的低位直肠癌腹腔镜下盆腔游离技术，要在腹腔镜下能够正确地认识肛提肌及肛管直肠环。同时对会阴部手术操作，也同样要有熟练的技术及解剖概念。

（3）术中正确地认识内外括约肌间隙，并保持环形、持续在此间隙中进行操作。通常依据术者个人习惯，自后方进入后，逆时针或顺时针进行操作是比较合理的方式。

（4）在个人肉眼不能准确判断或存在疑虑的情况下，行术中远切缘的冰冻切片检查是比较明智的选择。

（5）结肠肛管吻合要精细，如患者术前曾给予盆腔放疗或对残端血供、张力存在疑虑的情况下，预防性回肠造口也是一种不错的选择。

Part 14

腹腔镜全结肠和次全结肠切除术

全结肠或者次全结肠切除的手术操作对于腹部外科医师来讲并不困难，因为大多数情况下面对的是良性疾病，手术不需要清扫大血管根部淋巴结；没有新生的肿瘤，解剖变异较少，损伤周围脏器的可能性较小。因此，关注点往往集中在手术的适应证、围术期的管理、具体术式细节的调整改进以及肠系膜游离时对几支大血管的处理。腹腔镜下的全结肠切除术与传统开腹手术相比在腹壁创伤、切口美容、快速康复等方面具有巨大的优势。虽然操作起来略显繁琐，在文献报道中也并不多见，但我们认为目前的设备器械是完全能够满足手术需要的，在技术上也是安全成熟的。需要指出的是，因为操作范围涉及整个腹腔和部分盆腔，术中要多次调整术者的站位，适应不同角度的视野，这就要求有丰富腹腔镜经验的术者、助手和扶镜者密切配合，同时对患者体位和仪器设备的放置也提出了更高的标准。

一、适应证和禁忌证

常见的适应证包括慢传输型便秘、溃疡性结肠炎、克罗恩病、先天性巨结肠、家族性腺瘤性息肉病（病变累及直肠时一并行直肠切除）、遗传性非息肉性大肠癌（HNPCC）、结直肠多源性肿瘤。除非不能耐受气腹，患有严重心肺疾病患者，几乎所有结直肠手术都可以采用腹腔镜技术，当病人出现血流动力学紊乱或者合并体积较大的腹腔脓肿时，一般采用开腹手术。笔者总结了常见的腹腔镜全结肠手术的禁忌证供大家参考（表 14-1）。

表 14-1　腹腔镜全结肠手术的禁忌证

绝对禁忌证	相对禁忌证
严重心肺疾病 体积较大的腹腔脓肿形成合并弥漫性腹膜炎 各种原因导致休克，出现血流动力学障碍 凝血机制障碍	病态肥胖 肝硬化 心肺功能不全 严重的炎症性肠病急性期或大肠癌因穿孔、梗阻需急诊手术者 妊娠 肠道粘连较重 大量腹水且手术操作较复杂 肿瘤直径＞ 6cm 和（或）周围组织粘连严重

二、术前准备

1．各种常规检查，包括血、尿、便常规，肝功和肾功，生化检查，血糖，凝血五项，乙肝、丙肝标志物，梅毒、艾滋病抗体，心电图，X 线胸片，腹部 B 超，心肺功能等，了解病人一般情况。

2. 消化道造影、结肠镜、腹部 CT 等，了解肠道病变程度及范围，腹膜后、肠系膜淋巴结转移情况。

3．肠道准备。术前 3d 开始进半流食，口服肠道准备药物，术前 24h 行机械性肠道准备，同时给予清洁灌肠。术晨放置胃管。对于有冠心病、长期口服阿司匹林的患者须停药 1 周以上方可实施手术。

4．对可能影响手术及术后恢复的慢性疾病，如高血压、冠心病、糖尿病、呼吸功能障碍、肝肾疾病进行调整；纠正贫血、低清蛋白血症、水和电解质紊乱，改善病人营养状况。

对于目前提倡的快速康复理论（fast track programs, FT）有关肠道准备及围术期处理的观念，在临床经验比较丰富的综合性医院开展较好，但大多数医院受技术条件的限制，还是采用传统的肠道准备手段，因此本章对相关内容不做展开介绍。

三、腹腔镜全结肠切除术类型

主要分为 3 类：①完全腹腔镜全结肠切除术，指腹腔镜下游离全结肠，分离系膜，切除标本，重建肠道连续性，经小切口或经直肠移出标本。②腹腔镜辅助全结肠切除术，指腹腔镜下游离全结肠，分离系膜；经小切口将结肠提出腹壁，切除标本，重建肠道连续性。③手辅助腹腔镜全结肠切除术，指通过 6 ～ 7cm 的小切口，术者左手经手助器进入腹腔，并建立气腹，腹腔镜下游离结肠，分离系膜，经手助器将结肠提出腹壁外切除，重建肠道连续性。本章主要介绍目前临床上采用较多的腹腔镜辅助全结肠切除术。

四、手术方法和技巧

（一）麻醉和体位

全身麻醉，气腹压力维持在 10 ～ 12mmHg。患者取仰卧位，两腿略分开，监视器位于患者两侧下方，术者由患者右侧开始做对侧结肠的游离，一般不需要站在患者两腿中间。镜头指向术者分离方向，助手站在术者对侧。根据分离对象的变化，适当调整患者左右和纵向的倾斜度。手术范围包括直肠切除时，患者取改良截石位，两腿分开，髋部和膝部屈曲不超过 15°，注意大腿要低于腹壁，以保证术中腹腔镜设备自由旋转。整体手术操作人员站位和器械摆放参见图 14-1 至图 14-4。

（二）Trocar 位置

通常采用 5 个穿刺切口，以肚脐为中心，脐下切口常为观察孔，在腹直肌外侧右上腹、右下腹、左上腹、左下腹分别做切口。脐下、左上腹为 10mm，右下腹为 12mm，其余为 5mm 操作孔。上腹穿刺点与同侧穿刺点距离大于 10cm，同时注意避开肋骨，下腹穿刺点注意避开髂前上棘，以免影响手术操作（图 14-5）。

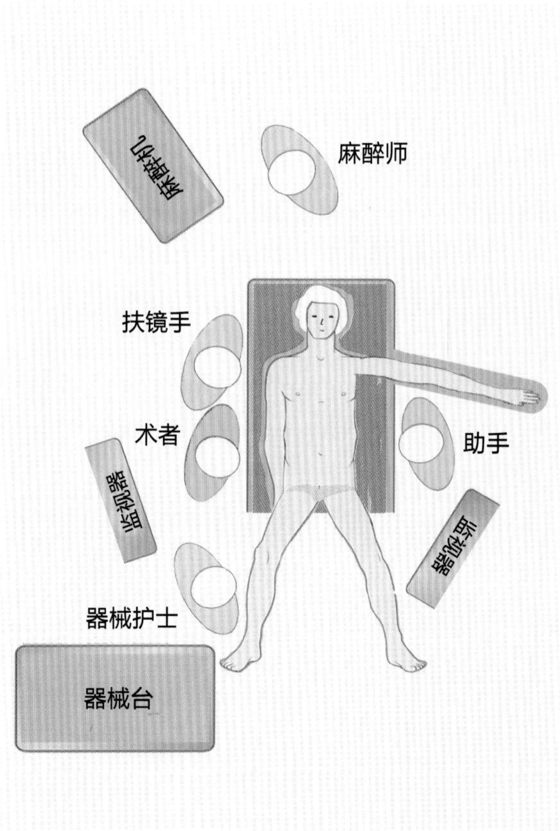

▲ 图 14-1　全结肠手术第一步

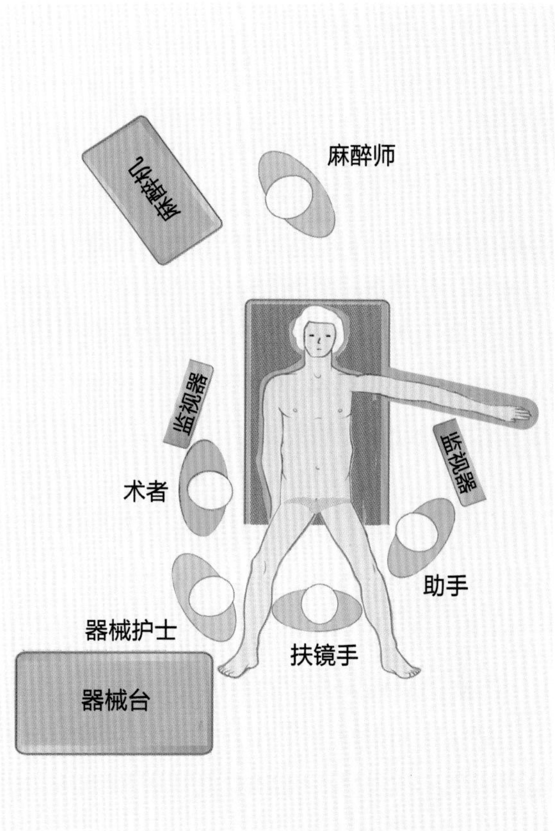

▲ 图 14-2　全结肠手术第二步

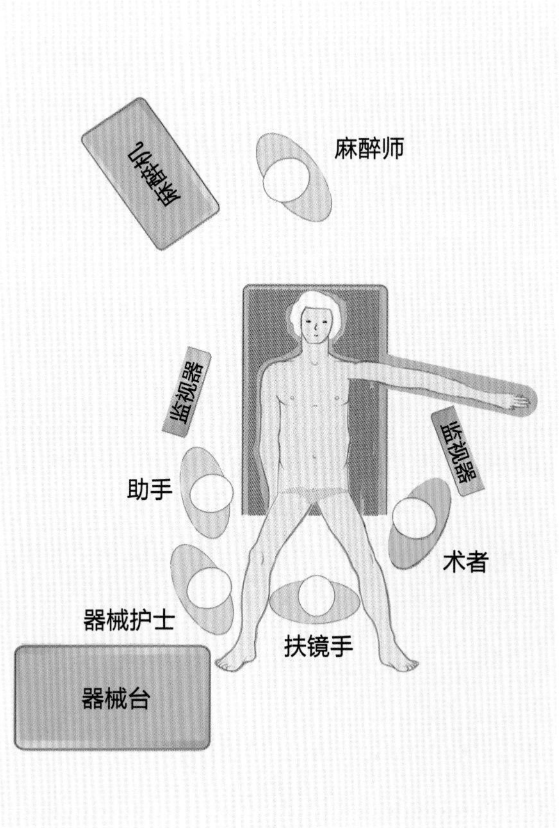

▲ 图 14-3　全结肠手术第三步

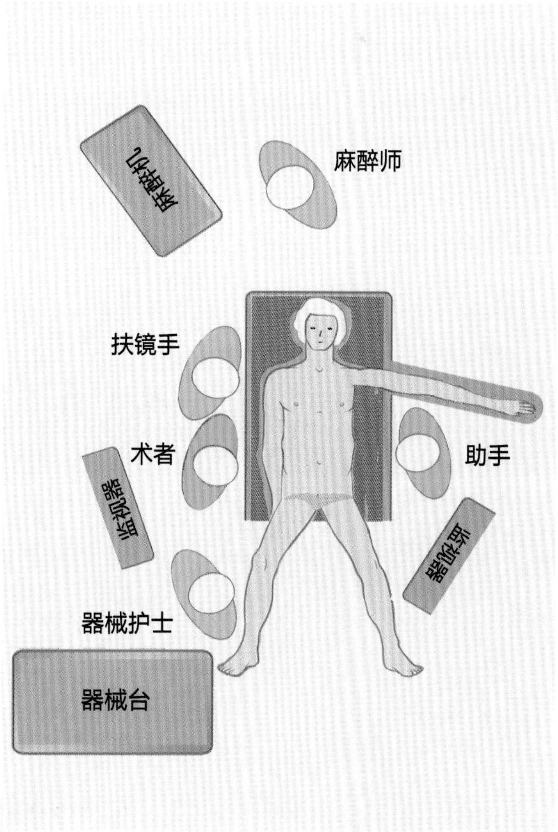

▲ 图 14-4　全结肠手术第四步

（三）腹腔探查

建立气腹、安置套管后，30° 腹腔镜经脐部进入腹腔，常规探查腹腔、盆腔、网膜、肝脏、腹膜、胃、小肠、结肠，了解腹内脏器情况，明确结肠疾病性质、程度和范围，了解有无肠道畸形，明确腹腔粘连情况，不能除外肿瘤时应注意有无明显转移、肿瘤部位浆膜是否受侵以及有无腹腔种植等。探查完毕，在腹腔镜监视下建立 Trocar 穿刺孔。

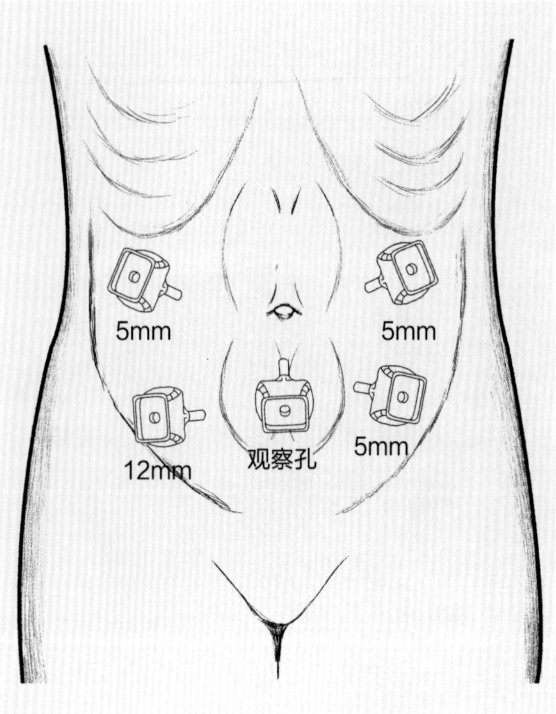

▲ 图 14-5 Trocar 位置

（四）关键步骤

1. 腹腔镜下游离乙状结肠和降结肠

首先选定手术起始点，在距腹膜返折上 4 ～ 7cm 的直肠肠系膜的边缘夹一钛夹作标记，以乙状结肠血管最下支作为系膜分离起点，用超声刀切开乙状结肠系膜内侧，并一直向上分离，分别显露、分离二级血管——乙状结肠动静脉弓（3 ～ 4 个）及左结肠动脉血管弓，骨骼化血管后分别用钛夹钳夹，超声刀离断（图 14-6，图 14-7）。

剪开系膜，打开乙状结肠血管与左结肠血管弓之间的 Toldt 间隙，向上分离解剖肾前间隙，沿左肾筋膜前叶的 Gerota 筋膜表面分离左侧结肠系膜，由内向外、从下向上，分离至十二指肠水平、胰腺下缘、结肠脾曲，此时结肠系膜附着于胰腺下缘，注意避免损伤胰腺尾部或者剥离至胰腺后方；向下至骶骨岬水平，完整分离左结肠系膜（图 14-8），游离乙状结肠和降结肠。将预断的乙状结肠或直肠处肠管裸化（图 14-9）。用超声刀切开乙状结肠旁的侧腹膜，上至脾曲，下至直肠与乙状结肠交界的腹膜返折，分离使乙状结肠和降结肠游离（图 14-10）。

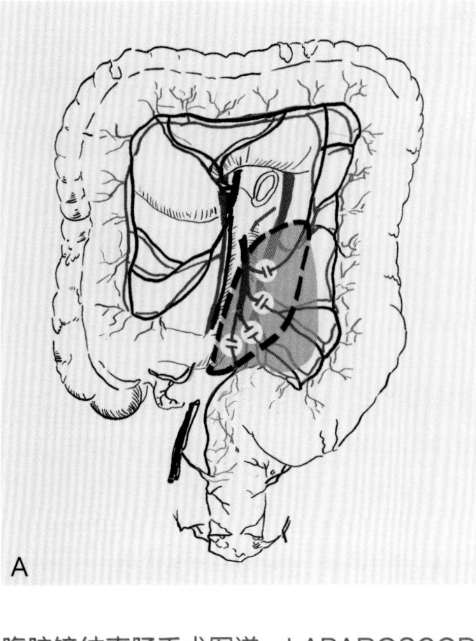

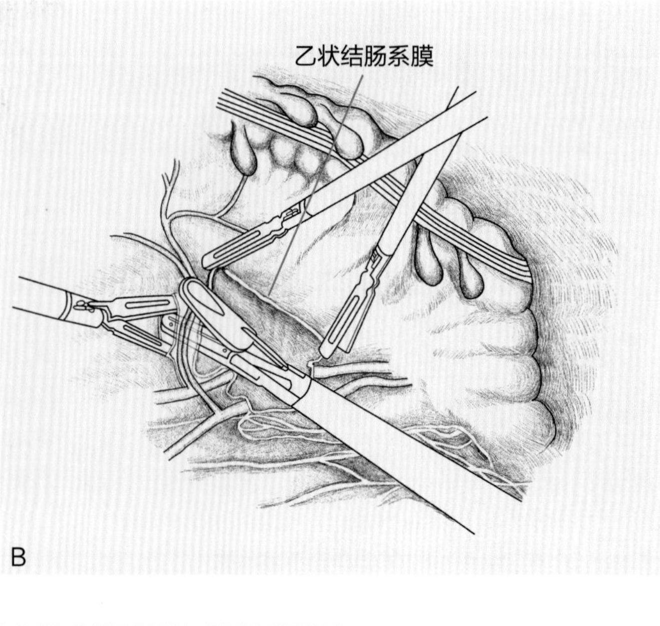

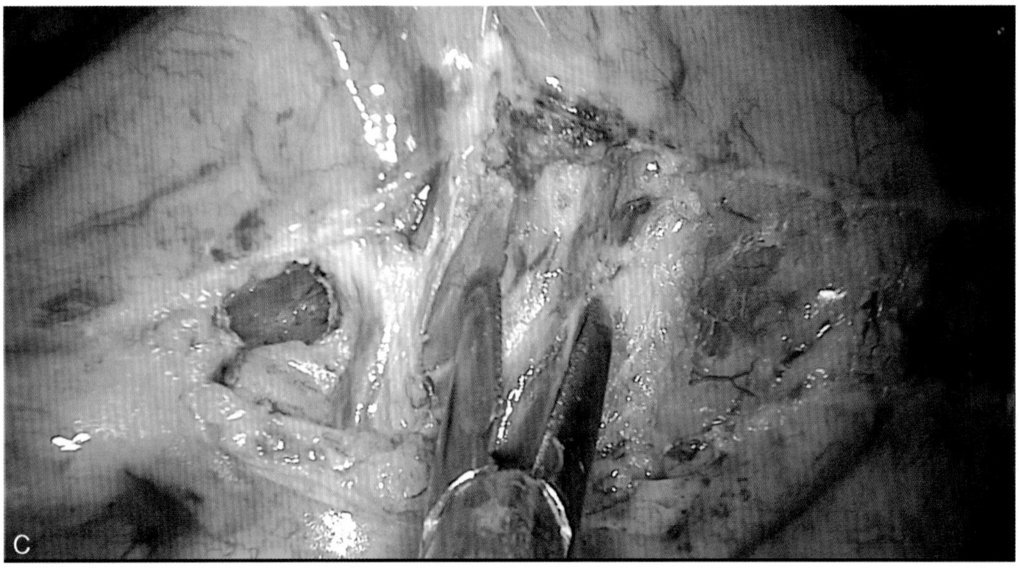

▲ 图 14-6　离断乙状结肠血管

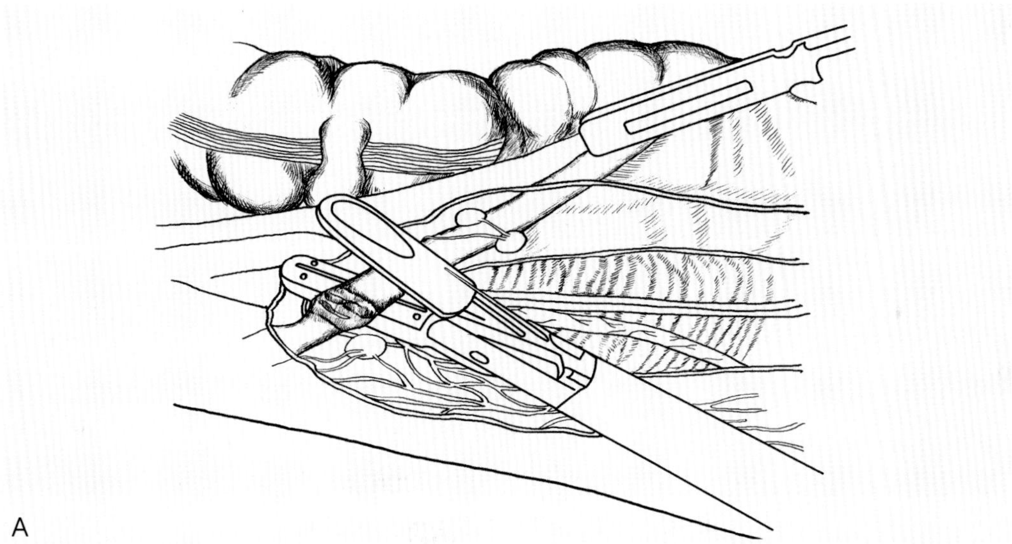

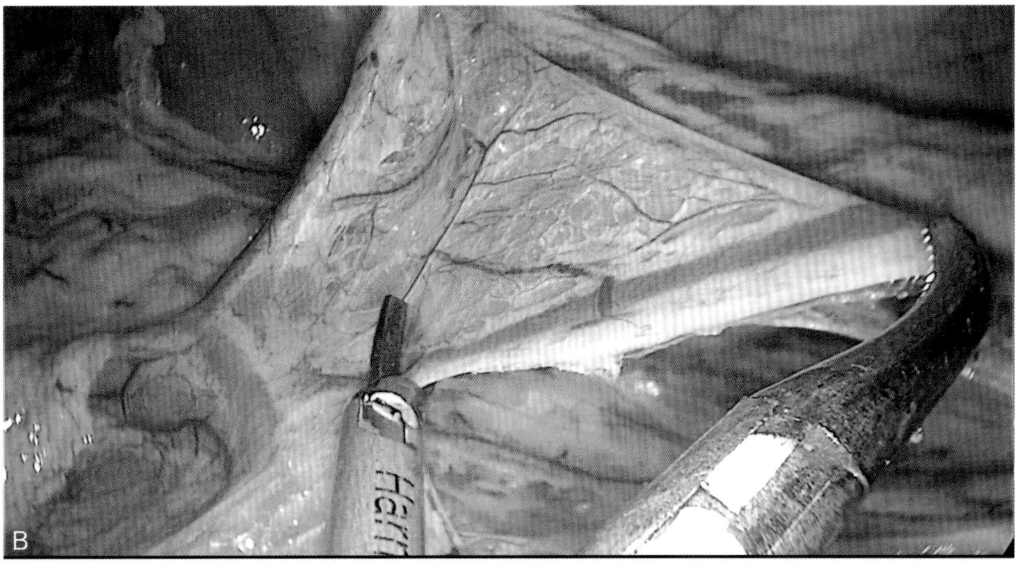

▲ 图 14-7　离断降结肠血管

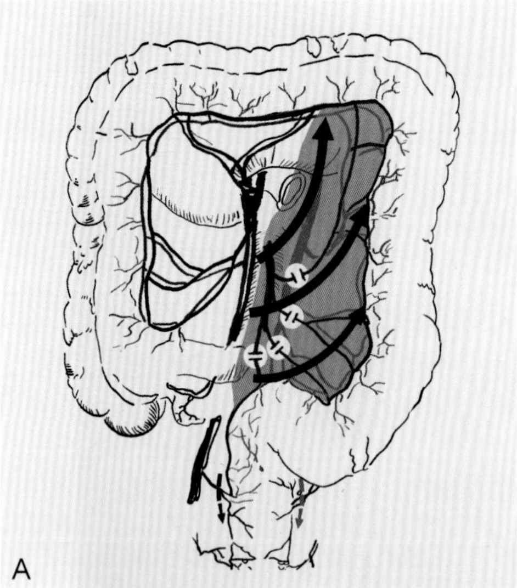

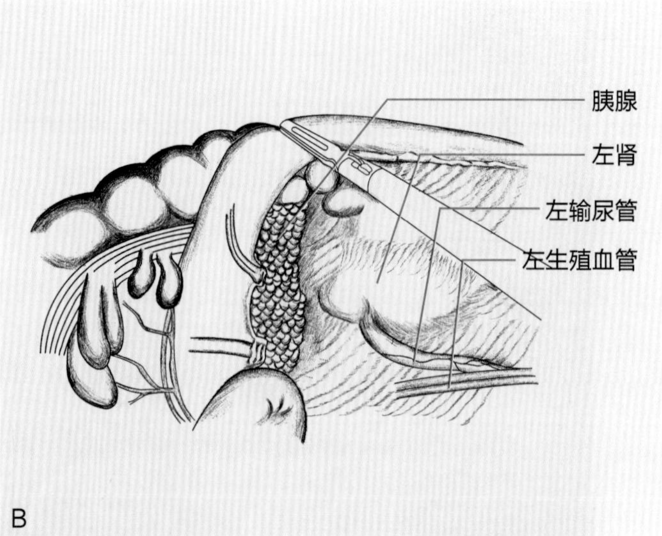

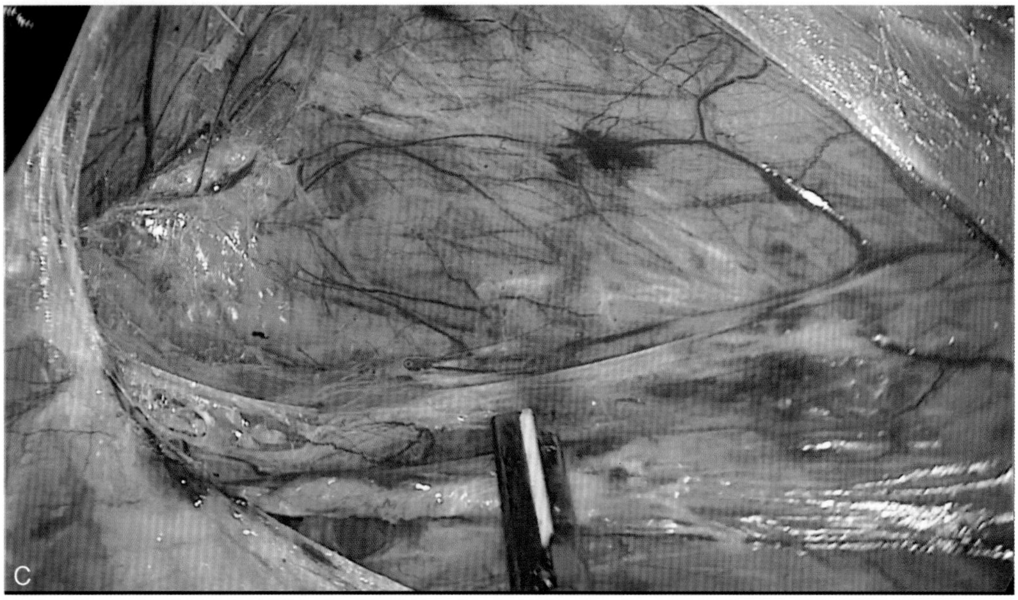

▲ 图 14-8 沿 Toldt 间隙分离结肠系膜

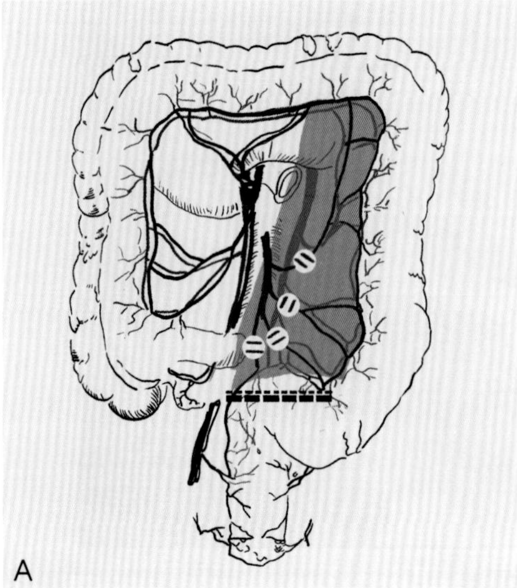

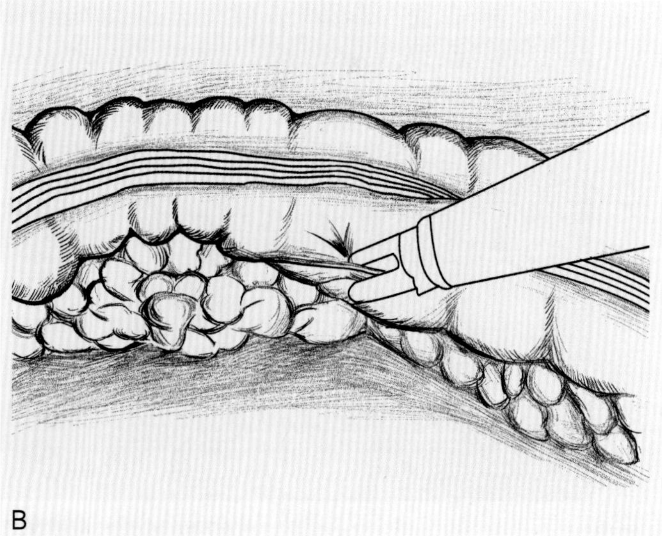

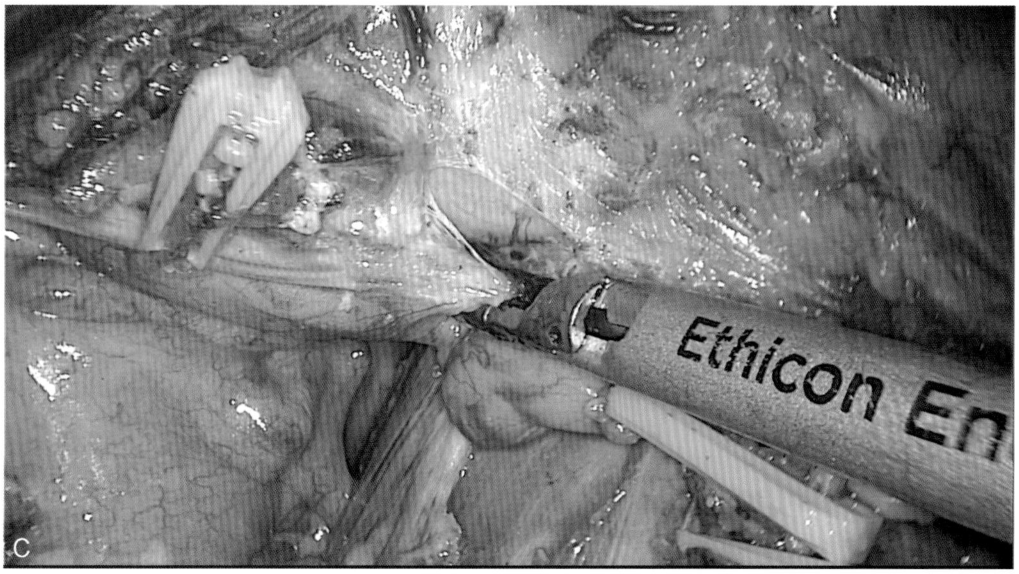

▲ 图 14-9　裸化肠管

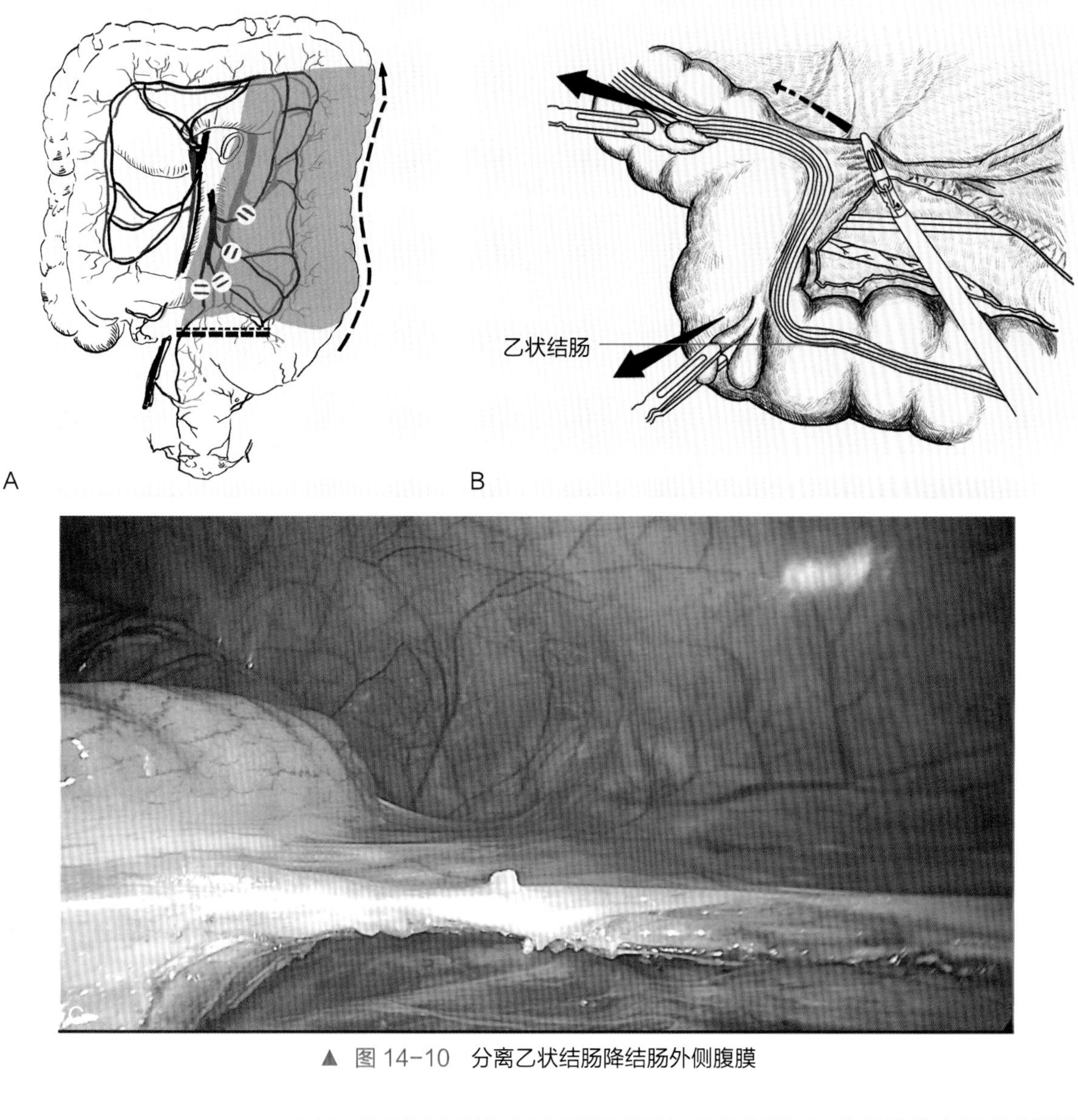

▲ 图 14-10　分离乙状结肠降结肠外侧腹膜

2. 游离脾曲

沿降结肠起始部向上分离脾曲，切断脾结肠韧带、膈结肠韧带，游离脾曲（图 14-11），从脾下极开始，沿胃网膜与结肠附着点处用超声刀由左向右分离，切断大网膜与结肠连接，至横结肠中段（图 14-12）；此时扶镜者由右上方逐渐转到两腿之间，左侧助手位置略向下，两侧监视器上移。

3. 离段中结肠血管

检查确认脾曲结肠已充分游离，进一步分离横结肠系膜，从脾曲沿胰腺下缘切断横结肠系膜根部的附着处，分离横结肠系膜（图 14-13）。游离出结肠中动脉、中静脉的左支并结扎、切断（图 14-14）。

术者由患者右侧转至左侧，助手由左侧转至患者右侧。改变病人体位为头高左倾位，沿横结肠中段继续分离大网膜至横结肠肝曲，使横结肠游离。再进一步游离横结肠系膜，游离出结肠中动静脉的右支并结扎、切断（图 14-15）。

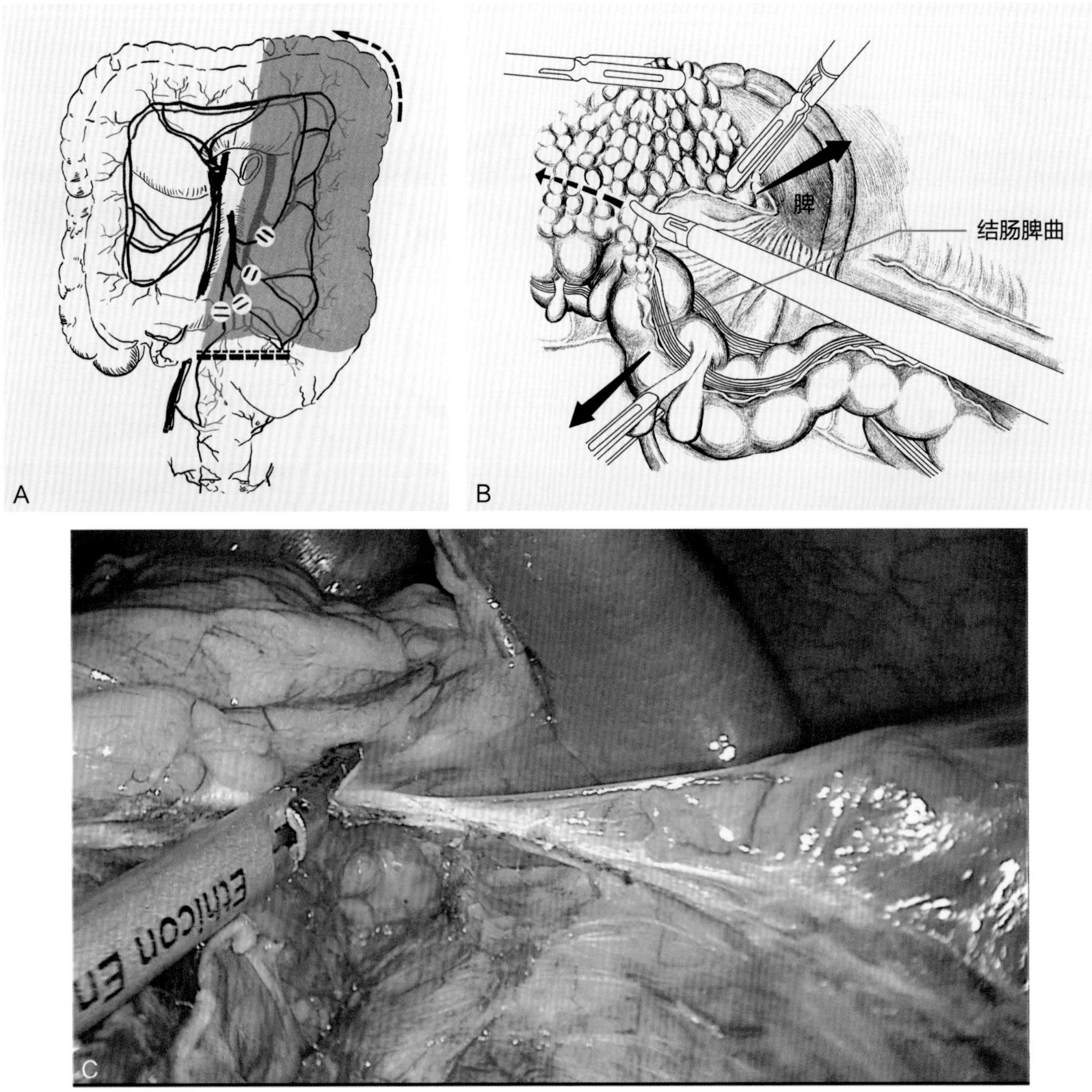

▲ 图 14-11　**游离脾曲**

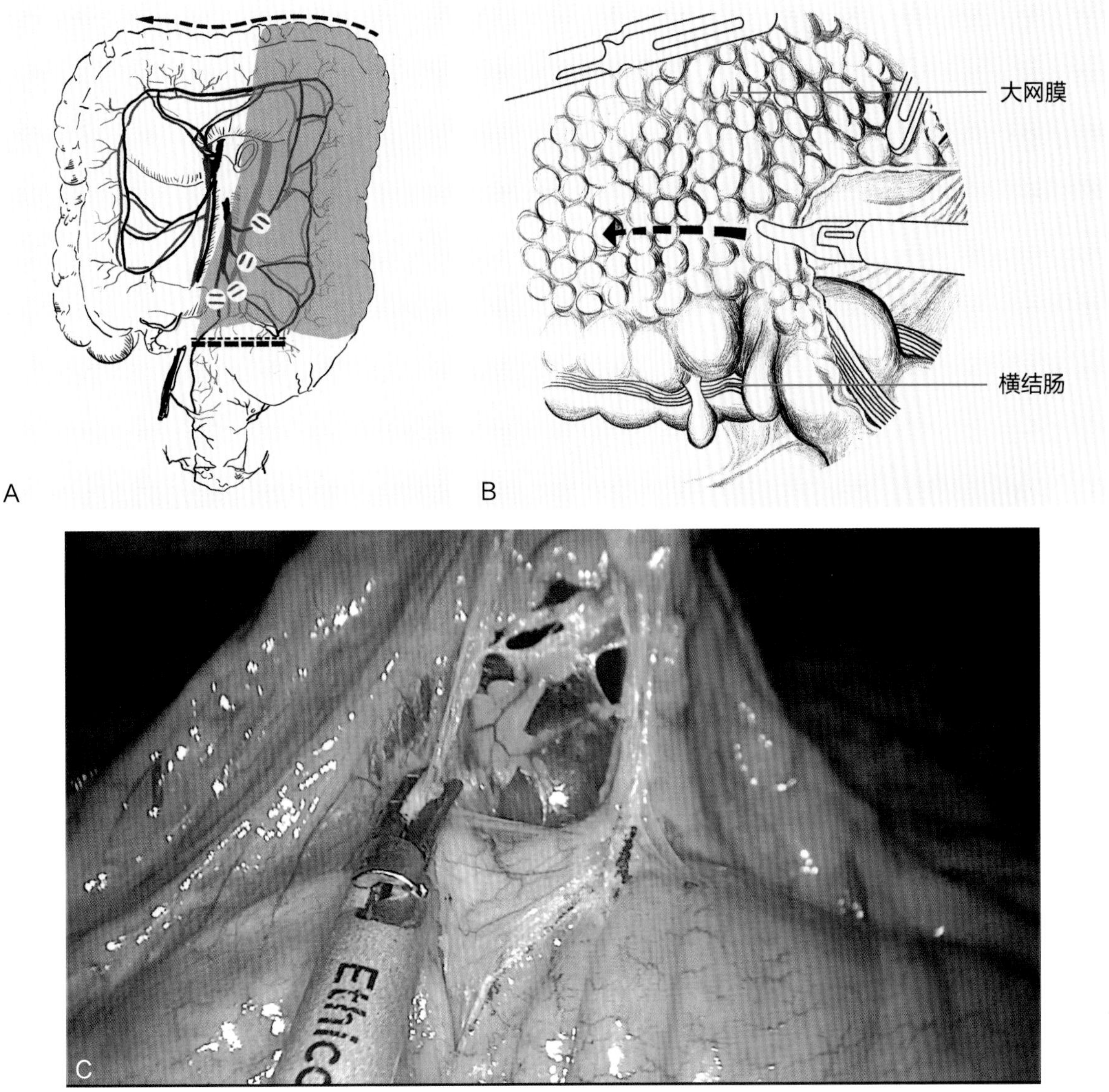

▲ 图 14-12　游离大网膜

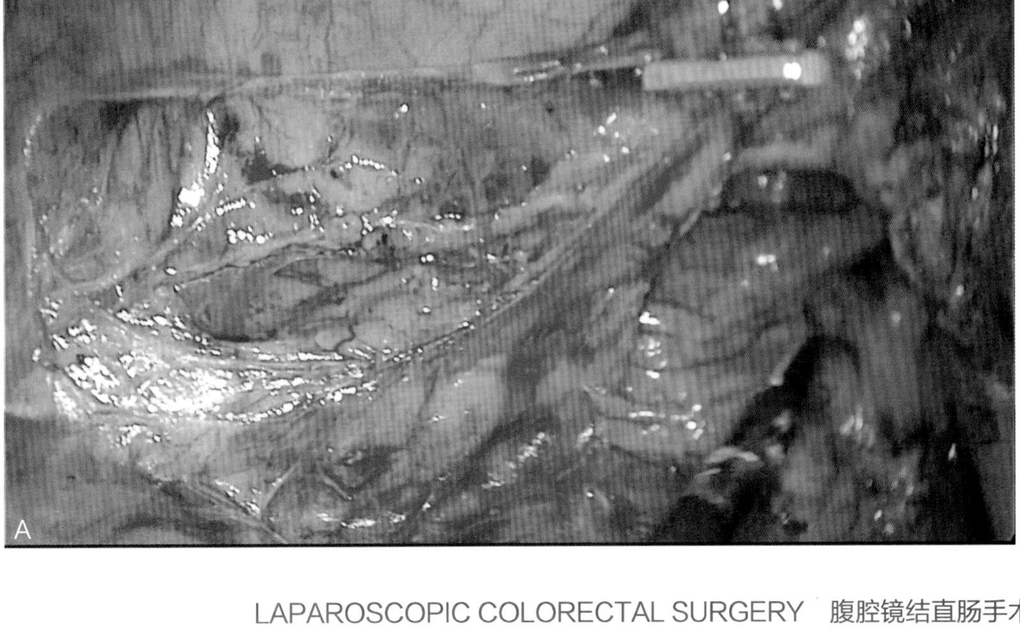

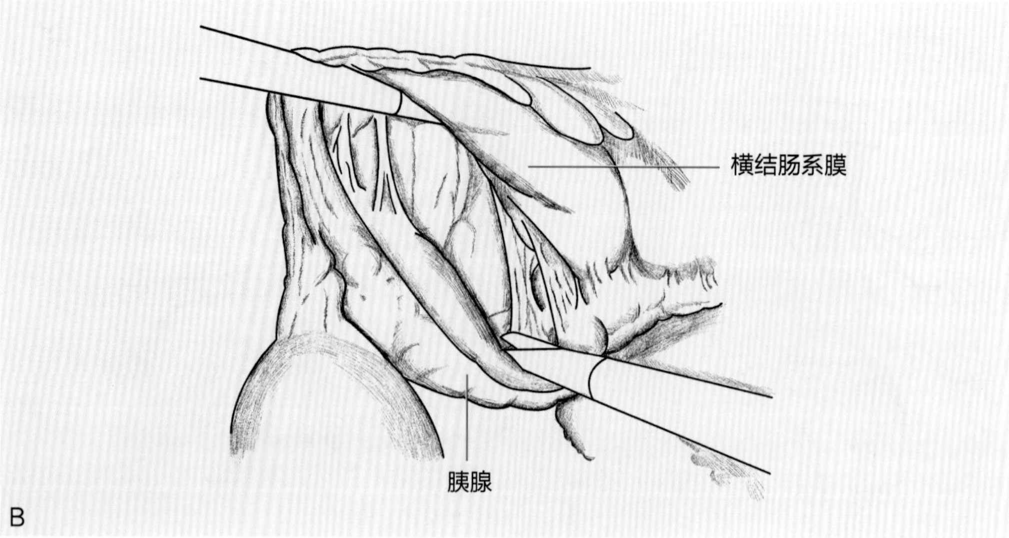

▲ 图 14-13 分离横结肠系膜

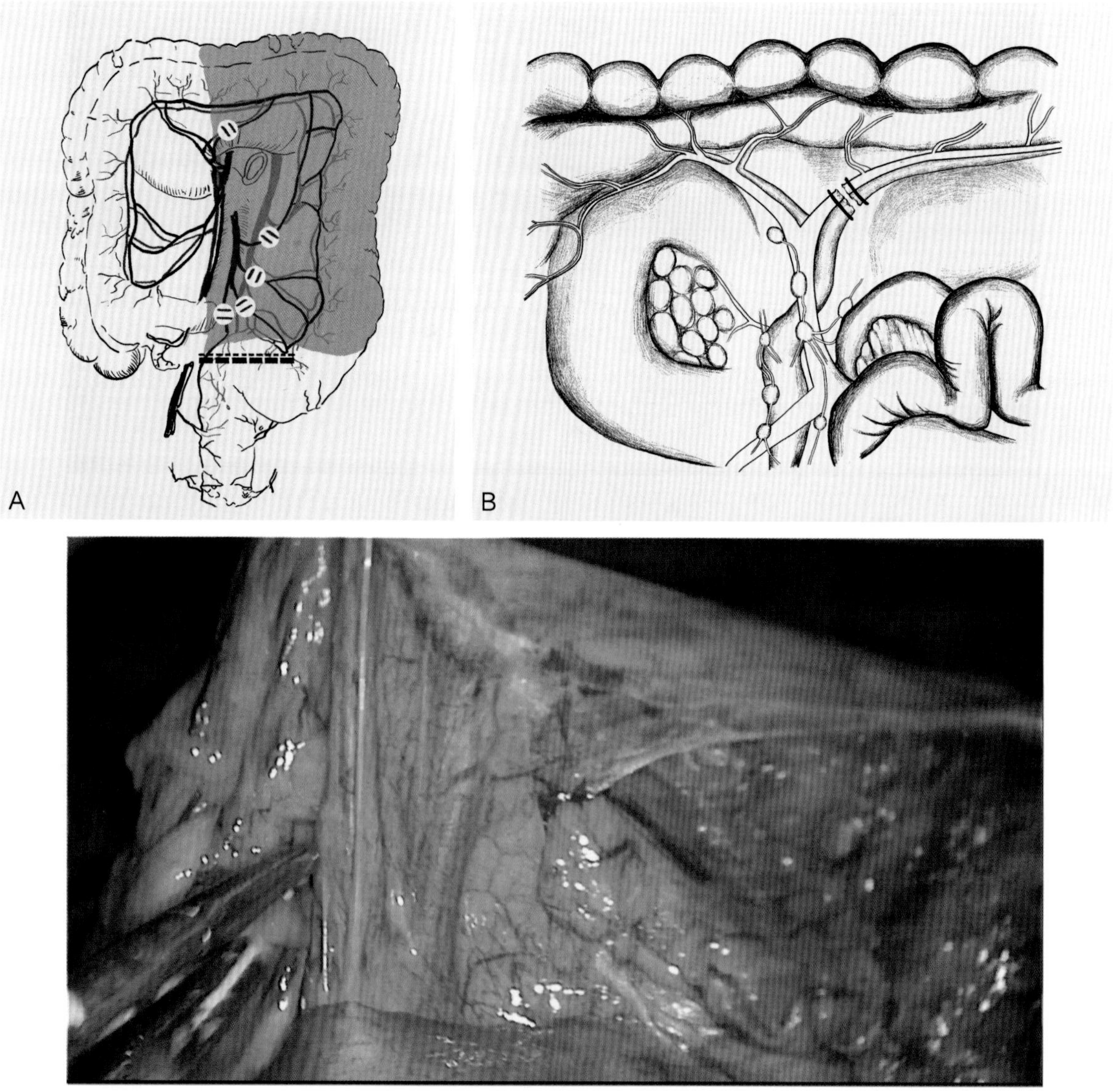

▲ 图 14-14 处理结肠中血管左支

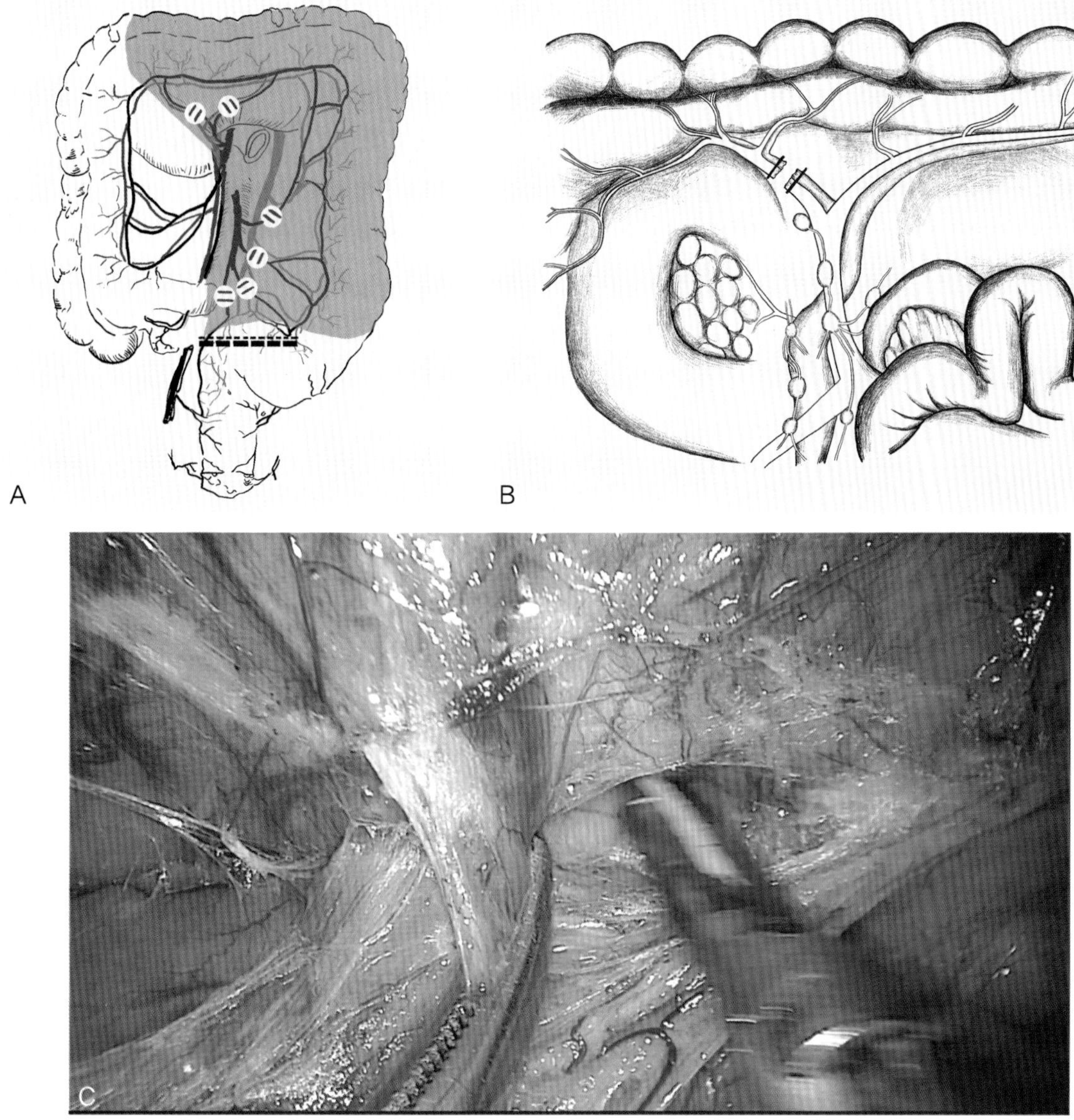

▲ 图 14-15　处理结肠中血管右支

4. 游离肝曲，处理升结肠和回盲部

继续游离横结肠根部系膜；沿右结肠动静脉发出的二级血管弓将其“骨骼化”，分别上血管夹并切断。由内向外、从下向上，沿肾前筋膜前叶分离右侧结肠系膜，并完整掀起达右结肠旁沟的后腹膜，切开右结肠旁沟的后腹膜，向上游离结肠肝曲，向下分离回盲部，避免损伤十二指肠胰头、右肾脂肪囊、右输尿管、右侧生殖血管。此时已完成全部结肠腹腔内分离（图 14-16 ～图 14-19）。

5. 横断直肠，取出标本，吻合肠管

距腹膜返折上方 4 ～ 6cm 预留标记处用直线切割闭合器（Endo-GIA）离断并闭合两侧残端（图 14-20）。

根据具体手术方式不同，选取适合的切口，以保留回盲部的结肠次全切除为例：在距回盲部 7cm 处用直线切割闭合器切断并闭合双侧结肠残端，至此结肠已经完全被切断游离。在右下腹做麦氏切口，长约 5cm，进入腹腔，在标本袋保护下移出切除的全部结肠，再将游离的回盲部从此切口拉出腹腔外，切除阑尾，在盲肠末端做小切口，放入 31 ～ 32 号吻合器底座，荷包缝合闭合，

扩肛后经肛门置入吻合器，理顺回盲部肠系膜，将吻合器底座与头端结合，旋紧吻合器后行保留回盲部的结肠次全切除逆蠕动盲直肠吻合(图 14-21 至图 14-25)。检查吻合口吻合牢固后冲洗腹腔，必要时行充气试验：将吻合口浸泡入水中，夹闭吻合口近端，由肛门注气以确认吻合口贴合紧密没有漏气。再次检查创面，取医用蛋白胶喷入吻合口系膜下方，使其与盆腔后壁粘连，防止卡压小肠引起肠梗阻，放置腹腔引流管置于 Douglas 腔。

对于切除回盲部的结肠次全切除手术，需要将回盲部充分游离，切断回结肠血管后行回直肠吻合（IRA)；包括切除直肠的结肠全切手术，需要行回肠储袋肛门吻合（IPAA)、预防性回肠造口：笔者一般在直肠下动脉距离腹主动脉根部 2cm 处夹闭、切断血管，由左侧陶氏间隙游离乙状结肠，由直肠固有筋膜与盆壁筋膜之间的直肠后间隙入路，打开直肠骶骨韧带，进入骶前间隙，切断两侧侧韧带，于邓氏筋膜前后层之间将精囊腺或阴道后壁与直肠前壁分离，最后将直肠游离至盆底肌平面后横断，具体手术步骤可以参考本书直肠癌根治一章。

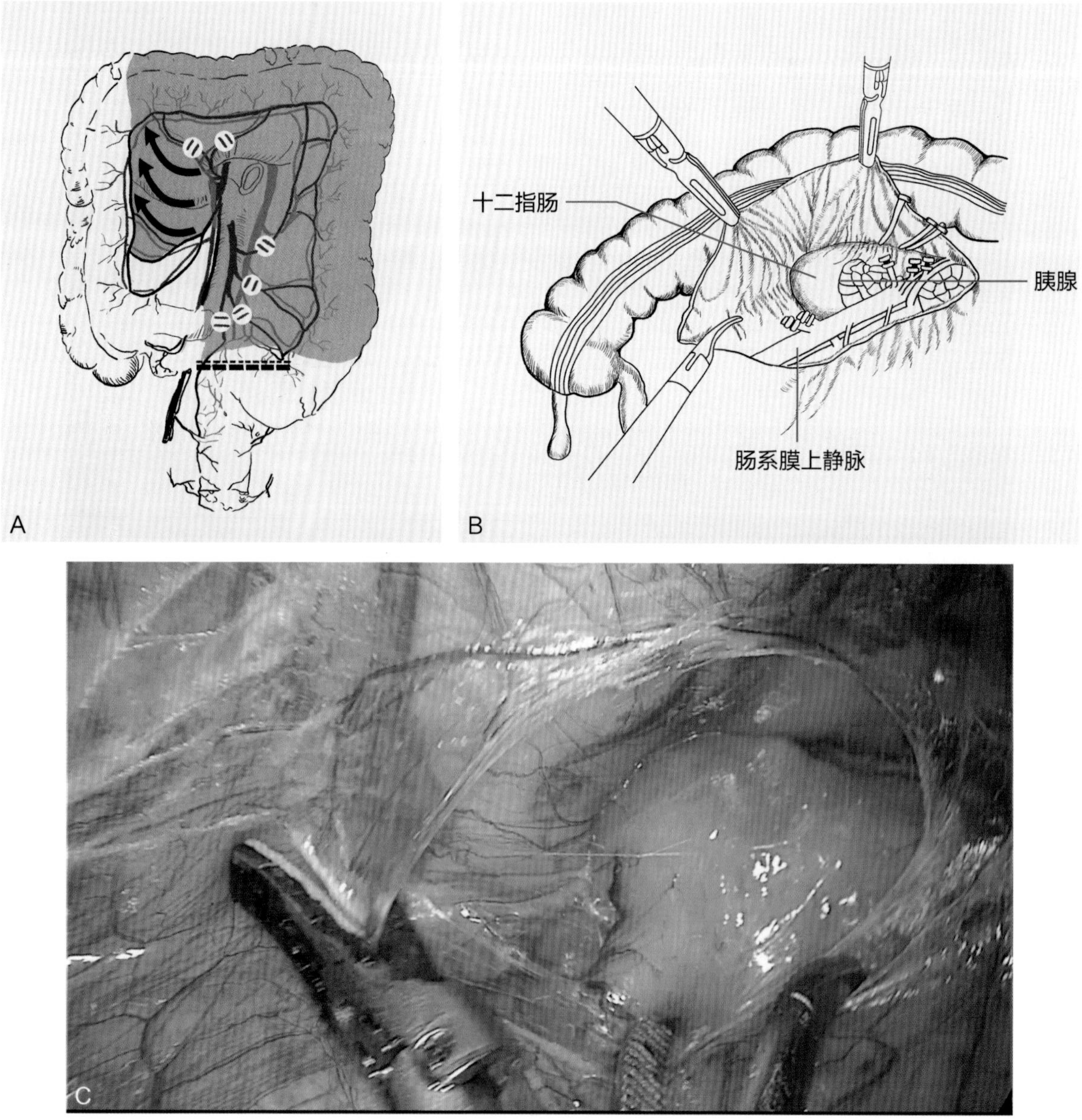

▲ 图 14-16　游离升结肠系膜

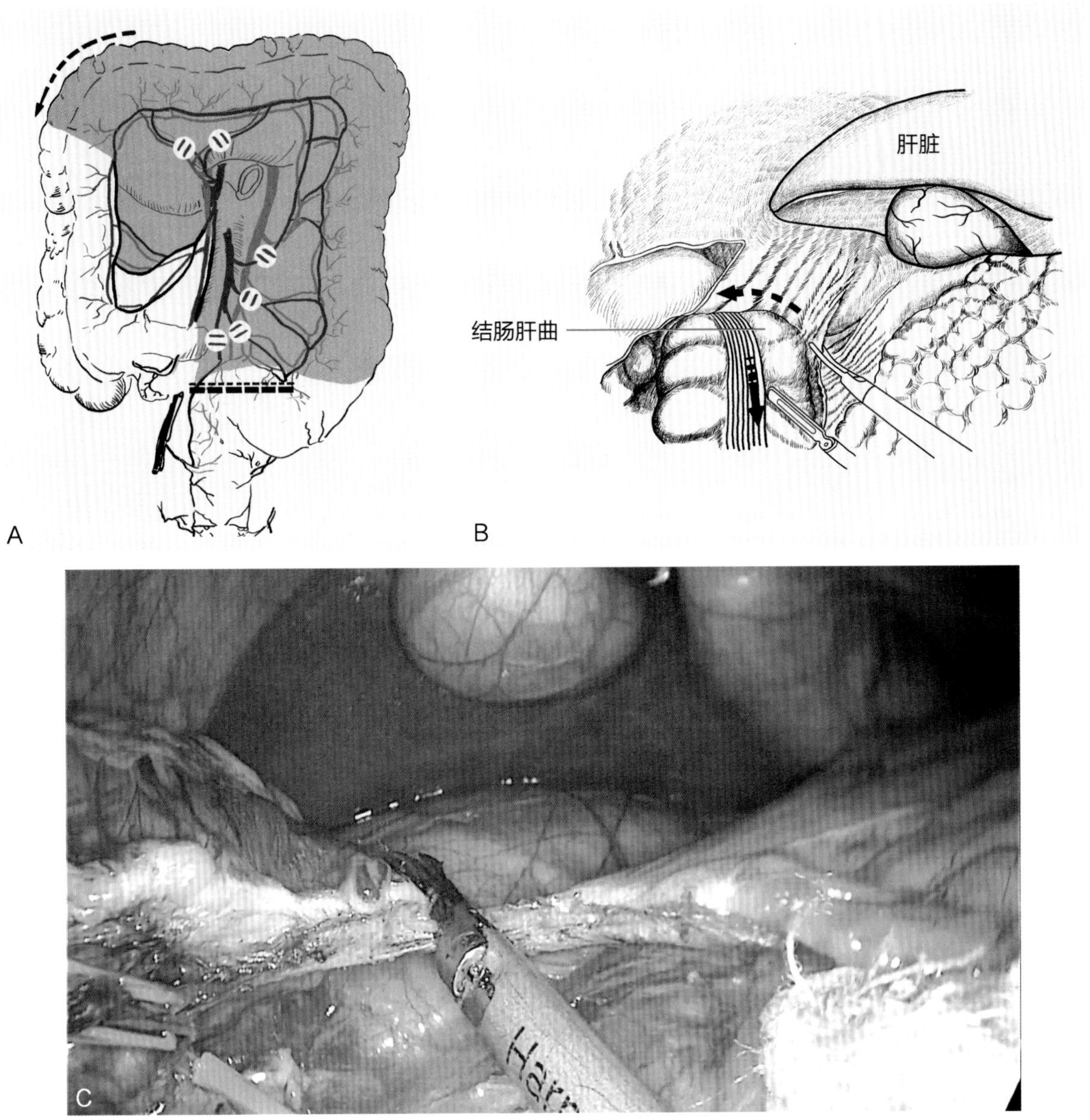

▲ 图 14-17 游离结肠肝曲外侧腹膜

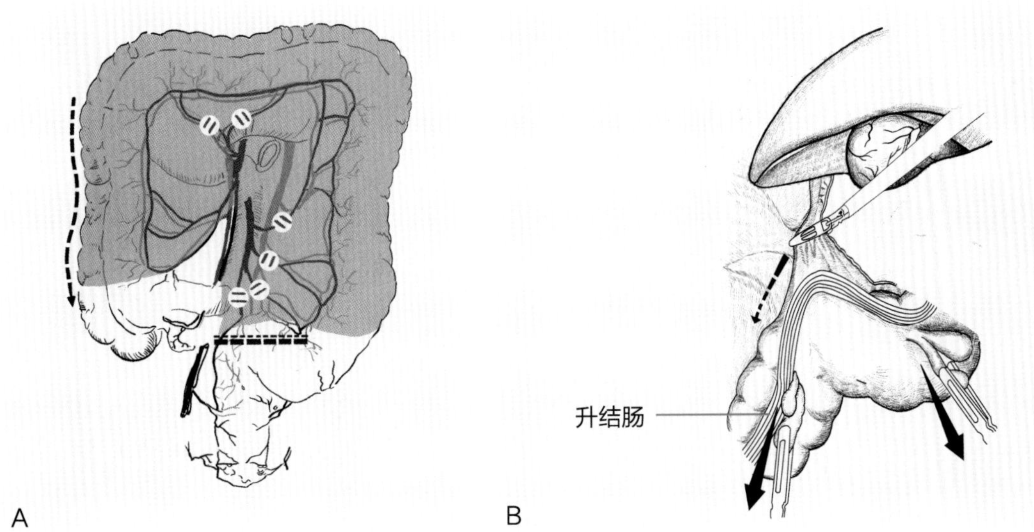

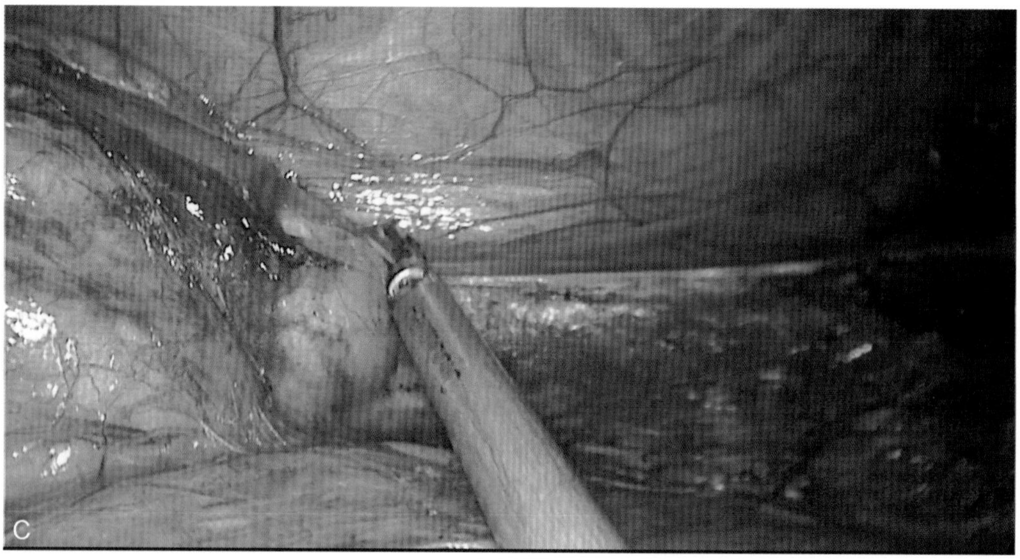

▲ 图 14-18 游离升结肠外侧腹膜

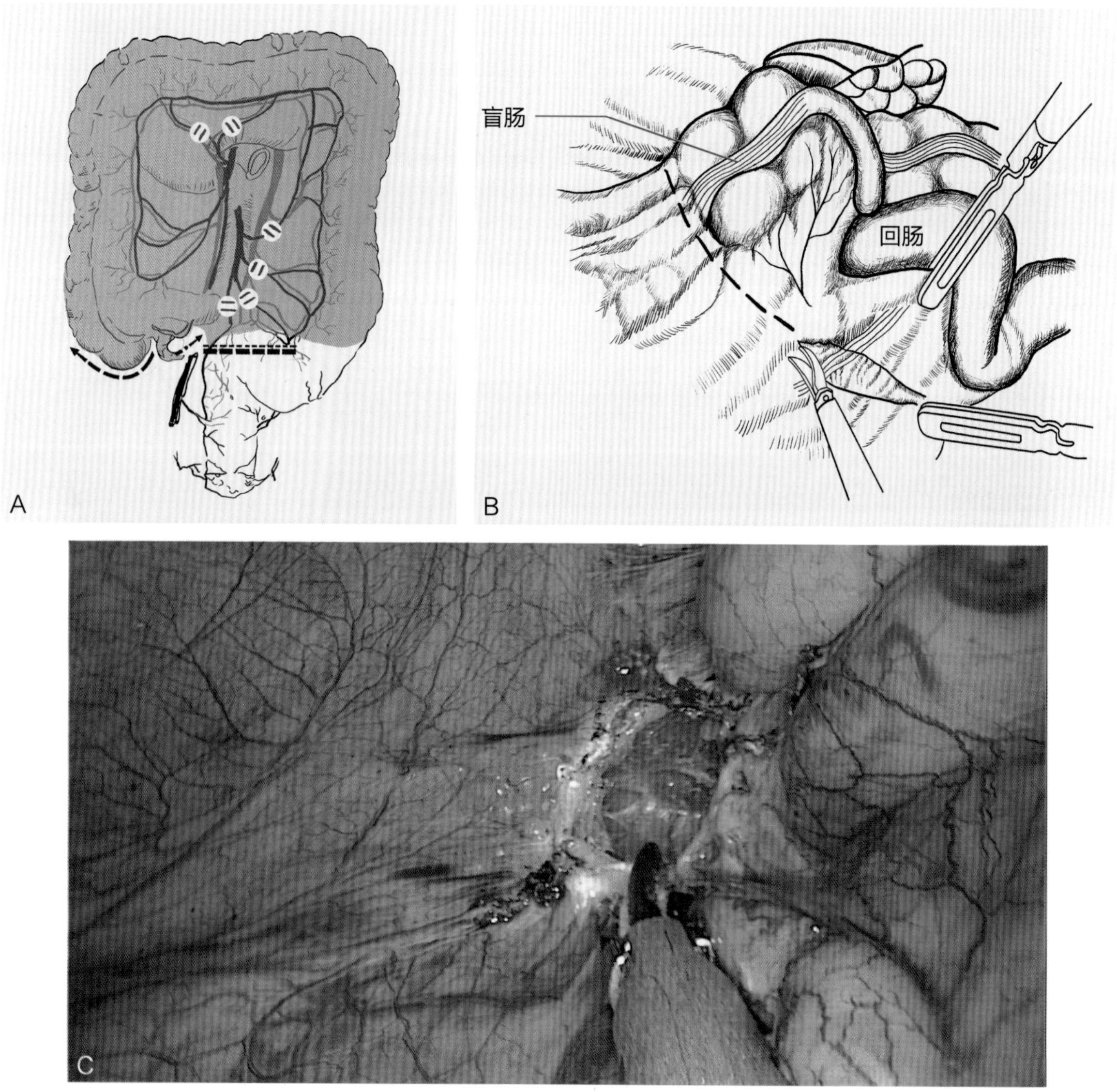

▲ 图 14-19 游离回盲部

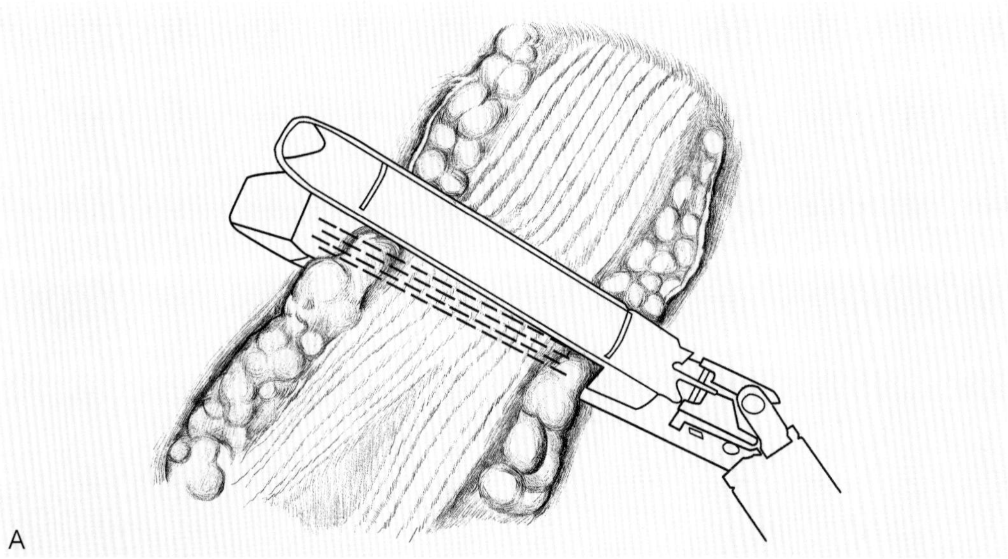

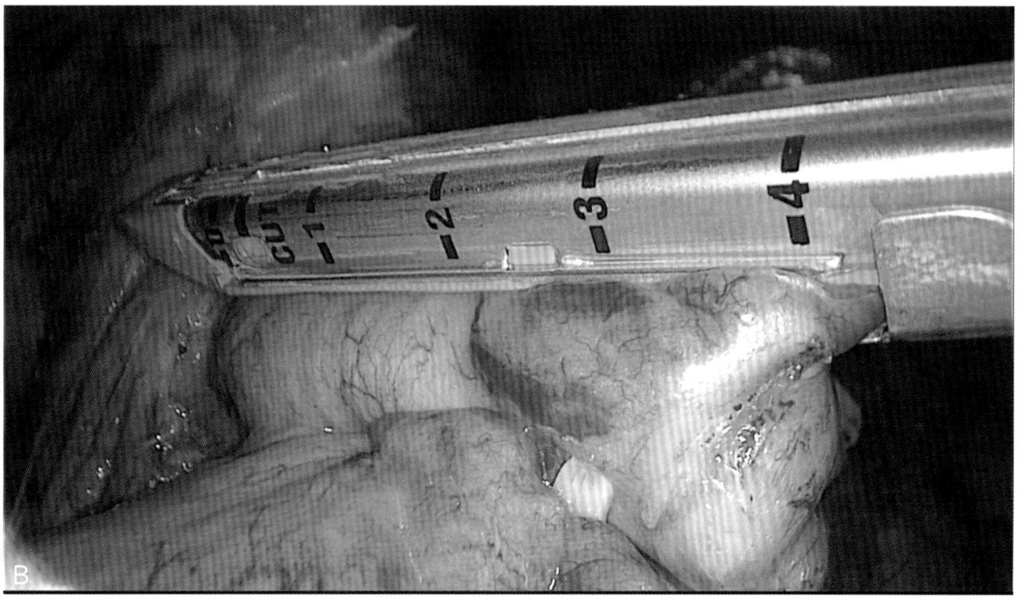

▲ 图 14-20 **横断直肠**

五、注意事项

1. 手术适应证的把握

对于家族性腺瘤性息肉病（FAP），有作者提出保留直肠的指征：术前肠镜提示直肠内息肉< 30个且直径< 1cm，这样可行结肠全切除回肠直肠吻合术（IRA），若有直径> 1cm 的息肉，术前应行内镜下切除，并行病理检查；若直肠内息肉> 30 个，或者术后无法定期行肠镜检查，应考虑行直肠结肠全切除回肠储袋肛管吻合（IPAA）。

遗传性非息肉病性结直肠癌（HNPCC）又称林奇（Lynch）综合征，NCCN 指南建议，对于 HNPCC 患者，可以考虑行全结肠或次全结肠切除术，特别是对于那些无结肠镜密切随访条件的患者。但该指南同时指出，也可以考虑行常规的结直肠癌根治术，这取决于医生的观念以及对异时性多原发肿瘤风险的评估。全结肠切除术或次全结肠切除术的意义在于可以避免或减

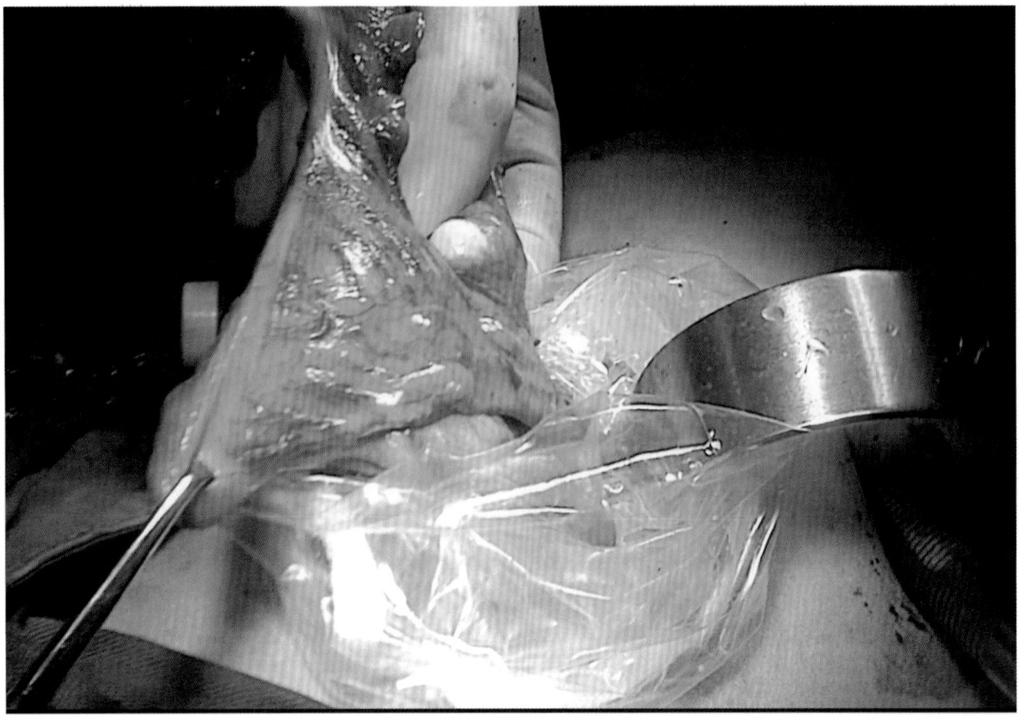

▲ 图 14-21 处理小肠系膜

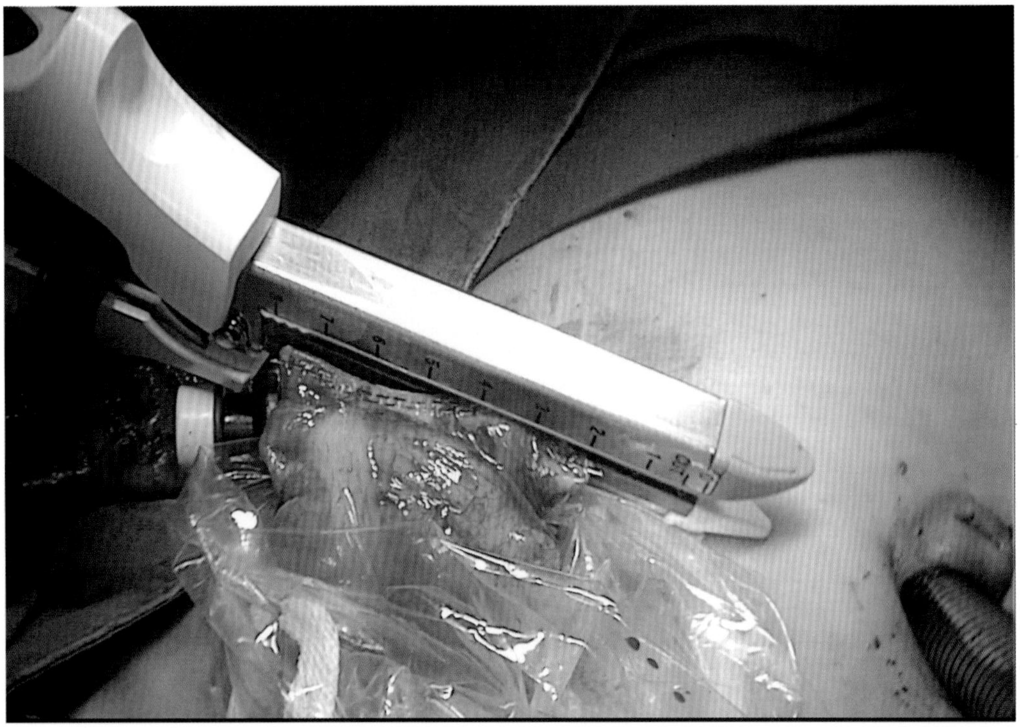

▲ 图 14-22 横断回盲部

少异时性多原发结直肠癌的风险，并且避免了终身对残留结肠进行结肠镜检查以及漏诊的风险。基于残留结直肠发生异时性原发癌的高风险，美国结直肠外科医师学会建议，HNPCC 患者初次患结直肠癌后制定手术治疗方案时，应该考虑预防性全结肠切除或全结直肠切除。具体而言，如癌灶位于结肠，应行预防性全结肠切除 + 回肠直肠吻合，术后终身对直肠行肿瘤筛检；如癌灶位于直肠，则行全结直肠切除 + 回肠肛管吻合。由于 HNPCC 患者预后较好，即使发生异时性多原发结直肠癌，再次手术切除也能取得良好的预后，如果能够进行密切的结肠镜随访（每 1 ～ 2 年 1 次），及时发现早期癌或腺瘤，及时进行处理，也是一种治疗的选择。因此作者建议，对于 HNPCC 患者，初次结直肠癌治疗前应该综合考虑其临床分期、预后、随访条件及个人意愿，向患者提出预防性手术的建议供选择，在患者知情同意的前提下，考虑行预防性手术切除治疗，术后密切进行结肠镜随访。

慢传输型便秘患者的手术范围和手术方式要综合患者排便次数、结肠运输试验结果、盆腔造影、

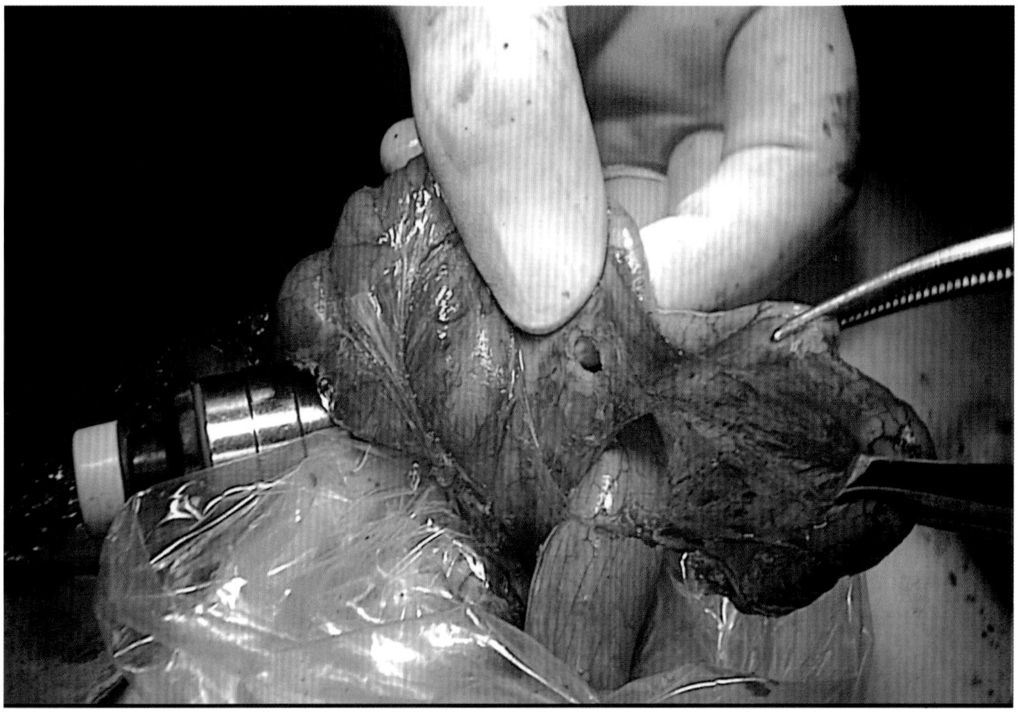

▲ 图 14-23　切除阑尾

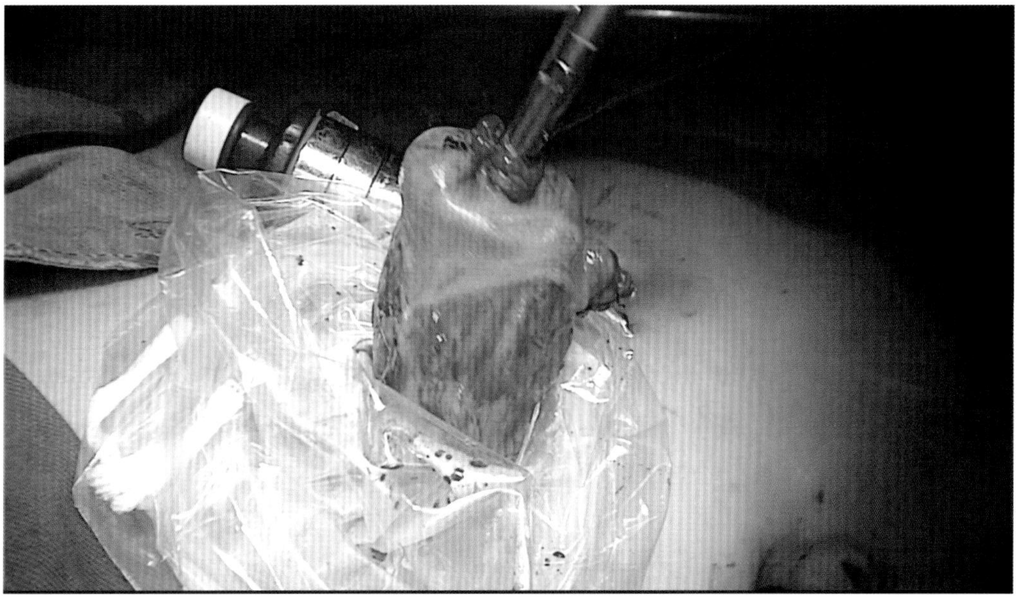

▲ 图 14-24　放置吻合器钉座

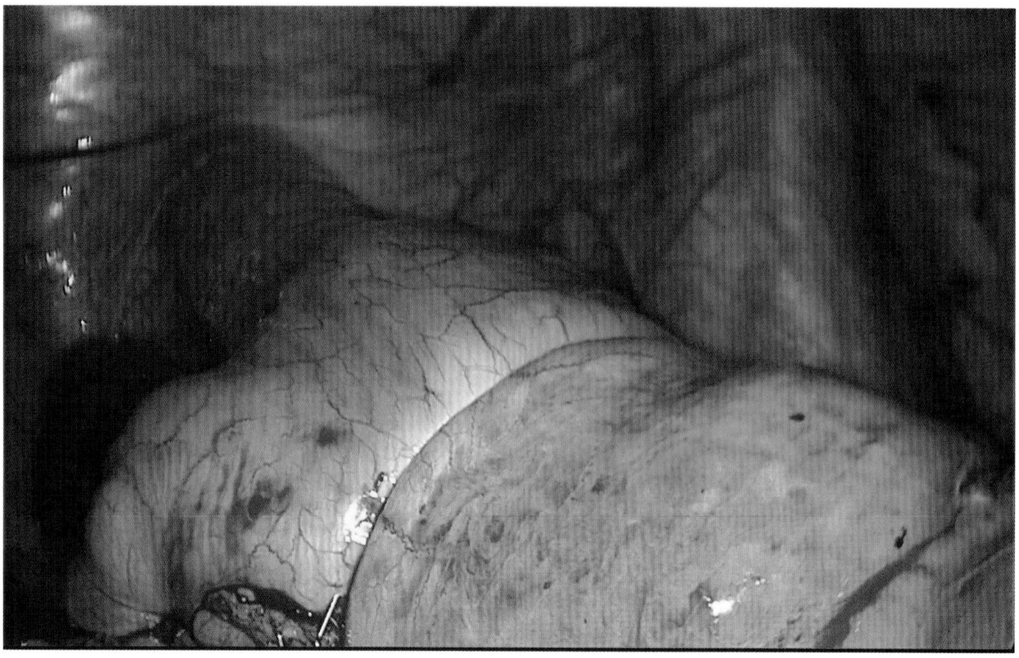

▲ 图 14-25 逆蠕动盲直肠吻合

肛门压力测定等检查结果。对于小肠传输功能正常的患者，应注意保留回盲瓣，可以选择结肠次全切除盲直肠吻合。若怀疑小肠传输缓慢，结肠运输试验提示 24h 标记物未进入回盲部，则应该考虑行包括回盲部的结肠次全切除、回直肠吻合。

2. Trocar 位置的选择

选择 Trocar 的位置时可以根据个人习惯和患者体型灵活掌握。全结肠切除手术范围涉及整个腹腔，确定 Trocar 位置时要注意兼顾左右、上下，尤其要注意结肠肝曲、脾曲体表大体位置，必要时可以用肠钳在体表测量，防止术中出现器械长度不够的尴尬局面。对于需要全直肠结肠切除的病人，直肠切除时右下腹麦氏点下方可以加一个辅助 Trocar，体型较小的患者，适当调整戳卡位置就可以完成全部操作。

3. 针对不同疾病，全结肠切除的手术范围和操作入路要做适当调整

对明确的良性疾病，不需要行大血管根部淋巴结清扫，也就没有必要遵循“全系膜原则”，从而减少手术创伤和并发症的出现。对于不能明确是否已有恶变的疾病，如家族性息肉病，在术前肠镜及病理检查不能明确良恶性时，对高度怀疑的肠段至少要做二级血管弓的淋巴结清扫。

六、术后处理

与常规开腹手术相似，腹腔镜手术后病人在重症监护病房（ICU）24 ～ 48h，密切观察生命体征，注意有无腹腔内出血；气腹对膈肌的刺激常引起肩背部疼痛，全身麻醉后患者也容易出现恶心、呕吐等症状，积极的对症处理可以有效缓解患者症状，缩短住院时间。常规 48h 后下床活动；3d 后拔除导尿管；应用抗生素 3 ～ 5d；肛门排气后拔除胃肠减压管，进流质饮食，对于排便次数较多的病人，2 周后开始应用洛哌丁胺（易蒙停）或复方地芬诺酯等抑制肠蠕动，控制排便次数。

七、常见并发症及防治

对于绝大多数结肠手术，腹腔镜手术和开腹手术在出现并发症时，其处理原则基本一致，但在预防术后肠梗阻的处理细节上有所不同。结肠全切或次全切除时，腹腔镜下回直肠或盲直肠吻合口下方肠系膜裂孔缝合关闭的操作较为繁琐，可以采用喷洒少量生物蛋白胶，来消灭系膜根部与后腹膜之间的间隙。需要行直肠结肠全切除回肠储袋肛管吻合时盆底腹膜重建较为复杂，对于女性病人可以充分利用子宫附件保护盆底创面，同时注意关闭气腹，排出 CO_2 后再调整体位（将头低足高右倾的体位放平），防止小肠在相对充分的空间内活动度过大，在存在气腹、吻合口肠管未完全松弛的情况下坠入盆腔深部甚至吻合口下方造成梗阻。由于腹腔镜下结肠全切后，后腹膜创面无法像开腹手术那样做到完整修复，术后对于肠道功能恢复情况要严密观察，当病人出现腹泻等症状时，尽量避免早期应用止泻药物，防止粘连性肠梗阻的发生。对于慢传输型便秘患者，术后适当推迟进食时间，尽量不给予泻药，以避免出现便秘症状反复，影响患者康复。

八、总结

目前的研究表明：腹腔镜结肠全切除手术比通常开腹手术时间长，术中出血量、术后排气时间及平均住院时间比开腹手术短。腹壁切口长度明显短于开腹手术者。我们通过腹腔镜固有的放大及多角度显露特性，能够清晰地观察腹腔内神经和血管。在游离结肠系膜时，能更好地遵循全系膜切除的原则，避免损伤后盆腔自主神经，显示了腹腔镜下全结肠切除术的微创、安全、有效、美容等优点。国内外学者对腹腔镜下全结肠切除与传统开腹手术进行了对比研究，发现肠道功能恢复时间和住院时间明显短于传统开腹手术，长期的术后并发症显著减少。掌握腹腔镜结肠全切除术，对于了解全结肠血管的分布走行，各段结肠系膜、韧带之间层次，与周围脏器关系，甚至包括变异结肠的常见类型都有重要意义。可以使我们更深入认识左半结肠、右半结肠、横结肠、乙状结肠切除术的范围和概念，对于腹腔镜下各种结肠手术有更深刻的认识，便于我们进一步拓展腹腔镜下结肠手术范围，发挥这一微创技术的特点和优势。

Part 15

腹腔镜回盲肠切除术

一、适应证和禁忌证

通常腹腔镜回盲肠切除术用于回结肠良性疾病的治疗，如克罗恩病、回盲部憩室、肠结核、黏膜下肿瘤（脂肪瘤、胃肠道间质瘤、淋巴瘤、类癌）、结肠气囊肿症（累及回盲部、合并出血或穿孔时）、巨大绒毛状腺瘤以及息肉。个别情况下，也可以用于回盲部恶性肿瘤的姑息性治疗。

最初认为存在瘘管是腹腔镜手术的禁忌证；然而此观念在随后被证实为正好相反。尽管它与更难且更长的手术有关，并对手术者提出更高的要求，但已经在回肠膀胱、回肠直肠、胃结肠、回肠盲肠瘘管的病例中成功且无并发症。

大多数外科医师认为，非局限性的腹腔脓肿，合并多处窦道以及多次肠道手术而导致的腹腔内紧密粘连、固定的肿块，急性肠梗阻以及肠穿孔等情况依然是腹腔镜手术的禁忌。

二、术前准备和手术病人选择

1．各种常规检查，包括血、尿、便常规，肝肾功能，生化检查，血糖，凝血五项，乙肝、丙肝标志物，梅毒、艾滋病抗体，心电图，X 线胸片，腹部 B 超，心肺功能等，了解病人一般情况。

2．行消化道造影或结肠镜检查了解肠道病变程度及范围，尤其要了解患者末端回肠情况，评估肠腔内病变分布和程度。腹部 CT 检查了解肠腔外蜂窝织炎范围，腹膜后输尿管有无受压移位。

3．肠道准备：术前 3d 开始进半流食，口服肠道准备药物，术前 24h 行机械性肠道准备，同时给予清洁灌肠。术晨放置胃管。

4．对可能影响手术及术后恢复的慢性疾病，如高血压、冠心病、糖尿病、呼吸功能障碍、肝肾疾病进行调整；纠正贫血、低清蛋白血症、水和电解质紊乱，特别注意营养评估，改善病人营养状况。

5．完整评估患者病史，尤其要询问患者使用类固醇、免疫抑制药的情况。必须由腹腔镜手术经验丰富的医师选择适合的病例。

三、腹腔镜手术方法和技巧

患者取仰卧位，两腿略分开，监视器位于患者右侧，术者由患者左侧开始做对侧结肠的游离，扶镜者站在患者两腿中间或者术者同侧上方。镜头指向分离方向，助手站在术者对侧。根据分离对象的变化，适当调整患者左右和纵向的倾斜度。注意大腿要低于腹壁，以保证术中腹腔镜设备自由旋转。

Trocar 位置：通常采用 4 个穿刺切口，以肚脐为中心，脐下切口常为观察孔，在腹直肌外侧右侧腹、左上腹、左下腹分别做切口。脐下、左上腹为 10mm，其余为 5mm 操作孔。上腹穿刺点与同侧穿刺点距离大于 10cm，同时注意避开肋骨，下腹穿刺点注意避开髂前上棘，以免影响手术操作。 小儿患者、体形较小、偏瘦时，为了保证观察全面，镜头与回盲部保持一定距离，可以将观察孔置于脐上 3 ～ 5cm 处。

腹腔探查：建立气腹、安置套管后，30° 腹腔镜经脐部进入腹腔，常规探查腹腔、盆腔、网膜、肝脏、腹膜、胃、小肠、结肠，了解腹内脏器情况，明确结肠疾病性质、程度和范围，了解有无肠道畸形，明确腹腔粘连情况，不能除外肿瘤时应注意有无明显转移、肿瘤部位浆膜是否受侵以及有无腹腔种植等。探查完毕，在腹腔镜监视下建立 Trocar 穿刺孔。

提起末端回肠，由阑尾根部剪开升结肠外侧后腹膜，向上游离至结肠肝曲，钝性分离腹膜后间隙筋膜及疏松结缔组织，完全游离升结肠。必要时可以打开胃结肠韧带，游离肝曲以减小吻合口张力。注意此处应在右侧 Toldt 间隙中进行，尽量不要打开 Gerota 筋膜，进入肾前间隙，以免损伤右侧输尿管或十二指肠。取右中腹切口长约 5cm，将结肠由切口处拉出。分离肠系膜，切除肠段后行小肠升结肠端侧吻合。间断缝合系膜裂孔，放置引流管于盆腔。

四、术后处理

与标准开腹手术类似，患者在 ICU 病房监护 12 ～ 24h，术后第 1 天复查血常规和电解质。术后无须常规留置胃管，根据排气、排便情况逐步恢复进食，早期可进清流或全流质饮食，逐步过渡到半流或普食。若出现腹胀甚至呕吐，要及时放置鼻胃管减压。

五、术中、术后注意事项

1．克罗恩病患者局部肠管较脆、系膜增厚以及局部粘连紧密会增加手术难度。合并有瘘管存在时间隙不清楚，容易进入深部层面，造成周围组织损伤。除了手术操作要耐心细致以外，为了防止损伤同侧输尿管，尤其是合并腹膜后蜂窝织炎或脓肿时，术前可以放置输尿管导管。怀疑损伤输尿管时，可以由膀胱注入亚甲蓝（美蓝）来鉴别。

2．分离回盲部以前，用两把肠钳逐段探查全部小肠是整个手术中的重要环节。这有助于术者确定病变的范围、周围组织局部关系以及是否适合行腹腔镜手术。当然，这一操作有可能会增加肠管损伤的概率，譬如肠壁浆膜及肠系膜撕裂、静脉血栓或血肿形成等。

六、常见并发症及防治

除了常见吻合口瘘并发症以外，由于部分病例病变位置的不确定性，以及存在腹腔脓肿及瘘管的可能，术中全面探查有时是比较困难的。因此，要明确除了手术不能在腹腔镜下完成时做必要的中转开腹，还应该在无法全面探查、怀疑还存在可能需要手术处理的病变时中转开腹。只有全面、合理地探查，了解病变范围和程度，才能制定合理的手术方案，最大限度减少并发症。

七、总结

为了降低手术操作难度，减少出血和手术时间，腹腔镜的回盲部切除手术通常采用腹腔镜辅助入路，体外分离肠系膜、进行吻合的方式，而不采用体内吻合、完全腹腔镜下操作。已有充分的证据表明，经验丰富的医师实施腹腔镜回盲部切除，在克罗恩病的治疗上，能够降低术后疼痛，减少肠梗阻发生，缩短住院时间，且具有切口美容功效。随着规范化治疗和多中心研究资料的收集，我国克罗恩病的发病率有升高的趋势。对于合并腹腔感染、瘘管形成的病例，由于操作的复杂性以及患者病史较长且多伴有营养不良或长期使用免疫抑制药，腹腔镜回肠结肠切除手术有待进一步推进，以最大限度减小创伤，加速患者康复。

Part 16

腹腔镜结肠造口术及关闭术

在直肠结肠手术中，肠造口术是外科较常实施的手术之一，而腹腔镜下肠造口术操作相对简单，创伤小，有其独特的优势。常用的造口位置有末端回肠、横结肠、乙状结肠。

一、适应证和禁忌证

1. 适应证

（1）结肠外伤较严重，有多处穿孔或较广泛挫伤，腹腔污染较严重。

（2）无法切除的直肠癌、结肠癌。

（3）结肠炎性病变，如局限性结肠炎、溃疡性结肠炎、放射性直肠炎。结肠造口术后可使肠道炎症明显减轻，炎症肿块缩小，有利于第二期的手术治疗。造口的位置要尽可能地远离炎症病变区域。

（4）直肠膀胱瘘、直肠阴道瘘或直肠骶尾瘘修补术前行结肠造口术，使粪便改道，待修补的瘘道愈合后，再行造口闭合术。

2. 禁忌证

（1）因心肺疾病不能耐受全身麻醉者。

（2）有腹部多次手术史，可能存在广泛腹腔粘连者。

二、术前准备

1. 应通过各种检查对患者状况进行全面的术前评估，尤其是肺功能和心血管情况。

2. 麻醉方式选择气管插管全身麻醉。手术前晚，除明显焦虑的患者，一般不必常规使用术前药。

3. 术前准备同其他全麻术前准备。术前禁食 12h，禁水 4h；备皮，术前放置胃管、尿管。

4. 腹腔镜器械准备：30° 腹腔镜，肠钳，抓钳，组织剪，分离钳，吸引器，10mm 套管 1 个，5mm 套管 2 个。

三、乙状结肠造口术

（一）手术步骤

1．患者取仰卧位，双腿分开，常规腹部消毒、铺巾单。手术开始后调整体位为头低足高右低倾斜位（具体体位见图 16-1）。

2．套管放置。在脐上缘做切口，放置 10mm 套管，建立气腹，插入 30° 腹腔镜。在腹腔镜直视下置入其余套管，右下腹麦氏点置入 5mm 套管作为主操作孔，在此套管头侧 10cm 处置入 5mm 套管作为辅助操作孔（图 16-2）。

3．探查腹腔及盆腔。了解腹腔情况，有无腹水、腹腔粘连；针对癌症患者，观察肿瘤部位、大小、活动度，有无肝脏等其他部位转移情况。

4．用肠钳提起肿瘤近端的乙状结肠肠管，分离结肠与侧腹壁之间的疏松组织（图 16-3），游离乙状结肠。游离乙状结肠至能提起至腹壁且无明显张力。用抓钳钳夹固定拟造口处肠壁。

5．选定拟造口处位置，一般位于左下腹部反麦氏点部位，约 4cm 直径的圆形，切开皮肤、皮下组织，切开腹外斜肌腱膜，逐层至腹腔。用抓钳将拟定造口处肠管提出腹腔（图 16-4）。选择肠系膜无血管区放置支撑管。逐层间断缝合肠管壁与腹膜、腹外斜肌腱膜、皮下，若腹膜开口较大，可适当缝合腹膜至合适大小，注意勿使腹膜开口过小导致肠管受压、狭窄。纵行切开拟造口处肠壁，逐层缝合切口处肠壁与皮肤，完成造口。

6．如须做乙状结肠单腔造口术，则在充分游离乙状结肠后，腹腔镜下应用直线切割闭合器于

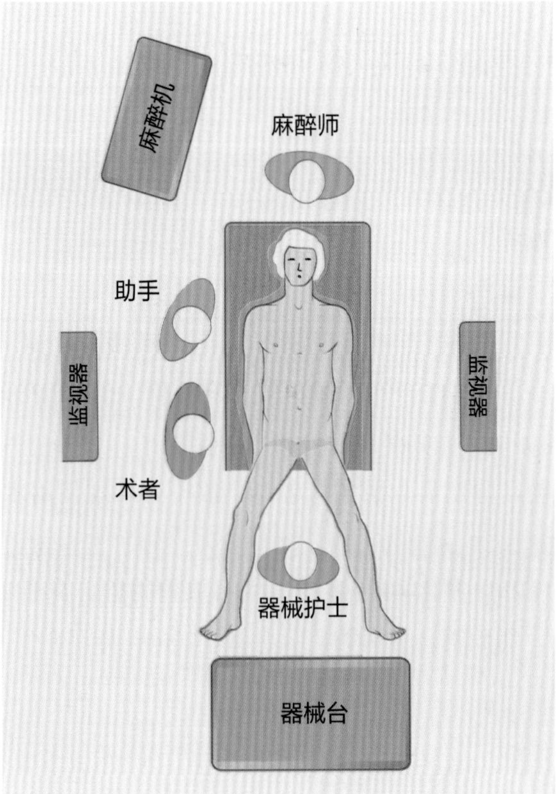

▲ 图 16-1　腹腔镜乙状结肠造口术体位及布局

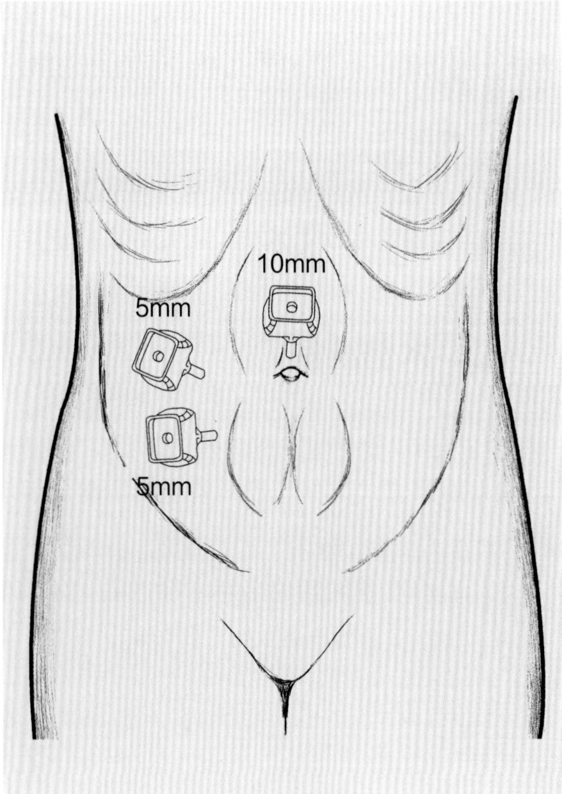

▲ 图 16-2　腹腔镜乙状结肠造口套管位置

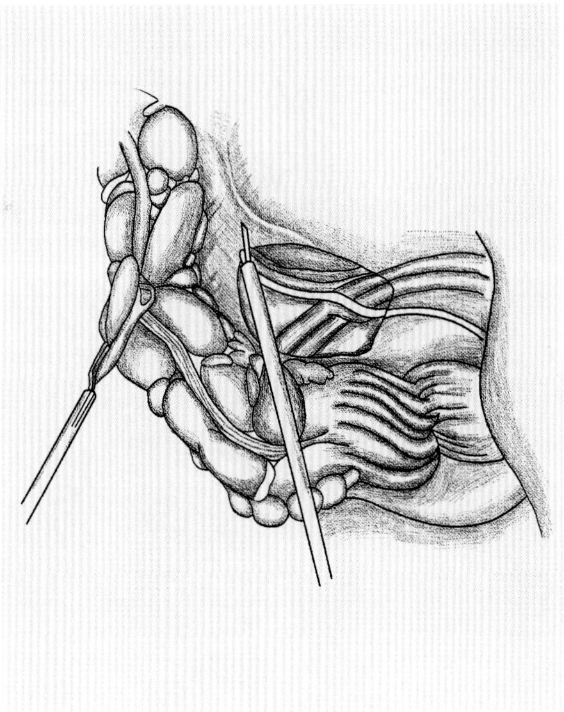

▲ 图 16-3　分离乙状结肠及侧腹膜

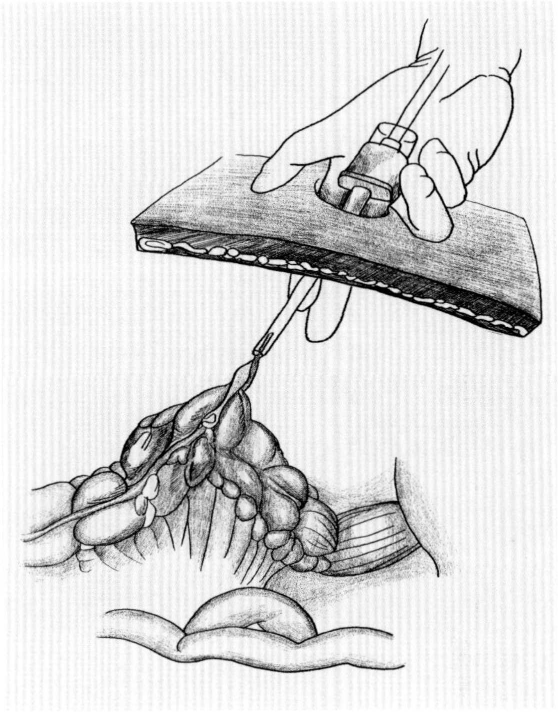

▲ 图 16-4　提起乙状结肠到腹膜

结肠预切断处双向闭合肠管（图 16-5）。切断肠管后远端肠管留置腹腔，用抓钳将近端肠管于腹壁拟造口处提出（图 16-6），逐层间断缝合肠管壁与腹膜、腹外斜肌腱膜，修剪肠管残端，缝合造口处皮肤与结肠残端，完成造口。

7．重新建立气腹，放入腹腔镜，仔细检查活动性出血点，彻底止血，清点手术器械无误后，放尽气腹，退出套管，逐层缝合各个套管孔。

（二）术后处理

1．患者术后常规使用抗生素 3 ～ 5d，用药以头孢类、喹诺酮类抗生素为主，可配合使用 0.5% 甲硝唑（或替硝唑、奥硝唑），静脉点滴，同时根据患者病情补充晶体、胶体、营养液等。

2．术后定期更换造口处辅料，观察造口处排气、排便情况。

3．术后 2 周观察患者造口愈合情况，拔出造口支撑管。

（三）常见并发症及防治

1．切口感染

结肠造口术后应及时换药，用乙醇或碘伏纱布湿敷，避免造口部位粪便污染。此外，伴有糖尿病、营养不良等疾病易发生感染。防治方法：术前充分做好肠道准备；术中、术后应用抗感染药物；术后积极换药并治疗糖尿病、营养不良等基础疾病。

2．肠造口坏死

术中造口的肠管张力大，肠系膜扭转或腹壁切口过小压迫肠系膜血管导致造口肠管供血不良，导致肠坏死。正常的造口黏膜颜色淡红有光泽，富有弹性，用力摩擦后可见点状出血。造口坏死

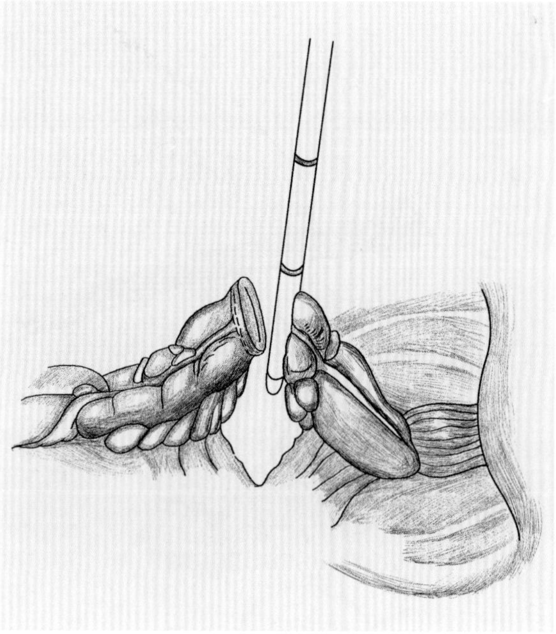
▲ 图 16-5 切割闭合器闭合肠管

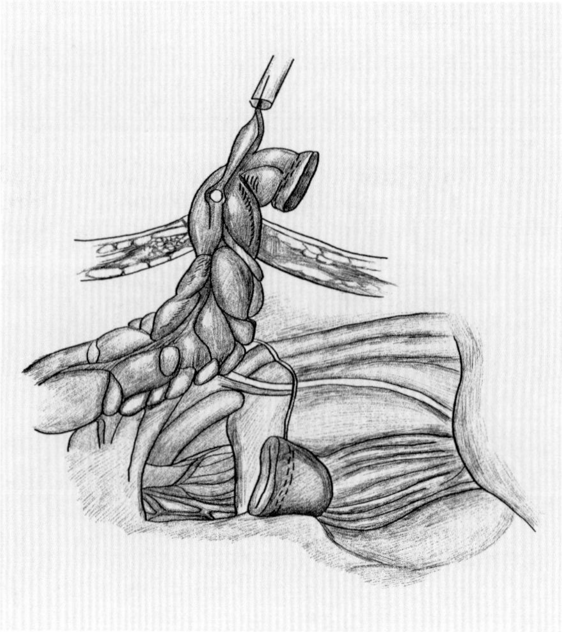
▲ 图 16-6 将近端肠管从腹壁提出

主要表现为造口黏膜颜色暗黑色或黑色，失去正常黏膜的弹性、光泽，用力摩擦或剪后不出血，常伴有异味。防治方法：术中应充分游离肠管，减少肠管张力，确保肠管血液供应正常。术后可适当应用活血化瘀药物改善造口部位血供。若坏死肠管不多可切除坏死部分，重新与皮肤吻合；若肠管大范围坏死，应急诊手术切除，重新造口。

3. 肠造口狭窄

术中腹壁造口孔过小、术后造口部位瘢痕收缩均可造成肠造口狭窄。防治方法：术后定期扩肛。如造口狭窄不能容一指通过，可手术环形切除造口处瘢痕，重新做肠管和皮肤吻合。

4. 肠造口回缩、内陷

术中游离肠管不充分、张力过大或缝线固定不充分、缝线脱落均可导致肠造口回缩、内陷。防治方法：术中充分游离肠管，确保吻合肠管无张力；术中严密缝合肠管与腹膜及腱膜；术后切口换药避免切口感染，确保患者肠功能正常，防止过度腹胀。

5. 肠造口疝

肠造口术后肠管与腹膜、腹壁筋膜固定愈合不良，腹压增高，使小肠或大网膜从造口肠管旁凸出。造口处腹膜、筋膜开口过大，切口感染致切口愈合不良，年老体弱肌肉薄弱、肌张力下降等均可导致肠造口疝。造口处肠管与侧腹膜存在间隙，小肠疝入并发内疝。防治方法：术中避免切口过大或切除过多腹膜、腱膜、肌肉，术后加强切口护理，防止切口感染；积极治疗可能导致患者腹内压增高的疾病。对于严重造口疝，应积极手术修补腹壁缺损。

四、末端回肠造口术

腹腔镜末端回肠造口术术前准备及手术器械准备同腹腔镜乙状结肠造口术。

具体手术步骤如下。

1．患者取仰卧位，双腿分开，常规腹部消毒、铺巾单。手术开始后调整体位为头低足高左低倾斜位（具体体位见图 16-7）。

2．套管放置。在脐上缘做切口，放置 10mm 套管，建立气腹，插入 30° 腹腔镜。在腹腔镜直视下置入其余套管，左侧腹部反麦氏点部位置入 5mm 套管，在此套管头侧 10cm 处的左上腹部置入 5mm 套管（图 16-8）。

3．右高左低倾斜位，这样有利于将小肠推至左侧腹。探查腹腔情况。

4．用肠钳提起回肠末端查看游离情况，如回肠游离度小，提至腹膜张力大，可分离升结肠与侧腹壁之间的疏松组织，游离回盲部。肠钳钳夹回肠末端至腹壁造口处（图 16-9）。解除气腹，选定拟造口位置，逐层进腹后将小肠提出腹膜外（图 16-10），造口方法及注意事项同结肠造口法。

5．重新建立气腹，放入腹腔镜，检查造口肠管无扭转，仔细检查活动性出血点，彻底止血、清点手术器械无误后，放尽气腹，退出套管，逐层缝合各个套管孔。

五、腹腔镜造口关闭术

术前准备及手术器械准备同结肠造口术。手术体位及套管放置同相应的造口术。

建立气腹，探查腹腔及盆腔，查看腹腔粘连情况，腹腔镜下松解粘连。游离造口肠管周围粘连，显露肠管。环形切开造口处皮肤，游离出肠管，牵出腹腔。切除腹壁段肠管，于肠管近断端置入吻合器底座，还纳腹腔，从肛门置入吻合器，行端端吻合。查看肠管，如吻合口张力大，可适当

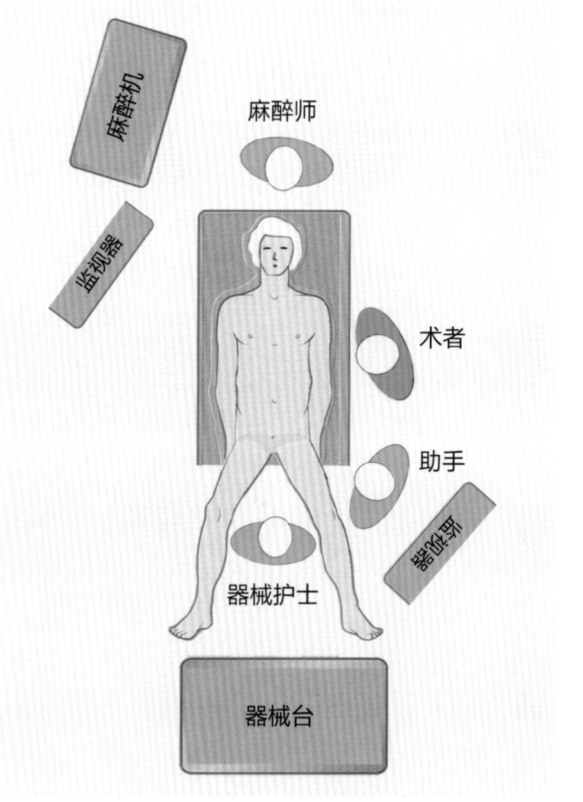

▲ 图 16-7 腹腔镜回肠末端造口术体位及布局

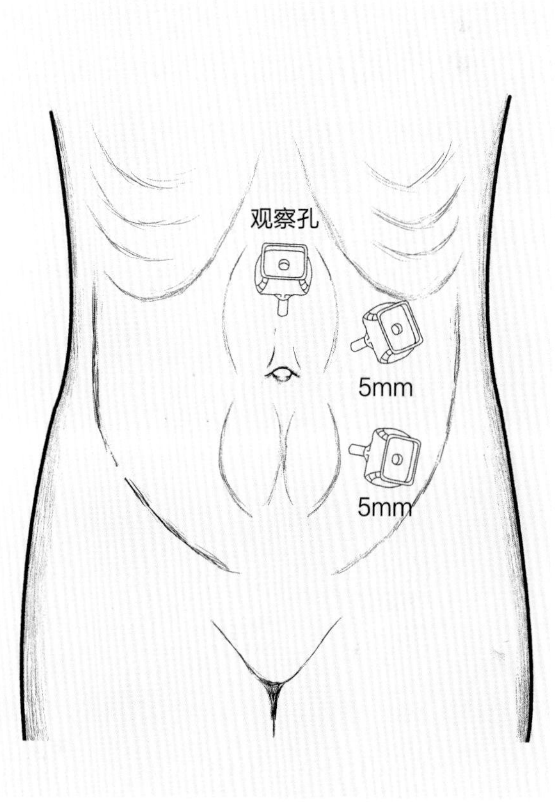

▲ 图 16-8 腹腔镜末端回肠造口套管位置

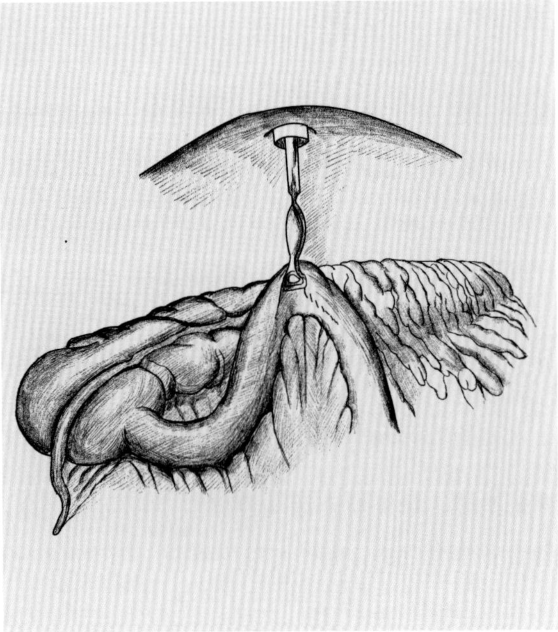

▲ 图 16-9 钳夹回肠末端至腹壁

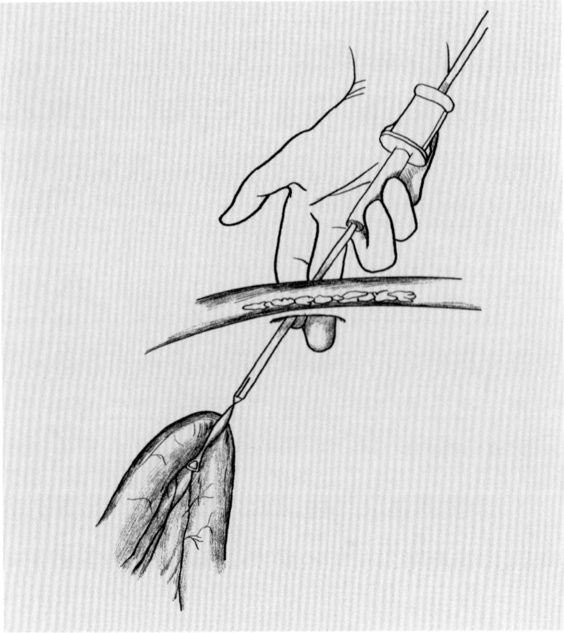

▲ 图 16-10 将小肠提出腹膜外

腹腔镜下游离肠管。如肠管游离度大，也可适当延长造口处切口，行腹壁外肠管吻合。

对于二次或多次手术，腹腔镜手术在建立气腹、置入套管针过程中可能应避免损伤。术前应充分估计肠管粘连情况，如腹腔镜失败应及时中转开腹手术。此外，腹腔镜造口关闭在探查腹腔、取组织活检等方面有优势。

六、总结

腹膜内造口已有近百年的历史，Goligher 提出的腹膜外造口法具有划时代的意义，明显减少了造口的并发症。而腹腔镜下结肠造口在术中能观察腹腔以及能完成从造口部位牵出肠管，不会延长手术时间且创伤小，并发症少。

Part 17

腹腔镜直肠脱垂手术

直肠脱垂指的是直肠全层脱垂到肛门括约肌以外，对于直肠脱垂，早在公元前 1500 就已经有了报道，1888 年，Mikulicz 最早提出了经会阴入路治疗直肠脱垂。而经腹入路手术则是 Moschowitz 于 1912 年最早提出的。经过 1 个世纪的发展，经腹手术由于其更低的复发率而被广泛采用，其手术方法也不断完善。尽管 1 个世纪以来，有许多不同的手术方式相继被报道，但目前被广泛采用的为如下几种。

1. Ripstein 手术（直肠前固定术）

由 Ripstein 于 1952 年最先提出，其原理是将人工合成的补片或筋膜固定于直肠游离段的前壁，同时固定在两侧骶骨岬以包绕固定直肠。

2. Wells 手术（直肠后补片固定术）

由 Wells 于 1959 年提出，其原理是在游离直肠后壁之后，将一种聚乙烯醇海绵固定在直肠后壁和直肠两边的骶骨岬上，并保持直肠前壁游离以预防术后直肠狭窄。

3. 直肠缝合固定

该方法于 1959 年由 Cutait 首先进行了描述，其手术包括游离并上提直肠，将直肠后壁用不可吸收丝线缝合固定在骶骨岬。

4. 在直肠固定同时切除乙状结肠

在过去的 20 年间，腹腔镜技术迅速发展，经腹腔镜的直肠固定术就是结直肠外科最早开展的腹腔镜手术之一。腹腔镜直肠悬吊固定术于 1992 年被首次提出，对于仅进行直肠固定手术的病例，所有操作均在腹腔镜下完成，不需要辅助切口，充分体现了腹腔镜手术的优势。大量的临床研究已经证实，腹腔镜直肠固定手术明显减轻了术后疼痛，降低了早期复发率，缩短了住院时间，而且创伤更小，术后并发症发生率更低。其术后便秘的发生率也明显低于开腹手术。

一、适应证和禁忌证

1. 适应证

（1）完全性直肠脱垂。

（2）明显导致梗阻的显著环状直肠套叠。

（3）孤立性直肠溃疡综合征或对保守治疗无效的难治性结肠炎深部囊肿。

2. 禁忌证

既往有腹部直肠固定手术史，特别是伴有大段肠切除或盆腔广泛粘连、病理性肥胖。严重心肺疾病，严重的肝肾功能不全，体积较大的腹腔脓肿形成合并弥漫性腹膜炎，各种原因导致休克，出现血流动力学障碍、凝血机制障碍。

二、术前准备

1．各种常规检查，包括血、尿、便常规，肝肾功能，生化检查，血糖，凝血五项，乙肝、丙肝标志物，梅毒、艾滋病抗体，心电图，X线胸片，腹部B超，心肺功能等，了解病人一般情况。术前结肠镜检查排除伴随其他器质性疾病的可能。

2．钡灌肠大肠造影检查和排粪造影检查。进一步明确诊断及了解结肠(特别是乙状结肠形态)，以更有针对性地选择手术方式。

3．肠道准备。术前3d开始进半流食，口服肠道准备药物，术前24h行机械性肠道准备，同时给予清洁灌肠。术晨放置胃管。

4．对可能影响手术及术后恢复的慢性疾病，如高血压、冠心病、糖尿病、呼吸功能障碍、肝肾疾病进行调整；纠正贫血、低清蛋白血症、水和电解质紊乱，改善病人营养状况。

三、患者体位与手术间设置

患者被置于仰卧的改良截石位，头部垫橡胶头圈，肩部用Trendelenburg斜坡支撑。双臂沿身体两侧伸直并用毛巾包裹保护。麻醉医师及麻醉机位于患者头侧。术者、扶镜手和器械护士站在患者右侧。扶镜手站在术者左侧，护士站在术者右侧。第一助手站在患者左侧。监视器安置在左右两侧，所有手术人员均可方便地观察到监视器。必要时可由第三助手于双腿间辅助操作（图17-1）。

四、套管选择及位置

通常采用5个穿刺切口，首先在脐上放置10mm套管作为观察孔，术中通常采用30°腹腔镜。在两腹直肌外侧缘约平脐水平分别放置一个5mm套管作为辅助操作孔，在右下腹腹直肌外侧约麦氏点位置放置12mm套管作为主操作孔，在左下腹腹直肌外侧约左侧麦氏点位置放置5mm或10mm套管作为辅助操作孔，术中可将该操作孔扩大以取出标本（图17-2）。

五、保留乙状结肠的直肠固定术手术步骤

（一）直肠缝合固定

1．腹腔探查。建立气腹，设定气腹压力在12～14mmHg。安置套管后，30°腹腔镜经脐部

进入腹腔，常规探查腹腔、盆腔、网膜、肝脏、腹膜、胃、小肠、结肠，了解腹内脏器情况，了解有无肠道畸形，明确腹腔粘连情况。

2．操作平面的显露。取右肩低位，助手通过肠钳夹持乙状结肠，将乙状结肠向左前方提起，拉紧乙状结肠右侧系膜，并使其保持张力（图 17-3）。术者通过肠钳将小肠推向右上腹部，确保乙状结肠系膜和盆腔结构都能得到清晰显露。

3．保持直乙交接处右侧系膜处于紧张状态。寻找骶骨岬和肠系膜下动脉及直肠上动脉的解剖位置，在壁腹膜与右侧乙状结肠系膜返折处，直肠上动脉的后方剪开腹膜。从内向外沿左生殖器血管、输尿管与结肠系膜之间的 Toldt 间隙分离至乙状结肠外侧腹膜（图 17-4）。

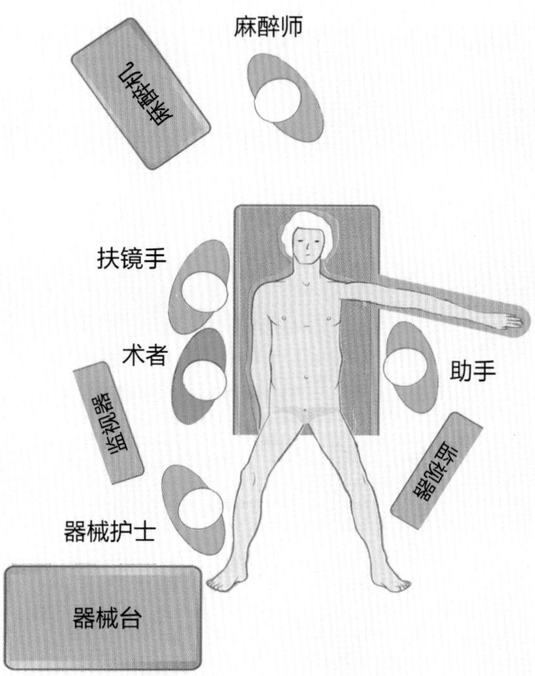

▲ 图 17-1　腹腔镜直肠脱垂手术体位和手术间布局

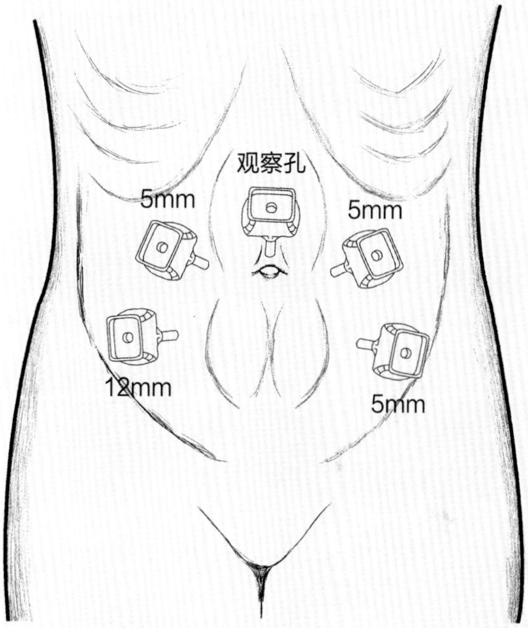

▲ 图 17-2　腹腔镜直肠脱垂悬吊手术套管位置

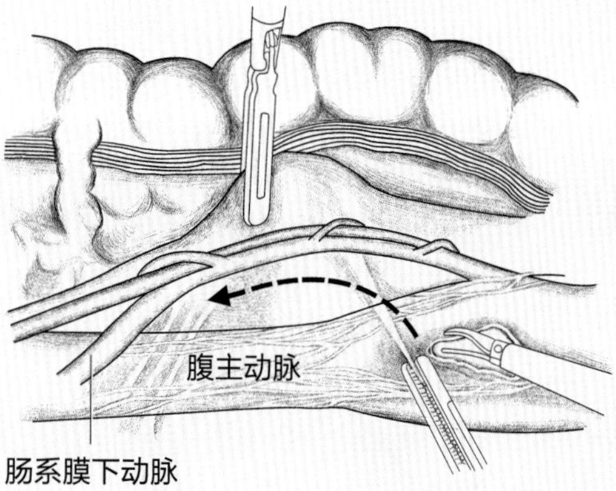

▲ 图 17-3　乙状结肠系膜内侧切开线

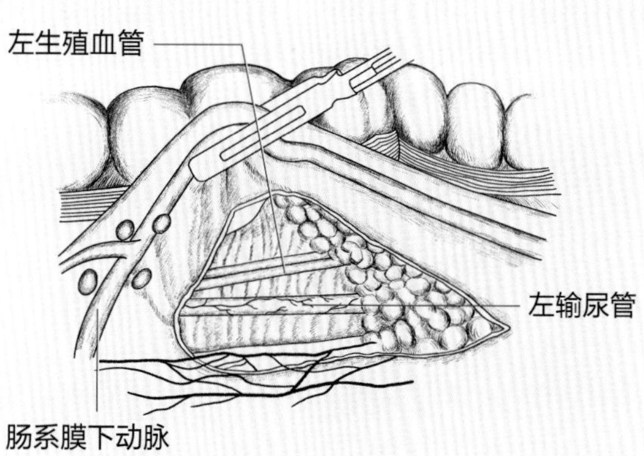

▲ 图 17-4　剪开乙状结肠内侧系膜，分离左侧 Toldt 间隙

4. 在直视下沿直肠后筋膜与 Waldeyer 筋膜之间的无血管区向尾端分离，注意保护两侧输尿管和盆腔神经。尽量保证在无血状态下手术。操作中沿直肠后间隙进入盆腔，可以看到疏松的结缔组织，其前方是完整的直肠固有筋膜，其后方是骶前筋膜，与直肠手术的间隙相同。尽量从正中进入盆腔，并不需要刻意寻找输尿管，但要更加注意对下腹下神经的保护，要沿神经前间隙向下分离。可以在第 3 骶椎的平面看到 Waldeyer 筋膜。剪开 Waldeyer 筋膜，继续向下分离就进入了盆底（图 17-5）。

5. 助手向右侧牵拉乙状结肠和直肠，术者将乙状结肠和直肠在左侧腹盆壁的附着处剪开（图 17-6），向后分离与上一步游离的直肠后间隙会合，向前分离并剪开腹膜折返。最后完全游离直肠和乙状结肠。术中注意保留两侧侧韧带。操作过程中可由助手将两指伸入肛门内作为引导（图 17-7），以便术中保证直肠的完整性。

6. 直肠缝合固定。游离完直肠后，从骶骨远端开始将直肠系膜与骶前筋膜缝合固定（图 17-8），需要不可吸收丙烯线缝合 5 ～ 6 针，缝线排列成 Z 形，位于骶骨中线两侧（图 17-9）。最上面缝线处位于骶骨岬下方几厘米处。缝合的精确位置应该位于两侧下腹下神经外侧和两侧输尿管内侧之间的骶骨岬。

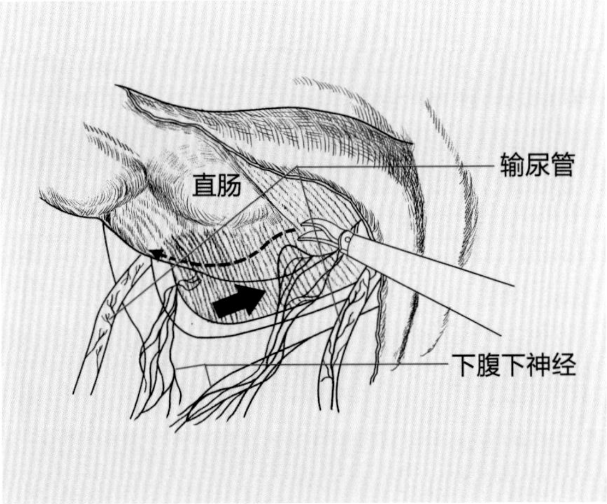

▲ 图 17-5　分离直肠后间隙

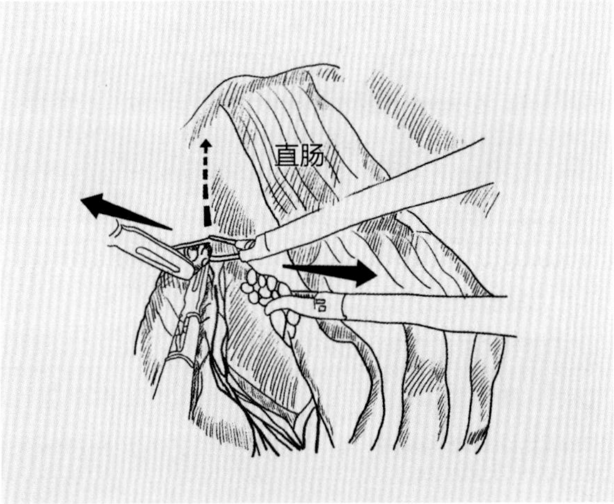

▲ 图 17-6　分离乙状结肠和直肠左侧腹膜

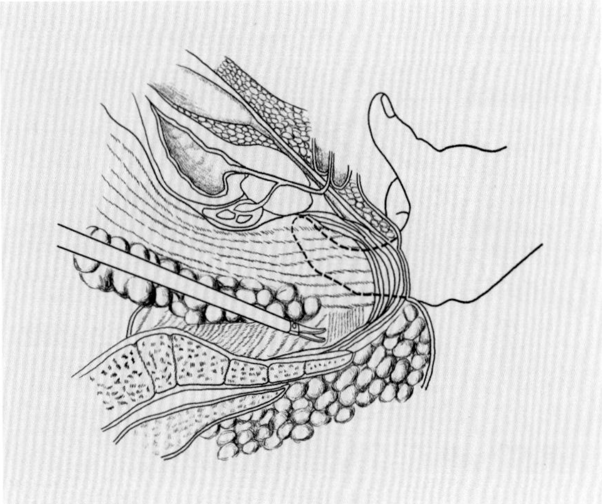
▲ 图 17-7　助手引导下分离直肠后壁

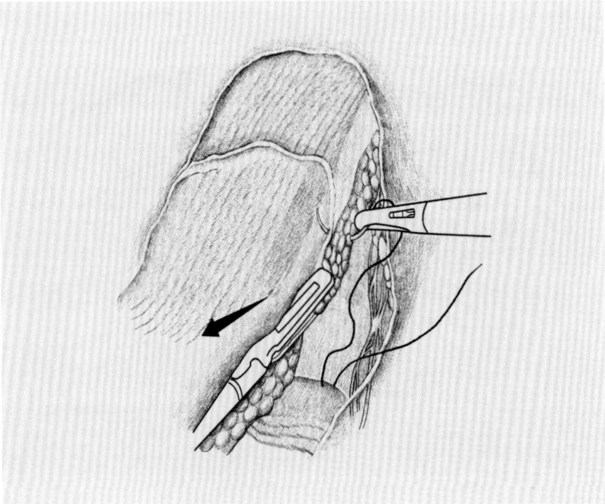
▲ 图 17-8　缝合固定直肠

（二）直肠网片固定术

1. Orr Loygue 技术

将 2 片 3cm×20cm 的聚丙烯网片经套管放入盆腔，用 2-0 的不可吸收缝线分别缝合固定在直肠的左右外侧面，每一片网片缝合 4 ～ 6 针，要求缝到直肠的肌层，并在腹腔内打结。右侧网片缝合在直肠右侧，放置在右侧的直肠侧韧带后方，穿过直肠系膜下半部，钉合在骶骨岬上。左侧的网片缝合在直肠左侧面后，经直肠和乙状结肠前绕过，钉合在骶骨岬的左侧。固定后直肠通常是呈轻度右旋 20° 的状态，而并不限制上段直肠的位置。仅仅需要打开部分腹膜就可以确定椎韧带在骶骨岬上的位置。剪开腹膜后，仔细辨认右侧输尿管的位置和骶骨岬上小血管的位置。将两片网片钉合在骶骨岬上并调整其张力，必须有足够的张力才能起到更好的支持作用。可以多做几个结以确保网片牢固固定在骶骨岬上。最后剪掉多余的网片，关闭腹膜（图 17-10）。

2. Wells 技术

直肠的分离与前面介绍的大致相同，仅仅是两侧直肠侧韧带的上部需要被横断。与 Orr Loygue 技术的区别主要在于网片的形状及在直肠、骶骨固定的位置不同。Wells 技术所用的聚丙烯网片由 7cm×7cm 大小的主体和两侧各约 4cm×2cm 大小的侧翼组成。在游离完直肠之后，将网片固定在骶骨凸和骶骨岬上，可以采用腹腔镜内钉合器，也可以用不可吸收缝线缝合固定。一般需要在骶骨岬缝合 4 ～ 6 针以提供良好的固定。两侧翼从两侧包绕直肠，并保证其处于无张力的状态。并将其边缘以 2-0 不可吸收缝线缝合固定在直肠外侧面。最后关闭腹膜（图 17-11，图 17-12）。

六、切除乙状结肠的直肠固定术

探查整个腹腔后，使用内镜抓钳将手术区域内的残留小肠轻轻置于右上腹。

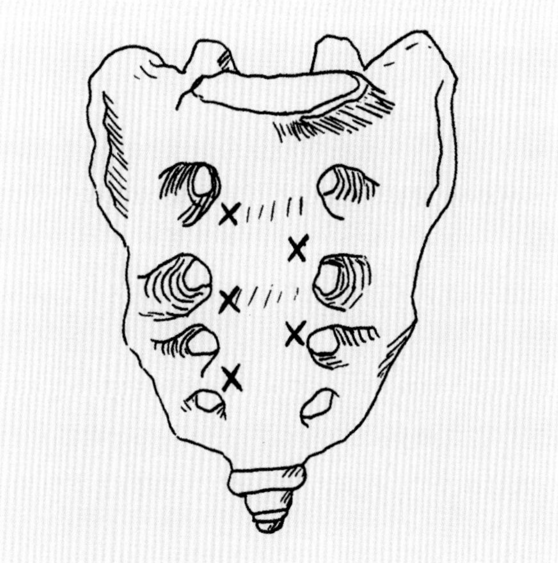

▲ 图 17-9　**缝合位置**

注：× 表示缝合位置

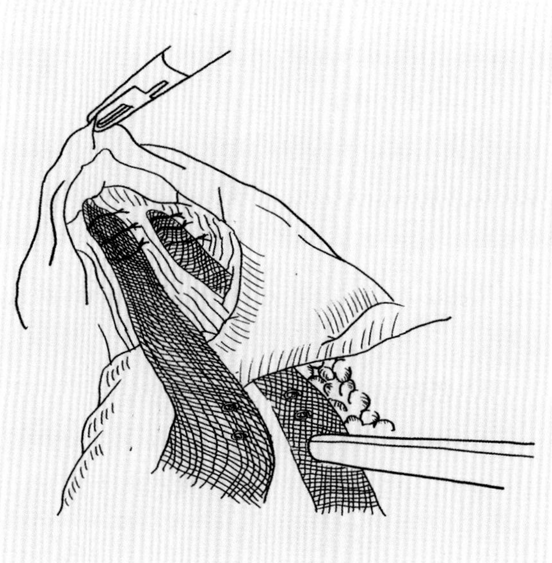

▲ 图 17-10　**Orr Loygue 法固定直肠**

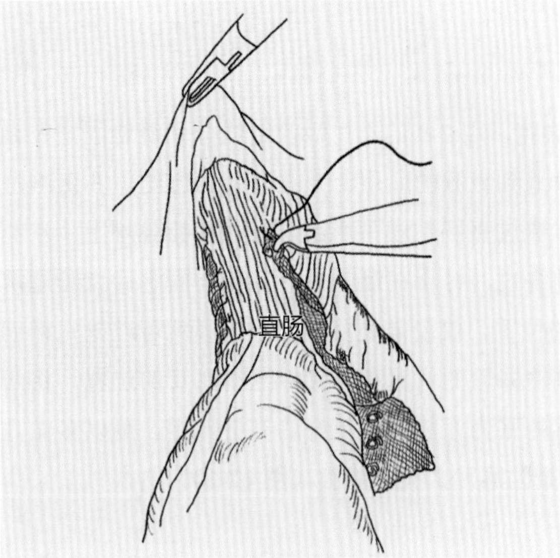

▲ 图 17-11 Wells 法固定直肠

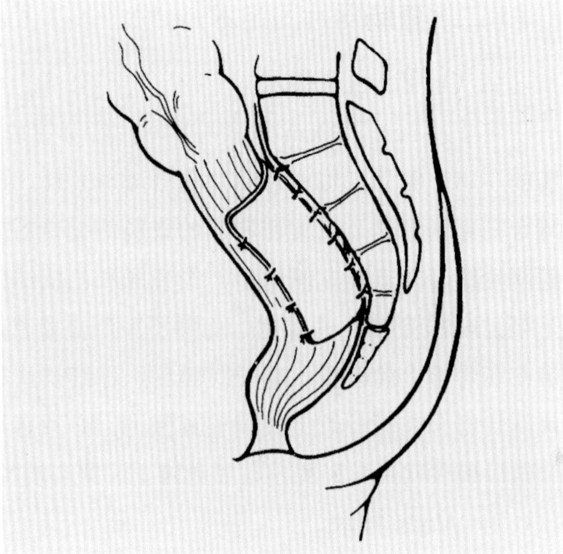
▲ 图 17-12 Wells 法网片固定位置

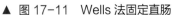

1. 肠系膜下动脉的分离

第一助手将两个内镜抓钳置于乙状结肠系膜内侧，乙状结肠系膜由于被牵到腹前壁和左侧而被撑起。确定肠系膜下动脉在乙状结肠系膜上的位置。沿着肠系膜下动脉下方分离乙状结肠系膜的腹膜层。助手显露位于腹膜后结构和乙状结肠肠系膜之间的平面。术者联合使用锐性分离和大范围钝性分离两种方法谨慎地显露这个平面，以确定左侧输尿管并将其移至后侧方。同样，左侧生殖血管和腹主动脉前的下腹神经丛也要保留在腹膜后。这个平面要一直分离至接近肠系膜下动脉的起端，侧面要达到乙状结肠与侧腹壁附着处。

2. 肠系膜下动脉的结扎

切开接近肠系膜下动脉根部的乙状结肠系膜。分离肠系膜下动脉并结扎、切断。

3. 乙状结肠侧面分离

将乙状结肠牵引至右侧。当输尿管与生殖血管已经被分离到操作层面后方之后，可以安全地剪开乙状结肠与侧腹壁的附着处。

4. 盆腔分离

分离乙状结肠侧面附着处直到腹膜折返。用同样方法切开直肠右侧腹膜至腹膜折返处，向近端牵拉直肠并向前顶起，确认直肠系膜和骶前筋膜（包括下腹神经丛）之间的平面。将这个平面用锐性分离法显露，同时保留神经丛，向下分离远端，分离至盆壁上的肛门直肠接合处。保留直肠侧韧带。解剖范围的远端通过直肠指诊确认，指诊触及肛门直肠接合处后方的器械尖部为远端边界。

5. 乙状结肠切除术

乙状结肠及其系膜的远侧末端用内镜直线缝合器钉合并横断。然后将乙状结肠通过辅助切口取出腹腔。切断一段适宜长度的乙状结肠，放入吻合器钉座后送回腹腔，关闭切口，重新建立气腹。从肛门放入吻合器完成吻合。

6. 缝合固定直肠

轻轻将直肠牵到左侧，将 2-0 缝合线缝入骶骨岬水平的骶前韧带中。注意要避开输尿管和盆腔神经丛。将直肠从骨盆拉出，将线缝在右侧直肠系膜边缘。缝合线通过体内打结法系紧。在直肠左侧使用同样的缝合法，这样直肠可以在较低的张力下竖直地保持在盆腔外。也可以在前面的单独切除术之外使用聚丙烯网片固定直肠。

7. 切口闭合

检查手术区域的出血情况。移走套管，缝合切口。

七、总结

近年来，新技术不断涌现，其中就包括机器人手术和单孔腹腔镜手术，这些新技术也被用于直肠脱垂的治疗，但是到目前为止仍未发现其较传统的腹腔镜手术有更大的优势。甚至有研究发现机器人手术的复发率更高。但我们仍要对未来充满信心，相信会有更好的方法应用于直肠脱垂的治疗。

Part 18

腹腔镜直肠前侧壁悬吊手术

一、适应证和禁忌证

1. 适应证

直肠黏膜内套叠、直肠前突、盆底疝。

2. 禁忌证

既往有腹部直肠固定手术史，特别是伴有大段肠切除或盆腔广泛粘连；性活跃期男性患者；病理性肥胖。

二、体位和人员设备安置

患者被置于仰卧的改良截石位，头部垫橡胶头圈，肩部用 Trendelenburg 斜坡支撑。双臂沿身体两侧伸直并用毛巾包裹保护。术者、扶镜手和消毒护士站在患者右侧。扶镜手站在术者左侧，护士站在术者右侧。第一助手站在患者左侧。监视器安置在左右两侧，所有手术人员均可方便地观察到监视器。必要时可由第三助手于双腿间辅助操作（图 18-1）。

三、套管安置

通常采用 5 个穿刺切口，首先在脐上放置 10mm 套管作为观察孔，术中通常采用 30° 角度镜。在两腹直肌外侧缘约平脐水平分别放置一个 5mm 套管作为辅助操作孔，在右下腹腹直肌外侧约麦氏点位置放置 12mm 套管作为主操作孔，在左下腹腹直肌外侧约左侧麦氏点位置放置 5mm 或 10mm 套管作为辅助操作孔（图 18-2）。

四、手术步骤

探查整个腹腔后，使用内镜抓钳将手术区域内的残留小肠轻轻置于右上腹。

1. 手术视野的显露

第一助手用一个内镜抓钳夹住乙状结肠，将乙状结肠向头侧牵拉，拉紧直肠；第一助手使用三叶钳将子宫向前顶起（男性为膀胱皱襞）。通过助手的牵拉显露盆腔的凹陷（图 18-3）。

2. 直肠前壁悬吊（关闭道格拉斯窝）

术者间断缝合盆底凹陷，注意要在助手向头侧牵拉直肠的状态下缝合，将子宫颈、道格拉斯窝最低点和子宫颈对应平面的直肠壁缝合，将道格拉斯窝关闭（图 18-4）。

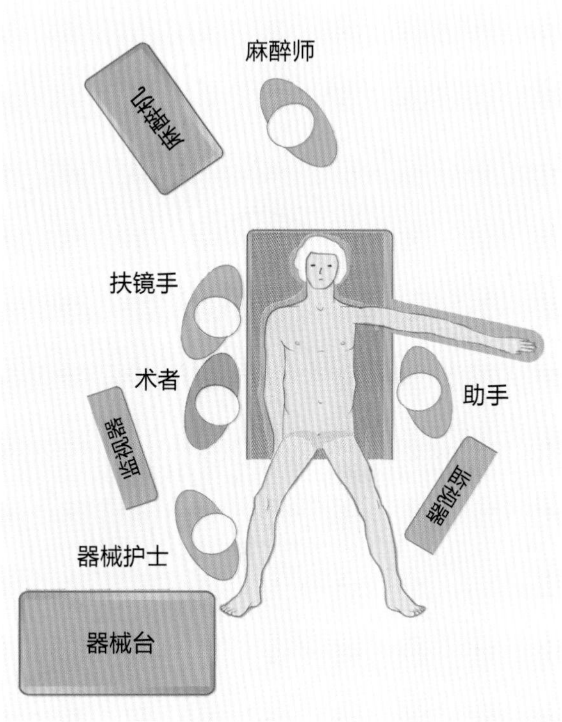

▲ 图 18-1 腹腔镜直肠前侧壁悬吊手术体位及手术间布置

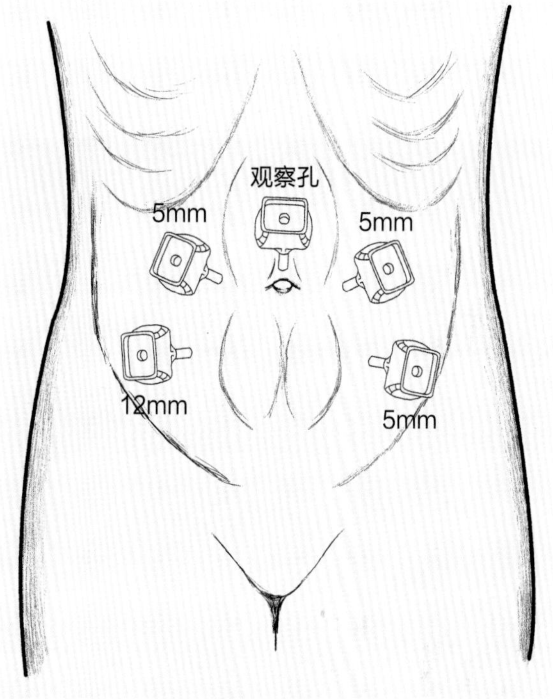

▲ 图 18-2 腹腔镜直肠前侧壁悬吊手术套管位置

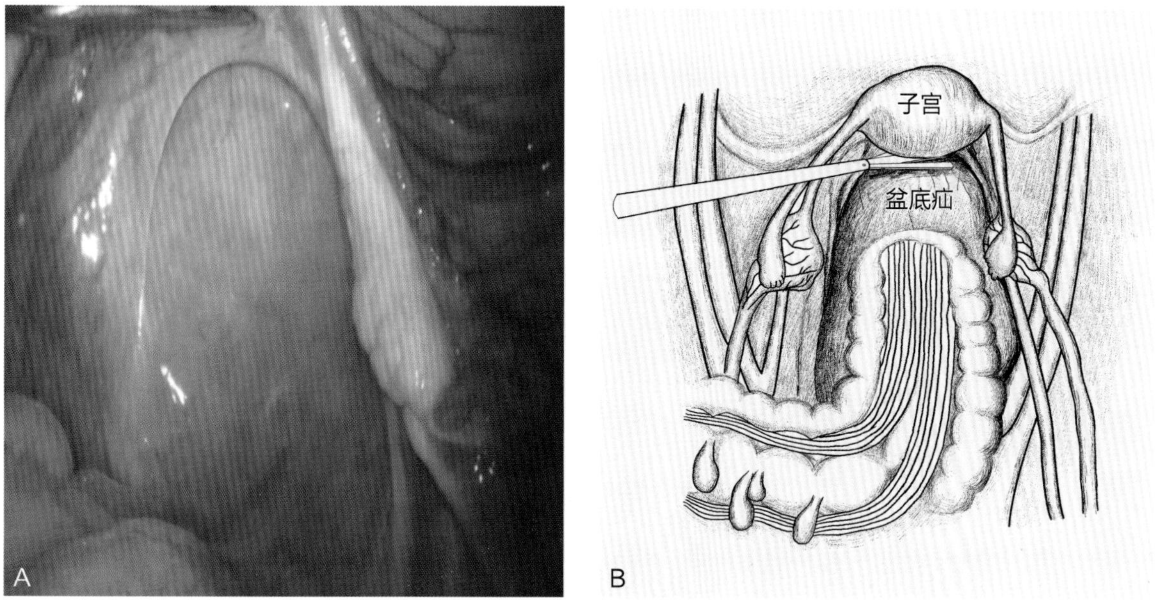

▲ 图 18-3 显露盆底疝

3. 直肠左侧壁悬吊

助手将直肠用肠钳向右肩方向牵引。保持直肠上提的状态，间断缝合直肠左侧壁与左侧盆壁，将直肠上提并固定，操作上注意直肠要缝合到浆肌层，缝合盆壁时注意保护输尿管与髂血管（图 18-5）。

4. 直肠右侧壁悬吊

助手将直肠用肠钳向左肩方向牵引。保持直肠上提的状态，间断缝合直肠右侧系膜与右侧盆壁，将直肠进一步上提并固定，操作上注意缝合直肠系膜时不要缝合肠壁，缝合盆壁时注意保护输尿管与髂血管（图 18-6）。

5. 切口闭合

检查手术区域的出血情况。移走套管，缝合切口。

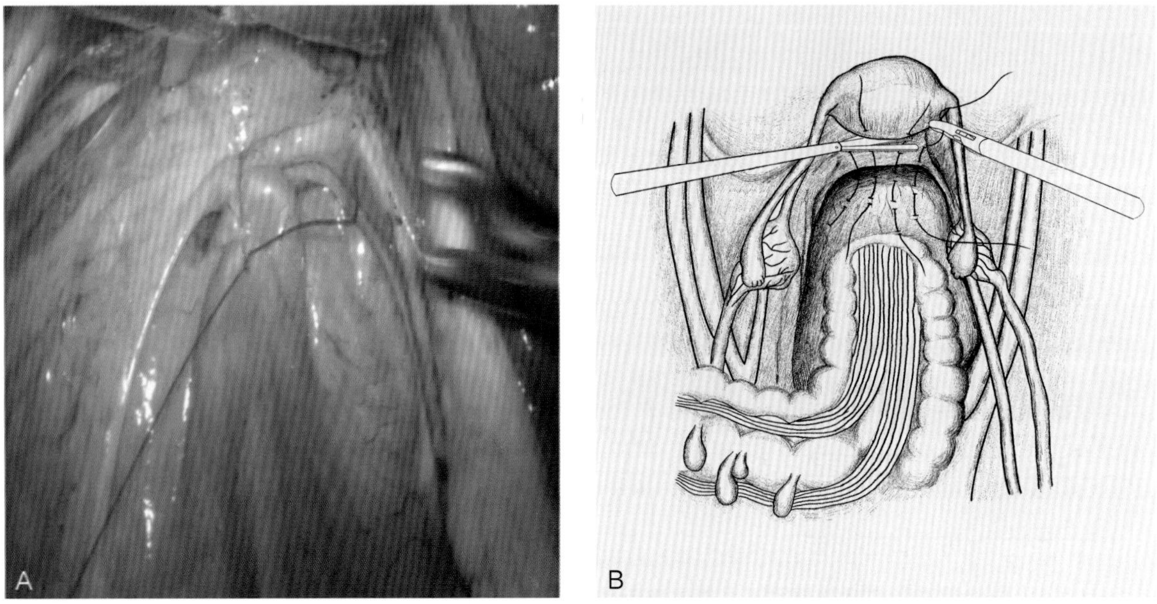

▲ 图 18-4 关闭盆底疝

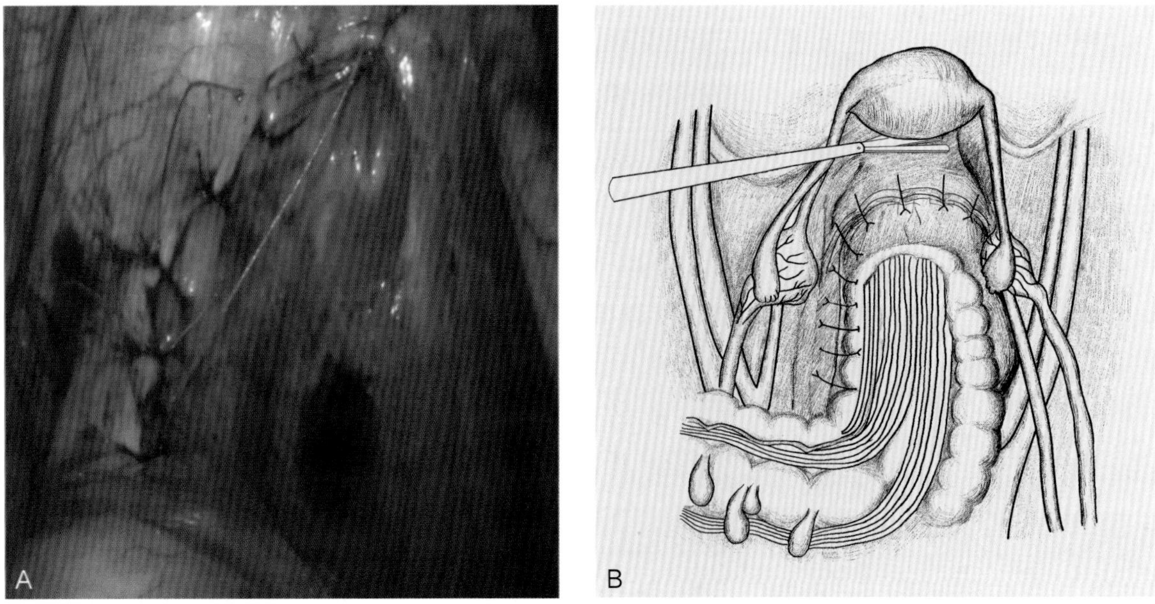

▲ 图 18-5 上提左侧壁

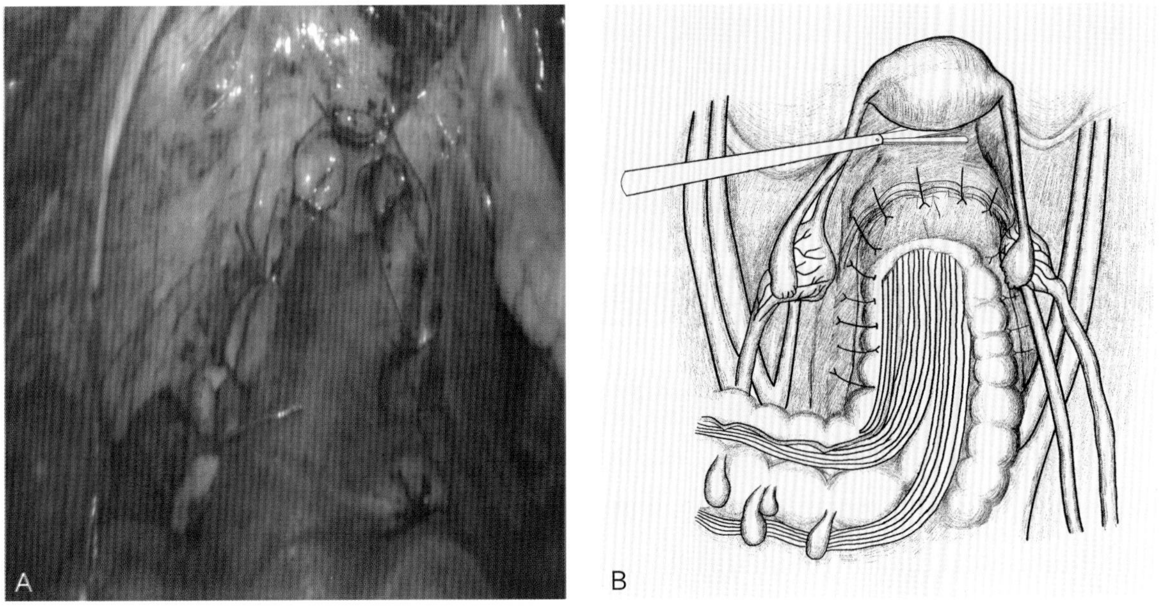

▲ 图 18-6　上提右侧壁

五、结论

盆底疝、直肠前突、直肠黏膜内套叠的发病原因都和盆底肌肉的松弛有关。关闭道格拉斯窝这一手术最早由 Moschowitz 提出，是作为治疗直肠脱垂的手术，其原理是在盆底设置经浆膜的荷包缝线以封闭道格拉斯窝。虽然其治疗直肠脱垂的价值不大，但其治疗盆底疝、直肠前突、直肠黏膜内套叠有一定的意义，Daniel Piske Jones 和 John G.Clark 早在 1916 年和 1921 年就提出了关闭道格拉斯窝在治疗直肠前突中的价值，其原理虽与 Moschowitz 术式相同，但缝合方法存在差异，我们是在关闭道格拉斯窝的基础上增加了直肠侧壁悬吊的操作，既关闭了直肠两侧的疝囊，又起到了上提直肠并将直肠固定在侧腹壁上的作用。

Part 19

粘连性肠梗阻的腹腔镜手术

腹腔粘连是腹部外科术后及腹腔炎性疾病最常见的后遗症，是导致急慢性肠梗阻、慢性疼痛的重要病因，也被视为有腹部手术史者发生腹痛的最可疑因素。传统的治疗方法是保守治疗和开腹手术治疗。因为腹腔镜手术具有视野开阔、创伤小、恢复快、术后复发率低等优点，为手术治疗粘连性肠梗阻提供了更为有效的方法。

一、适应证和禁忌证

1. 适应证

（1）有 1 ～ 2 次手术史的单纯性肠梗阻，腹胀较轻者。

（2）经非手术治疗虽已排气排便，但梗阻症状反复发作者。

（3）多次腹部立卧片见扩张积气、积液肠管在同一位置或单一扩张肠管最适合。

（4）腹部手术后慢性腹痛、腹胀反复发作者。

2. 禁忌证

（1）严重腹胀，术中探查肠管、腹壁、网膜间广泛粘连者。

（2）术前常规行钡剂灌肠或结肠镜检查发现结肠占位病变。

（3）有肠穿孔或肠坏死体征的患者。

二、术前准备

术前行腹部立位片、超声或 CT 扫描可显示小肠扩张、肠壁增厚和异常分布的肠腔内气体及气液平面。腹部手术前行一般常规检查。予胃肠减压、保留灌肠及抗炎补液等保守治疗，症状部分缓解后。手术前 1d 应用可以覆盖革兰阴性菌及厌氧菌的抗生素，术晨放置胃管。

三、手术病人的选择

除上述适应证所提条件外，肠梗阻在 1 周内缓解且符合下列标准：既往至少 2 次肠梗阻发作史；腹膜炎体征好转；腹部平片中液 - 气平面消失。而有心肺疾病不适合气管插管、生命体征不稳定、合并休克以及严重腹胀者则应排除在外。

四、腹腔镜手术方法和技巧

（一）病人体位

患者取仰卧位，双臂及其托板外展，固定于手术台两侧，这样可以保证手术台安全地倾斜和旋转。

（二）仪器设备放置

术中使用两台视频监视器（分主监视器和副监视器），原则上，主监视器位于粘连侧，副监视器放置于粘连对侧。如粘连位置位于上腹部，则监视器应放置于肩部两侧，如粘连位置位于下腹部，则监视器则应位于髂部下方两侧。

（三）套管的放置

根据手术切口的大小、位置和既往手术类型，第一套管应置于远离手术切口的位置。此位置一般位于距原切口 6 ～ 10cm 的部位。当原手术切口位于脐下时，第一套管的穿刺点则应位于上腹部或上腹部的左右侧。当原手术切口位于上中腹部时，第一套管则应从左侧或右侧下腹部进入。对于预估粘连部位局限、腹胀较轻者可先予气腹针建立气腹，否则可采用小切口直视下置入穿刺锥则相对安全。

（四）手术步骤

第一步：松解小肠或网膜与腹壁的粘连。腹腔内粘连可分为膜性、瘢痕性及束带，当腹内压达到 12mmHg 以上时，可以通过腹壁对抗松解时器械对组织的牵拉，从而使粘连带或束带充分显露，笔者通常使用超声刀或不带电的剪刀进行分离，分离原则为宁伤腹壁、勿伤肠管，可以成功分离大多数非血管区的粘连，因使用单极或双极电刀经常造成粘连带的收缩，从而导致粘连肠襻损伤的危险，但如分离中有活动性出血，则考虑使用电刀止血。

第二步：小肠探查。松解完小肠与腹壁之间的粘连后，开始逆行探查小肠，自末端回肠开始。可予 2 把无创抓钳进行操作。方法上可采取交替法，动作轻柔，小心抓持，避免损伤肠壁，直至探查至扩张与瘪陷肠管的交界处，并确定导致此梗阻的粘连。交界点一般确定在扩张肠襻近端与瘪陷肠襻远端之间，确定梗阻粘连带时应使用无创钳轻柔操作。对于粘连带或束带所致小肠梗阻，可予超声刀或剪刀剪开，对于长度足够的有血管的粘连带，分离前可以预先使用夹子进行结扎，也可使用大血管夹钳夹两端的粘连带，然后再使用电钩离断。

当不能清楚地确定梗阻部位时，则须和开腹手术一样，松解所有可能导致症状的粘连。即使在某个点能确认梗阻，也需要探查全部小肠。在经过操作解除梗阻后，全部小肠需要被再次检查一遍，寻找是否有探查时损伤小肠的迹象。如果遇到致密粘连，就应该进行开腹手术，尽可能缩短手术切口。另外，如果遇到坏死的小肠，腹部切口则应足够长，以保证安全地处理问题。假设腹腔镜粘连松解术已成功地解除了小肠梗阻，应使用生理盐水冲洗腹腔，大网膜则应尽可能地放置于小肠与腹壁之间。

在最终完善止血后，各穿刺点套管应在腹腔镜直视下拔除。对于进行了广泛粘连松解的情况，笔者会在该区域放置硅胶引流管，以便于早期发现术后出血和肠穿孔。

五、腹腔镜手术中护士的配合

器械护士应位于主刀对侧，应熟悉术中一般操作流程。

六、术中、术后注意事项

手术至少需要3个套管：10mm套管用于放置腹腔镜，另外2个（一般为5mm）套管则须与前者构成适宜的三角形。将1个10mm套管置入后，腹腔内充入CO_2气体，使腹内压达到8～10mmHg。腹腔镜经该套管置入后，2个用于操作的5mm套管就可在直视下置入腹腔。如果没有足够的空间置入另一个5mm套管，则须先松解腹壁粘连后再置入此套管。中转开腹的主要原因包括致密粘连、失活肠管、可疑肿瘤以及腹腔镜手术时的医源性肠穿孔。其中致密粘连是中转开腹最常见的原因。使用剪刀进行腹腔镜粘连松解术可能因为出血而导致不便。而使用电刀分离则可能导致组织损伤和迟发性小肠穿孔，因为它可产生大量的热能。双极电剪有减少电外科相关并发症的优点，但仍有迟发性热损伤的潜在危险。超声刀与电刀相比产生的热量较少，因此在理论上有降低迟发肠穿孔的风险。由于肠管扩张、质脆及壁薄，因此在对肠管操作时肠管的医源性损伤风险增高。另外，在探查2个抓钳之间的肠管时，两个器械始终都应处于视线之内，如果1个抓钳离开了视野，评估其所施加的牵引力大小会很困难。如果肠损伤真的发生，也可能不被察觉。在进行分离时，反牵引力是必需的。术者的左手要施力于操作区域上方的腹壁，从而不必再为了完成分离而使用抓钳对肠管进行过分牵引，后者可能有导致肠管撕裂的危险。非常值得关注的是如何合理地处理扩张、质脆的肠襻。笔者相信无创抓钳的使用可将并发症降至最低，因此强烈建议使用它，因为较小且尖的分离器械和抓钳可能会导致肠管的损伤和撕裂。

七、术后处理

粘连束带卡压致肠梗阻者术后无须特殊处理，粘连较广泛和创面较大者术后予以生长抑素和置胃管持续胃肠减压，直至肠道功能完全恢复正常，术后24～48h闻及较弱肠鸣音和肛门排气后开始予以胃肠动力药、中成药及用直肠刺激等方法促进肠蠕动恢复正常。术后早期以静脉营养为主，补充钾、镁、钙等电解质，维持酸碱平衡，以避免体液因素引起的腹胀，影响肠道功能恢复。术中创面较大的患者术后予以清蛋白、血浆等提高胶体渗透压，输入清蛋白或血浆后立即推注呋塞米（速尿）等药物利尿，利用渗透压压力差的泵吸作用减少腹腔渗出液，肠鸣音恢复正常后服用四君子合剂1周。

八、常见并发症及防治

最重要的早期术后并发症是迟发性肠穿孔，进而出现全腹膜炎等严重后果。防治方法是肠管与腹壁粘连的患者，宁伤腹壁，勿损肠管；分离紧邻肠管部位时尽量用剪刀和剥离子，也可用无损伤钳钳夹小纱条循组织层次锐性或钝性细致分离，以保持肠管组织结构的完整性；止血操作多用压迫和缝合法，尽量不用电刀电凝，以免电灼伤致术后肠穿孔；放置腹腔外引流管有助于早期发现肠穿孔。晚期术后并发症主要是肠梗阻复发。防治方法是术后彻底止血和清洗腹腔，尽量稀释和清除创面渗液（内含纤维蛋白原和炎症介质）；术后创面涂抹透明质酸钠等防粘连药物，创面较大时术中留置腹腔引流管以便术后及时排出腹腔渗液，术后予清蛋白和血浆等提高血浆胶体渗透压，并在输入清蛋白后立即推注呋塞米以利尿，利用渗透压压力差的泵吸作用减少腹腔纤维素性渗出，减少肠粘连发生的程度和范围，减少术后肠梗阻的再发率。

九、总结

粘连性肠梗阻是腹部手术后常见并发症，并且严重影响患者生存质量，保守治疗往往治标不治本，而传统开腹手术术后再粘连概率高，随着腹腔镜手术的成熟，腹腔镜手术治疗粘连性肠梗阻的病例日益增多，并且取得显著疗效，腹腔镜手术治疗肠梗阻与传统开腹手术相比优势主要表现在：气腹建立后术野直观、开阔，特别是与腹部粘连成角的肠管一目了然；腹壁创伤小，减少对组织的切割损伤和缝线反应，可减少腹壁下粘连；腹内创伤相对较小，腹腔内炎症反应相对较轻，出血、炎性渗出物较少，不容易形成粘连；对胃肠道干扰较小，术后肠功能恢复较快；术毕可遗留少量气体于腹腔内，减少肠管与腹壁形成粘连的机会。

Part 20

腹腔镜结直肠息肉切除术

结直肠息肉（polyps of colon and rectum）指结直肠黏膜上所有隆起性病变，包括肿瘤性和非肿瘤性息肉。肿瘤性息肉分为两类，一类是散发性腺瘤性息肉，即管状腺瘤、绒毛状腺瘤和管状-绒毛状腺瘤；另一类是遗传性家族性息肉病，如家族性腺瘤性息肉病（FAP）、Peutz-Jeghers 综合征和 Gardner 综合征等。非肿瘤性息肉指增生性息肉和幼年性息肉。

结直肠息肉的治疗主要根据其息肉的大小、多少、形态、病理类型、部位决定治疗方案。一般来说，对于直径小于 2cm 的带蒂、亚蒂结直肠良性息肉，可在肠镜下行圈套器电凝摘除切除；对于直径小于 2cm 的扁平隆起样、基底部宽的息肉或直径小于 2cm 早期癌变、淋巴结无转移的息肉，选择结肠镜下黏膜切除术 (endoscopic mucosal resection，EMR)；直径大于 2cm 的非肿瘤性息肉行结肠镜下分块切除术；腹膜返折以下的息肉可行经肛门局部切除，腹膜返折以上、直径大于 2cm 的肿瘤性息肉应经腹腔手术切除。

本章着重介绍腹腔镜下结直肠息肉切除术。

一、腹腔镜结直肠局部切除术

包括结肠镜辅助腹腔镜楔形切除术和结肠镜辅助腹腔镜肠段切除术两种术式。

1. 适应证

（1）结肠镜辅助腹腔镜楔形切除术：①直径大于 2cm、基底较宽、不能完全在结肠镜下切除或切除后有可能发生出血、肠穿孔等并发症的散发性腺瘤性息肉；②息肉位于对系膜缘；③腹膜返折以上的息肉。

（2）结肠镜辅助腹腔镜肠段切除术：①直径大于 2cm、基底较宽、不能完全在结肠镜下切除或切除后有可能发生出血、肠穿孔等并发症的较为集中分布的多发性腺瘤性息肉；②息肉位于系膜缘；③腹膜返折以上的息肉。

2. 手术方法

（1）结肠镜辅助腹腔镜楔形切除术：在结肠镜下于息肉下方 2cm 注射亚甲蓝定位或结肠镜光源引导下行结直肠息肉定位，腹腔镜下游离病变肠壁并确定肠壁切除范围，沿息肉边缘横行切开肠壁，行部分肠壁的梭形切除，腹腔内全层间断缝合，再行浆肌层间断缝合，或腹腔外缝合。

（2）结肠镜辅助腹腔镜肠段切除术：在结肠镜下于息肉下方 2cm 注射亚甲蓝定位或结肠镜光源引导下行结直肠息肉定位，腹腔镜下结扎并离断相应动静脉，分离须切除的肠段及系膜，视情况行体内或体外的肠段切除与吻合。

3. 注意事项

（1）肠镜下注射亚甲蓝时，在所选择要注射的点上，争取一次性注射完成，避免有过大范围的着色，而影响腹腔镜手术时的确认。

（2）术中发现若有恶变可能，术中行快速冰冻，如为恶性，则行根治手术。

（3）息肉探查：全面探查腹腔后置入结肠镜，按常规方法推进，此时可稍减低气腹压力，并调暗腹腔镜光源，当结肠镜到达病变部位时利用纤维内镜闪烁光源照射病变，可从腹腔镜视野观察到息肉。

（4）息肉定位：肠镜回吸部分肠腔内气体，内镜光源保留在病变处，用无损伤器械夹持该处胃肠壁，自内镜视野可见，从而内外配合准确定位病变，然后在病变部位胃肠壁用钛夹、缝线等标记。

（5）在游离弯曲肠段推进困难时手术医生可用无损伤肠钳自结肠外提拉肠管予以协助结肠镜通过。

（6）术者站位、套管位置、仪器设备位置及器械护士站位应根据息肉所在肠管部位灵活放置。其具体手术方式根据具体息肉位置行局部切除、左半结肠切除、右半结肠切除、横结肠切除、乙状结肠切除和直肠前切除术等。

（7）重视术前病情评估：术前要明确息肉的大小、多少、形态、部位、病理类型、浸润深度、与周围组织和器官关系及淋巴结有无转移等。

二、腹腔镜结肠全切除回直肠吻合术

1. 适应证

遗传性家族性息肉病。

2. 手术方法

参见结肠次全切除、全切除术章，术式要求切除全结肠和部分直肠，术中一期清除保留段直肠内腺瘤后行回直肠端端吻合。

3. 注意事项

（1）手术操作由腹腔镜组和会阴组进行，腹腔镜组游离结直肠，直肠游离至肛提肌平面，在腹膜返折平面上离断直肠。会阴组将远端直肠经肛门翻出，清除全部腺瘤，保留 6 ～ 8cm 直肠备做吻合。

（2）为提高术后控便功能，可保留盲肠和升结肠行结直肠次全切除、升结肠直肠吻合术。术中须保留 6 ～ 8cm 盲肠、升结肠后腹腔外翻出，直视下清除全部腺瘤后再予以回纳，行升结肠直肠吻合。

（3）在分离肠段切断系膜时，直接在肠壁和边缘血管弓之间切断，避免频繁更换器械而浪费时间。

（4）使用超声刀要注意技巧，对于无血管区，可采用快速挡和增加切割部位的张力以加快超声刀切割过程，必要时可适当转动手腕，使切割组织张力增加而加快切割速度。对于较大的血管，可采用“防波堤”技术，先用慢速凝固挡在欲切断血管两侧凝固数秒，待组织变白后，再用快速挡于中间切断。如超声刀使用得当，能明显加快分离速度。

（5）术后排便次数增加，便频程度与直肠保留段长度呈负相关。

（6）术后定期复查、随访，确保保留段直肠无再生腺瘤及癌变。

三、总结

早期治疗结直肠息肉是降低结直肠癌发生率和改善预后的有效措施，但体积较大、位于特殊部位的息肉，单纯结肠镜操作困难、风险大，扁平、体积较大的息肉存在癌变可能，单纯结肠镜不能彻底治疗，以往此类患者将接受传统开腹手术。腹腔镜手术因为其住院时间短，恢复快，创伤小，并发症少，近年在结直肠手术中的应用日趋广泛，对于上述结肠镜治疗困难者，腹腔镜结合结肠镜的双镜联合的治疗方式是安全、可行的。由于腹腔镜手术欠缺触觉感受，需要双镜联合治疗的结直肠良恶性息肉相对较小，仅通过腹腔镜往往难以发现病变。术中肠镜可提供准确即时的病灶定位，使术者根据肠镜所见选择最恰当的手术方式和手术范围，因此腹腔镜与术中内镜联合应用逐渐增多，并成为一种新的治疗模式。

对于遗传性家族性息肉病而言，将腹腔镜技术应用于结肠全切除回直肠吻合术对术者技术要求更高，需要术者有极大的耐心和熟练的腹腔镜技术。但是，因腹腔镜技术有创伤小、避免术后性功能障碍的发生等众多优点，使该技术逐步成为遗传性家族性息肉病的首选治疗方式。就结肠全切除回直肠吻合手术方式而言，因保留段直肠仍有腺瘤再生和癌变的危险，因此术后应定期复查以规避上述风险发生。

Part 21

腹腔镜探查手术

对腹腔内脏器官、腹膜、腹膜后腔和盆腔的探查是腹部手术不可或缺的组成部分，随着腹腔镜手术经验的日益丰富，手术器械的不断完善，腹腔镜探查手术以其安全、微创、准确等优点在腹部疾病的诊断与治疗中所发挥的重要作用逐步受到重视。

一、适应证和禁忌证

1. 适应证

原因不明反复发作的肠梗阻；不明原因腹水；腹膜转移癌；疑难的腹腔或盆腔病变；诊断不明的急腹症；腹部闭合性损伤；小肠持续出血。

2. 禁忌证

存在休克、严重心肺功能障碍；术前明确合并胰、肾脏器损伤；无法耐受气腹；有腹部手术史，考虑广泛粘连者，腹腔镜探查不易看清；不排除腹腔内较大血管损伤。

二、术前准备

腹部手术前一般常规检查，予胃肠减压、保留灌肠及抗炎补液等保守治疗，症状部分缓解后。手术前 1 天应用可以覆盖革兰阴性菌及厌氧菌的抗生素，术晨放置鼻肠导管。

三、腹腔镜手术方法和技巧

1. 患者体位

患者通常取平卧叉腿位或改良截石位，下肢腘窝处及肩膀处予以衬垫，以免长时间压迫致缺血损伤，四肢及躯干两侧予固定，避免手术台上下左右旋转时出现滑落。

2. 仪器设备放置

术中使用两台视频监视器（分主监视器和副监视器），原则上，如病变部位于上腹部，主监视器位于右肩上方，副监视器放置于左肩上方；如病变位置位于下腹部，则监视器应位于髂部下方两侧。

3. 套管的放置

单纯的诊断性腹腔镜手术，一般使用3孔法，顺序为脐下缘10mm套管，用来置入腹腔镜，左侧腹直肌外缘2个5mm套管（套管间距5～7cm）。主刀根据手术切口的大小、位置和既往手术类型，第一套管应置于远离手术切口的位置。此位置一般位于距原切口6～10cm的部位。当原手术切口位于脐下时，第一套管的穿刺点则应位于上腹部或上腹部的左右侧。当原手术切口位于上中腹部时，第一套管则应从左侧或右侧下腹部进入。对于预估粘连部位局限、腹胀较轻者可先予气腹针建立气腹，否则可采用小切口直视下置入穿刺锥则相对安全。

4. 手术步骤

所有的套管置入后就可系统探查腹腔。首先检查上腹部，病人采用头高足低体位，这样腹内器官因为重力的作用向下移位。使用30°镜可以完整地探查肝脏的顶部和膈肌。打开肝胃韧带探查网膜囊和后腹膜。扇形牵开器可以抬起肝左叶，以便观察和评估后腹膜。在具备腹腔镜超声及杯状活检钳条件时，可用腹腔镜超声探查肝实质、胰腺、腹腔动脉和门静脉周围淋巴结，小的病变可使用杯状钳活检或使用超声刀或电刀切取活检。

病人处于头低足高位时可以很好地探查腹腔中部。首先观察大网膜，然后将其置于肝脏上方，这样可以很方便地全面评估横结肠。将横结肠也推向上腹部，可以彻底观察和评估小肠和中腹部的后腹膜。然后将手术台向右倾斜，小肠也将主要集中在右侧腹部，这样就可能观察至位于左侧横结肠下方的Treitz韧带，可以辨认邻近Treirtz韧带的肠系膜下静脉、左半结肠及其系膜（包括肠系膜下动脉的起始部），观察主动脉周围有无淋巴结肿大，必要时穿刺活检。

自Treitz韧带始探查小肠。采用“交叠式”或者“递进式”技术。当小肠被术者从一把腹腔镜肠钳传递至另一把肠钳时，所有的小肠表面都被仔细评估。一旦观察至远端空肠或近端回肠时，有必要将手术转成左侧倾斜，这样小肠襻可以很容易地被放置到左侧腹腔。如此很容易就完成了小肠的检查，直至盲肠。如有肠道炎性疾病时，肠道狭窄的部位用缝线标记以便接下来行肠切除术或肠狭窄整形术。在体位向左倾斜时，可以观察至十二指肠第二、三段和回结肠及结肠中段系膜根部。阑尾、盲肠、右半结肠和结肠肝曲均须用肠钳提起检查。

下一步，将病人置于倾斜斜度大的头低足高位，就可以很仔细地观察盆腔的器官。将小肠推至上腹部和中腹部。在肠钳的帮助下，仔细观察乙状结肠下部、直肠以及包括直肠和其前面器官形成的腹膜隐窝在内的腹膜返折。女性病人可以仔细观察卵巢、输卵管和子宫。

四、注意事项

腹腔镜探查是一种有创伤的检查手段，并且有一定的并发症，应用前一定要重视详细询问病史、体格检查及临床常用的各种无创性的检查手段。应全面探查，避免漏诊，必要时应及时中转开腹进一步探查；腹腔镜手术有其自身的局限性，因操作过程中失去对组织器官直接触摸的感觉而无法判断病变的性质，以致造成漏诊或误诊。探查时发现腹腔镜处理有困难应及时中转开腹，不应盲目追求微创效果而延误患者的病情。

五、结论

腹腔镜探查手术，虽然不能完全取代剖腹探查手术，但可使相当部分患者免除剖腹探查之苦。Ivatary 等报道的 100 例病人中，腹腔镜探查结果准确率高达 93%，其中 46% 不需要行剖腹探查手术。McCall 认为，腹腔镜手术可用于诊断可疑的阑尾炎病例，尤其是女性患者。腹部和盆腔器官的全面探查是实施任何腹部手术前不可或缺的组成部分，通过诊断性腹腔镜可以很容易达到这个目的。诊断性腹腔镜的局限性主要是没有直接触觉，但是随着腹腔镜技术的进步，如腹腔镜超声等，通过其放大效应，可完全探查腹腔和盆腔器官，弥补了腹腔镜技术的不足。

Part 22

经自然腔道取标本手术

在传统外科发展的历程中，手术瘢痕和疼痛被认为是手术的必然产物。近年来，经自然腔道内镜手术（natural orifice transluminal endoscopic surgery，NOTES）的出现让人们彻底转变了对外科治疗的理念，完成内脏手术可以不经过体表入路，NOTES 手术作为微创时代先锋，成为人们追求的新目标。但由于多种因素的制约，导致 NOTES 的开展受到了极大阻碍。经自然腔道取标本手术（natural orifice specimen extraction surgery，NOSES）作为微创外科的一枝新秀，在众多的微创外科技术中异军突起，逐渐引起国内外学者的广泛关注和热议。NOSES 术巧妙结合了 NOTES 的无切口理念和腹腔镜技术操作的可行性，既表现出了完美的微创效果，又兼具良好的安全性和可操作性。

一、经自然腔道内镜手术（NOTES）

对 NOTES 技术的探索与研究始于 1998 年，当时美国 5 所大学的有关专家组成了一个名为阿波罗的小组进行 NOTES 研究。该小组最早开展的是经胃途径腔镜手术。1999 年，该小组在约翰·霍普金斯大学医学院进行活体动物经胃腹腔镜手术，并于 2004 年发表了经口、经胃置入上消化道内镜，用内镜的电凝针切开胃壁，将胃镜经胃壁切口置入腹腔进行腹腔探查及肝活检的动物实验研究，并正式提出了 NOTES 这一概念。

2005 年 7 月，美国胃肠内镜医师学会和美国胃肠内镜外科医师学会成立了由 14 位专家组成的工作组，即自然孔道外科技术评估与研究学会（Natural Orifice Surgery Consortium for Assessment and Research，NOSCAR），并于当年 10 月发表了有关 NOTES 研究成果、指南、需要解决的主要问题及研究方向的白皮书。

2007 年 4 月 2 日，法国斯特拉斯堡大学医院的一个小组完成了世界首例临床腹部无瘢痕的经阴道腔镜胆囊切除术。术者除在脐部插入气腹针维持气腹外，腹部无任何手术切口。这是人类第一次完成的真正意义上的 NOTES 手术，是 NOTES 的一个里程碑。

NOTES 作为一项“无瘢痕”技术，在其由萌芽到成熟的发展过程中，还有很多问题，亟待多方努力共谋解决方案。目前概念下的 NOTES 由于许多无法克服的困难，以及设备、手术器械的限制，如安全的腹腔入路、空腔脏器穿刺口的安全闭合、腹腔感染及内镜缝合技术等。此外伦理学和法律上亦尚存障碍，使其仍处于探索研究阶段，尚未能得到广泛认同与普及开展。

然而，NOTES 作为一种更加微创的理念，却已经深入地影响到了从事腹腔镜手术的各专业的外科医师。比如脱胎于 NOTES 技术的经肛门全直肠系膜切除术（transanal total mesorectal excision，taTME），即是基于腹腔镜技术平台以及全直肠系膜切除（total mesorectal excision，TME）原则的一种经肛门途径，在内镜下由下而上游离直肠系膜而进行完全直肠系膜切除术的新术式。该术式的创新点在于寻找一种新的手术入路与途径，既继承了 NOTES 手术利用自然腔道、免除腹部瘢痕等优势，又可在一定程度上解决与完善传统经腹腹腔镜 TME 手术中的某些困难点，如盆腔狭小的男性病例、肿瘤较大病例等。因此，taTME 可以看作是利用 NOTES 理念，对传统腹腔镜直肠癌 TME 手术在技术上的一种补充。但从手术的整体上而言，目前还没有显示其比传统腹腔镜手术有更大的优势。

基于 NOTES 理念下的经自然腔道标本取出技术（natural orifice specimen extraction，NOSE），以及在其基础上完成的免腹部切口消化道重建技术在腹腔镜结直肠手术中亦有较多尝试和开展，亦可视为当前条件下腹腔镜手术向 NOTES 手术过渡的中间技术。

二、手术切口的分类及意义

过去认为，外科手术切口和疼痛是外科手术必然的过程与经历，切口的大小直接关系到手术的成功与否。虽然腹腔内操作彰显外科医生风采，但也不能忽视手术切口对患者的一系列影响。

与开腹和常规腹腔镜手术相比，NOSES 最直观的优势就体现在避免了腹壁的取标本切口。然而，避免这个小的腹壁切口是否真的有必要，这也是开展 NOSES 前必须面对的“理念性”问题。微创从广义上讲是一种理念，从狭义上讲就是指手术入路，即手术切口的大小，而腹壁切口就是反映手术微创效果最直接、最有效的证据。切口是引起患者术后疼痛的最主要因素，切口大小与手术创伤成正相关，切口越大，手术对体表神经的损伤越大，进而会使患者术后疼痛越发严重。Wolthuis 等开展的一项研究对比了 NOSES 术后和常规腹腔镜术后患者的短期疗效，结果显示常规腹腔镜组患者术后疼痛程度明显高于 NOSES 组患者，而且术后对止痛药具有更强的依赖性。剧烈的切口疼痛也是影响患者术后恢复的一个重要因素。此外，腹壁辅助切口也会增加术后相关并发症的风险，包括切口感染、切口疝甚至切口肿瘤种植等。同时，手术切口引发患者的焦虑、恐慌、烦躁等不良情绪，甚至会导致全身状态改变，这会很大程度影响患者的术后恢复；术后手术瘢痕的刺激和牵拉，也会让患者具有强烈消极的心理暗示；此外，手术切口还会直接影响患者的美观，尤其是对于从事特殊职业或未婚的年轻女性。由此可见，手术切口绝不是一个可以被忽略的小问题，它不仅是一种微创理念的直观体现，也体现了不同时代人们对微创的追求。同时，避免腹壁切口也能够使患者真正受益。

事实上，无论 NOTES 术还是 NOSES 术以及各种所谓的微创手术，在腹腔内手术操作与开腹手术是一样的，均涉及分离、游离、切除及消化道重建。所不同的恰恰体现在切口上，因此微创从广义上理解是一种理念，从狭义上理解就是手术入路的不同，而腹壁切口所带来的功能障碍，恰恰是开展 NOTES 和 NOSES 术的必要性所在。

三、NOSES 的提出及命名演变

随着医学的发展，临床医生和患者自身越来越关注治疗后的生活质量，在完成肿瘤根治的同时，追求更高的生活质量已成为医患的共同目标。在这一背景下，肿瘤治疗中功能外科理念应运而生。

何为肿瘤功能外科呢？就是要求在手术根治的基础上，最大限度地保留组织器官的功能。由此可见，微创理念与功能外科二者在本质上是辩证统一的，微创的最终目的在于保功能。广大患者特别是年轻女性，希望尽可能减少切口瘢痕，甚至看不到切口瘢痕。手术瘢痕直接影响患者的身心健康，从心理学角度看，手术瘢痕所造成的心理创伤是永恒的。外科医生的理念需要从“根治性”向“功能性”转变，不再只是简单地将病变组织切除，需要尝试新术式，尽可能保留机体的自主功能，减少不必要的医源性损伤。

近年来，在 NOTES 的基础之上，通过结合不同的器械设备和操作方法，一系列与 NOTES 相关的概念也逐渐被提出，例如 pre-NOTES、pure-NOTES、hybrid-NOTES 等。虽然命名的方法各有不同，但所有技术都是为了达到一个共同的目标，即最大程度地追求微创效果，避免腹壁辅助切口，减少腹壁功能障碍。在国内将该技术称为“经自然腔道取标本手术”，英文表述为“natural orifice specimen extraction surgery”，英文缩写为“NOSES”。

那么何谓 NOSES 呢？其定义是使用腹腔镜器械、TEM 或软质内镜等设备完成腹腔内手术操作，经自然腔道（直肠、阴道或口腔）取标本的腹壁无辅助切口手术。该手术与常规腔镜手术最大的区别就在于标本经自然腔道取出，避免了腹壁取标本的辅助切口，术后腹壁仅存留几处微小的戳卡瘢痕。目前，可以开展 NOSES 术的器官主要涉及结直肠、胃、小肠、肝胆、胰脾、膀胱以及子宫、卵巢等。该术式经自然腔道取标本，腹壁瘢痕小，通过巧妙结合 NOTES 理念和常规腹腔镜操作技术，更符合现阶段微创技术发展形势，更具有临床推广的潜力和空间。

四、NOSES 分类

根据取标本的途径不同，NOSES 术主要分为三种，即经肛门取标本 NOSES 术、经阴道取标本 NOSES 术以及经口取标本 NOSES 术。目前临床应用最广的就是前两种方式，尤其是经肛门取标本。经肛门取标本主要适用于肿瘤较小、标本容易取出的患者；经阴道取标本主要适用于肿瘤较大，经肛门取出困难的女性患者。除此两种取标本途径外，也有学者开始尝试开展经口取标本的 NOSES 术，包括袖状胃切除术、胃间质瘤切除术、肝活检术、胆囊切除术、脾切除术等。但由于食管管腔狭长、管壁弹性差，术者在开展经口取标本手术时，一定要严格谨慎把握手术适应证。

由于 NOSES 手术方式较多，每种术式的操作要点及适应范围又有所区别。因此，在临床实践中，我们要结合患者的实际情况，根据不同手术的操作特点，谨慎选择手术适应证。根据笔者经验，在术式选择时有几个重要原则需要遵循。第一，术者需准确判断肿瘤位置，尤其对于直肠癌患者。准确地判断肿瘤位置，是选择最佳手术方式的前提和基础。术前可以进行结肠三维重建 CT 检查，同时术中还需结合腹腔镜探查和肛诊确定肿瘤位置。第二，肿瘤大小的判定也是决定手术成败的关键因素。这里所指的肿瘤大小主要强调的是肿瘤环周直径，确定肿瘤的大小需密切结合术前影像学检查和术中仔细的探查。第三，如果标本大小同时符合经肛门和经阴道取出时，要尽量选择经肛门取标本，这样可以避免阴道不必要的损伤。

五、NOSES的优势与不足

NOSES手术采用经自然腔道取标本，避免了常规腹腔镜手术所需的腹壁辅助切口，进一步减少了手术带来的创伤。然而，NOSES的优势远不只是少了一个腹壁切口那么简单。

看得见的是少了个切口，看不见的是多了份信心。常规开腹手术腹壁上是一条十几甚至二十厘米的切口，传统腹腔镜手术是几个小孔加一条五六厘米长的切口，腹腔镜NOSES手术是腹壁上只有几个小孔。虽然腹壁上有无切口既不关生死又不关并发症，但是患者由此引发精神上的压力、生活上的困扰却不容小觑。对于爱美的人来说，身上多一个斑点都是瑕疵，何况是身上附着一根张牙舞爪的“蜈蚣虫”，更别说在艰难融入正常生活后腹壁偶尔的刺痛又从潜意识里把思绪拉回到患者的角色。如果少个伤口能让患者找回生活的信心，重新回归社会，这个努力就值得每位医生去尝试。

看得见的是减轻了疼痛，看不见的是加速了康复。没有了腹壁切口，另一个直接的受益就是减轻了疼痛。患者麻醉苏醒后就敢下床，术后一天就可以自由行走。治病却没有痛苦感受，治疗的信心也增加了好几倍。因为下床早，活动好，可以避免动、静脉血栓的发生;因为疼痛轻，咳痰易，大大降低肺部感染的概率。因为胃肠功能恢复快，可以早期进食，又进一步促进了恢复。

看得见的是美容效果，看不见的是功能保全。对于直肠癌手术来说，肿瘤位置越低，保肛的可能性越小。然而，NOSES的几种方法通过特殊的操作方式，在保证肿瘤根治的前提下，大大增加了保肛的可能性，同时又不增加患者术后并发症的发生率。使患者肛门功能得到了保全，也大大增加了患者术后的生活质量。

此外，从外科医生角度来讲，由于NOSES手术使用的是常规微创手术器械，因此大大提高了外科医生对该手术的操控性和适应性，也更有利于外科医生对技术要领的学习和掌握。与NOTES术相比，NOSES术可以更好地显露术野，提供良好的操作空间，进而大大增加了手术的安全性。

作为一种新兴微创技术，NOSES术也存在一定的不足，主要包括以下几个方面。第一，与开腹和常规腹腔镜手术比较，NOSES术的适应证更为严格，适应开展人群相对局限；第二，由于NOSES术需要进行一些特殊操作，其技术要求更高，对无菌操作和无瘤操作要求更为严格；第三，NOSES术对团队配合能力以及配合默契程度提出了更高要求，尤其是在消化道重建和标本取出环节。

NOSES术能在我国广泛开展的原因主要包括以下几个因素。第一，腹腔镜技术在我国已经广泛开展，在很多医院甚至已经取代了开腹手术，成为一种常规治疗手段。因此，腹腔镜技术的广泛开展为NOSES术的普及提供了必要的前提和基础。第二，从结直肠肿瘤及良性疾病的发病角度分析，有50%～60%的患者可以考虑行NOSES手术。再考虑技术因素有30%～40%患者也可以从NOSES术中获益。第三，对于如何提高腹腔镜技术而言，很多外科医生已经进入瓶颈期。由于器械设备的限制，腔镜技术很难再有新的突破。而NOSES术的出现，在腹腔镜技术的设备基础上，结合“无瘢”理念，让NOSES这一微创手术变成了“微创中的微创”，这一点也充分迎合了微创外科发展的大趋势。第四，NOSES术技术本身表现出的微创优势，包括避免腹壁辅助切口，减轻患者术后疼痛，保留腹壁功能，具有良好的美容效果等。如今，国内有关NOSES术的研究和报道越来越多，大量研究结果也表明NOSES术具有良好的微创效果和可行性。

Part 23

腹腔镜医生培训

自 1987 年法国 Mouret 医生成功施行了世界上首例腹腔镜胆囊切除术以来，腹腔镜技术得到了迅猛发展并已趋成熟，现在普外科的所有手术，从简单的胆囊切除到复杂的胰十二指肠切除，几乎都可以在腹腔镜下完成，而腹腔镜的所有手术都体现了外科的发展趋势，即以最小的创伤，获得最大的康复。腹腔镜外科手术是一项技术依赖性很强的外科实用技能，在传统的外科培训过程中，教授与年轻医生之间的教学实践往往是建立在患者的实际手术当中，往往导致学习过程中出现过多的并发症。由于腹腔镜外科手术操作技术的特殊性，这种培训肯定不是理想的教学模式，也不符合现代伦理学道德要求。因此，我们需要合理、严格的腹腔镜外科技能培训，以有效地提高年轻医师微创外科手术的操作技能，降低微创手术的危险性。

系统、规范的腹腔镜技能培训可以明显缩短学习曲线，减少手术并发症的发生。在国外，外科医师必须接受严格的腹腔镜教学培训，经认证获得资格证书，并授权准予，才能从事腹腔镜手术。1988 年德国外科医师协会已将内镜技术列入外科医师进修课程。美国在全国各大城市和医疗中心建立了腹腔镜技术培训中心，青年外科医师必须参加该项训练，这视为外科医师的基本技能之一，并将之列为医学继续教育计划。虽然目前国内尚无统一的规范化专科培训考核标准，但腹腔镜外科技术已被编入全国高等医学院校教材《外科学》中，而专科医师培训的毕业后医学继续教育课程将是腹腔镜外科医师的主要准入途径。

一、腹腔镜外科技术特点

腹腔镜外科手术是一种技术依赖性更强的外科技能。不同腹腔镜技术经验水平的外科医生，手术成功率和并发症发生率是不同的。

腹腔镜手术与传统开腹手术的差异有以下几点。

1. 视觉差异

腹腔镜手术中，肉眼三维立体视野变为彩色监视屏幕的二维平面图像；腹腔镜下手术视野的观察方向相对固定、缩小；在多血的视野里，图像彩色分辨率和光亮度均有衰减；摄像系统的配置和镜头质量及清洁保养均对手术视野显露效果产生影响。

2. 触觉差异

腹腔镜手术中无法凭借手术者灵敏的手指触觉优势，代之以腹腔镜器械传递的间接触觉，类似于中国人使用筷子时的间接触觉，要达到精确操作和适当的力度，才能保障手术解剖层次正确无误，避免误损伤。

3. 手术器械差异

腹腔镜手术器械操作类似于杠杆作用原理，以腹壁穿刺套管为杠杆支点，做反向运动，不同于开腹手术。而且穿刺套管是手术器械进入腹腔的通道，其位置选择，关系到器械到达目标器官的操作距离和方向；各套管之间的定位还关系到镜头与器械、器械与器械或人体骨性结构之间的协调配合，如缝合打结角度和自动切割缝合器方向等。另外，腹腔镜手术解剖分离中依赖电外科手段较多，需要手术者掌握更丰富的电外科操作技巧。

4. 手眼协调差异

在上述各项明显区别于开腹手术习惯的差异累加后，术者器械操作的协调性和随意性受到多重制约，如平面图像中手术视野的纵深距离感觉差异；操作中对肝、脾等质脆组织的触觉差异等，可引起非主观控制的误操作损伤。另外，电外科技术还应加强脚控开关与手、眼的配合，三者协调配合不当也常是发生手术副损伤的原因，如胆囊切除术中的胆管热烧伤等。

5. 手术人员配合差异

腹腔镜手术中术者的眼睛和手术视野，在一定程度上掌握在摄像助手的手中，他控制着视野的远近、范围和观察方向，使用有角度镜头时要求更高。国外早期有手术者采用单手操作、另一手持镜的方法，即为克服助手理解术者意图的差异。但目前复杂的腹腔镜手术，更要求手术者双手配合操作协调的重要性。因此，持镜助手的默契配合是必不可少的。另外，麻醉和肌肉松弛效果，直接关系到气腹显露程度，任何外科手术，显露是手术成功的基本要素之一。

二、专科培训的主要模式

1. 临床进修培训

经过对腹腔镜手术患者的全程跟踪学习，参与围术期处理，亲临腹腔镜手术中各种情况甚至并发症的处理，了解患者的转归和随访。但进修学员临床参与手术机会很少，多为观摩手术，实际操作训练不足，此为关键性薄弱环节。

2. 专项培训班

培训内容包括专家授课、影像资料讲解、器械操作练习、动物手术实验等，也有针对某种腹腔镜手术而开办的短期高级培训班。其培训效果在实际操作训练方面优于临床进修模式，但由于受到教员或学员的各种人为因素影响，培训效果很难取得统一的量化标准。

三、腹腔镜技术培训的内容

（一）腹腔镜基础知识的学习

了解腹腔镜手术的发展与现状；掌握腹腔镜技术的原理，熟悉腹腔镜技术操作的基本特点；了解腹腔镜手术配套设施及其基本功能、常见故障的排除方法；掌握手术器械的基本结构、功能、规格、各种用途以及使用方法；掌握各种疾病腹腔镜手术的适应证、禁忌证、术前准备、麻醉方式的选择；

掌握腹腔镜手术操作步骤；掌握术中并发症的防治、中转开腹手术时机及术后并发症的发现与处理等。理论指导实践，只有掌握了扎实的理论知识，才能在实践中做到有的放矢、事半功倍。

（二）腹腔镜基本技能训练

与传统手术相同，腹腔镜手术的基本操作也包括分离、切割、缝合、打结等。Watterson 认为短时间大量重复某一特殊而关键的手术步骤，对提高手术质量至关重要。训练内容一般包括移豆、移绳、打结、缝合。

这一阶段的训练虽然简单，但却是学习腹腔镜手术的基础，而且这一阶段的进步会很快。大部分腹腔镜手术的操作技巧，如习惯二维空间和腹腔镜器械、准确地抓持物体、简单的双手协调能力、打结和缝合技术等都可以通过这一阶段的训练来掌握。这一阶段一般采用腹腔镜手术训练箱进行练习，训练中模拟腹腔镜的手术环境，根据训练内容、置入箱中不同的标本分别进行分离、切割、电凝、缝合、夹闭、打结等练习，通过反复技术训练，可以初步掌握手眼协调、手足协调等基本技术。

（三）腹腔镜手术模型训练

完成基本技能培训后，接下来进行模型的训练。每一种手术都会有各自的难点和要求，这些是手术成功的关键步骤，也是并发症高发之处。例如可以针对消化道重建，以动物肠道针对性地训练腹腔镜下的消化道重建，模型与真实情况相当接近，在腹腔镜模拟器下进行这一操作的强化训练，可以取得更好的效果。

（四）腹腔镜仿真模拟装置训练

1. 虚拟现实技术的原理

该技术是一种基于可计算信息的沉浸式交互环境，具体地说，就是采用以计算机技术为核心的现代高科技，生成逼真的视、听、触觉一体化的特定范围的虚拟环境。而虚拟实化是指确保学员从虚拟环境中获取与真实环境相似感觉的关键技术。能否让学员产生真实感的关键因素除了视觉和听觉外，在操纵虚拟物体时感受到触觉是关键。

2. 虚拟现实技术的应用

虚拟现实技术在医学教育的应用日益广泛，包括模拟的内脏器官、体液，仿真的手术操作器械，光学视管，彩色液晶触摸操作屏等。软件设计包括临床应用广泛的微创手术，如胃肠外科、肝胆外科、腹壁疝外科等手术，效果逼真。

3. 模拟仿真腹腔镜训练装置

模拟装置内置丰富的病例模块和综合评估是仪器的特色，练习者可以任意选取一个手术病例进行手术，并反复练习，手术过程可以用影像记录下来，由导师进行测评和技术分析。

4. 模拟仿真腹腔镜训练系统的应用价值

模拟仿真技术可能是解决腹腔镜外科技术培训问题的一种有效的补充方法。它利用新一代的高性能计算机和图像软件，借助 CT、MRI 和其他影像技术所获得的信息，可以重建人体的模拟解剖结构，这一技术可以创造出非常逼真的模拟环境。目前，国外正积极研发各种微创手术的计算机模拟训练器，如普通腹腔镜手术、三维立体（3D）腹腔镜手术甚至机器人腹腔镜手术的模拟训练器均已面世。当这些模拟仿真训练系统得到进一步完善并广泛普及应用后，外科医师在培训中可针对手术操作的关键步骤进行无限次数的重复强化练习，使他们在对患者进行手术之前就积累一定的经验，避免发生一些“低级错误”，导致尴尬的被动局面。

（五）动物实验

经过一定时期训练，学员已经掌握了腹腔镜的基本技术，但训练箱模拟的手术环境与真实的手术环境尚有相当的差距，因此动物实验必不可少。因为猪与人体的解剖结构相近，所以一般选用猪作为实验对象。动物实验的目的在于让学员在接近于真实手术的环境下进行操作，熟悉气腹的建立，进一步熟练掌握组织的分离、显露、结扎、止血、缝合、钛夹钳夹、取标本、放置引流管等基本技巧，熟悉各种特殊器械在活体上的使用方法，尤其多数电刀都为脚踏板控制，因此使用电刀可训练手足的协调配合能力。另外，可以充分利用实验动物进行各种脏器的活体手术，进一步加强手术者与助手的操作配合。

（六）手术演示

经过上述培训后，学员对腹腔镜技术已经有了较好的了解，此时安排经验丰富、技术娴熟的医师进行腹腔镜手术演示，并在培训现场安排老师进行讲解。手术准备阶段由教师向学员详细介绍手术名称、手术方案、手术步骤和背景资料，其中包括患者资料及辅助检查结果等，并依次介绍主刀医生、助手、麻醉、手术器械、戳卡穿刺部位、监护设备等情况。可以利用多媒体腹腔镜手术转播系统，把手术的全过程实时地转播到腹腔镜手术培训教室，教室参与人员能够通过大屏幕投影和计算机观看手术，教师全过程讲解手术，同时通过双向对讲系统与手术医生进行交流与讨论，学员在观看手术的过程中有何疑问，可随时向现场讲解老师或手术者提出，并能得到当场解答。这样，学员既可以详细地观察到手术的全过程，大大提高了学习效率，又避免了现场观摩受到距离、视野等限制的缺陷，同时也不会影响手术室的正常管理。

（七）临床实践

经过基础知识学习及模拟箱与动物实验的培训后，学员已基本熟悉了腹腔镜手术的各种器械，掌握了腹腔镜手术的基本操作技能，但实际手术时一些器械的操作感受是无法通过培训获得的，所以临床实践必不可少。学员由腹腔镜技术熟练的老师负责带教，从手术器械的准备、机器导线的连接做起，首先从扶镜者开始，逐渐过渡到一助，进而向术者逐步过渡。根据腹腔镜技术培训过程中的学习曲线，在有经验的医师指导下，每一角色学员必须完成 10 ～ 20 例，才能独立进行简单的腹腔镜手术，例如腹腔镜下胆囊切除术、腹腔镜下阑尾切除术等。这一阶段可进一步提高学员的腹腔镜外科技术，要遵循“由易而难、循序渐进”的原则逐步积累经验。各类腹腔镜手术的学习曲线不同，每个医师的动手能力和灵感也不尽相同，必须要经过长期刻苦的训练，才能逐渐成长为一名合格的临床腹腔镜外科医师。

参考文献

[1] 博士宁 . 重症监护药物治疗手册 . 北京：人民卫生出版社，2009.

[2] 陈基明 . 多参数监护仪质量控制技术规范探讨 . 大众标准化，2009，28(1):43-48.

[3] 池畔 . 腹腔镜低位直肠癌根治术 . 中国实用外科杂志，2011，31(9):867-870.

[4] 杜晓辉 . 腹腔镜结直肠手术并发症防治 . 中国实用外科杂志，2011, 31(9):849-851.

[5] 杜燕夫 . 腹腔镜全结肠切除术 . 中国实用外科杂志，2011，31(9):852-854.

[6] 高春芳 . 现代结、直肠手术学 . 济南：山东科技出版社，2004.

[7] 葛成华，王世伟，曾和平，等 . 腹腔镜在不明原因急腹症中的应用 . 腹腔镜外科杂志，2007，12（2）：141-142.

[8] 胡三元 . 腹腔镜外科学 . 济南：山东科学技术出版社，2006.

[9] 黄志强，李荣，周宁新 . 现代腹腔镜外科学 . 天津：天津科学技术出版社，2006.

[10] 黄志强 . 外科微创化：21 世纪外科的趋向 . 解放军医学杂志，2002，27（2）：95-97.

[11] 李波，江淼，禹化龙 . 急症腹腔镜外科学 . 济南：山东科学技术出版社，2006.

[12] 李国新，赵丽瑛 . 腹腔镜结直肠癌根治术解剖概要 . 中国实用外科杂志，2011, 31(9):844-848.

[13] 李际辉 , 郑成竹 , Raymond J, 等 . 回顾中国腹腔镜外科教育发展的十五年 . 腹腔镜外科杂志 , 2006, 11(4):355-356.

[14] 李淑迦，巩玉秀 . 护理学分册 . 北京：人民军医出版社，2008.

[15] 李淑迦，王建荣，等 . 临床技术操作规范 : 护理分册 . 北京：人民军医出版社，2003.

[16] 林峰 . 腹腔镜右半结肠癌根治术 . 中国实用外科杂志，2011，31(9):861-866.

[17] 刘晟 , 仇明 , 江道振 , 等 . 微创手术学习曲线的新观念与临床意义 . 中国微创外科杂志 , 2008, 8(1):526.

[18] 刘淑媛，陈永强 . 危重症护理专业规范化培训教程 . 北京：人民军医出版社，2006.

[19] 刘树伟，柳澄，胡三元 . 腹部外科临床解剖学图谱 . 济南 : 山东科学技术出版社 , 2006:340-343.

[20] 吕厚山 . 结肠与直肠外科学 . 北京：人民卫生出版社，2002.

[21] 马冲，赵宪琪，姜涛，等 . 腹腔镜在肠造口术中的应用 . 腹腔镜外科杂志，2011，16(4)：283-285.

[22] 潘凯 . 腹腔镜胃肠外科手术学 . 北京：人民卫生出版社，2010.

[23] 秦鸣放 . 腹部外科腹腔镜与内镜治疗学 . 北京：人民军医出版社，2010：2-8.

[24] 裘法祖，邹声泉 . 实用腹腔镜外科学 . 北京：人民军医出版社，2002.

[25] 石如 . Miles 术结肠造口术并发症的原因及其防治 . 腹部外科，2001，14(2)：111.

［26］宋来广，巢志夏．腹腔镜手术学．上海：复旦大学出版社，2001：386.

［27］孙育红．手术室护理操作指南．北京：人民军医出版社，2011.

［28］孙跃明．腹腔镜乙状结肠癌根治术．中国实用外科杂志，2011，31(9):855-857.

［29］谭敏，丁卫星．腹腔镜结直肠手术技巧．西安：世界图书出版公司，2009：9-12.

［30］谭敏，李家骅．腹腔镜结直肠手术．北京：人民卫生出版社，2008.

［31］魏革．手术室护理学．2 版．北京：人民军医出版社，2010.

［32］吴阶平，裘法祖．黄家驷外科学．北京：人民卫生出版社，2000：1257-1260.

［33］吴咸中．腹部外科实践．天津：天津科学技术出版社，2004：276-278.

［34］吴耀添．监护仪的常见故障维修与保养．医疗保健器具，2005，12(5):51.

［35］吴志明，娄建平，孟兴成，等，腹腔镜与开腹肠粘连松解术的对比研究．中国微创外科杂志，2004，4（1）：41-42，51.

［36］武正炎，李宁，等．普通外科手术并发症预防与处理．北京：人民军医出版社，2011.

［37］徐大华．腹腔镜外科医师规范化培训模式探讨．中国实用外科杂志 , 2005, 25(10):636-637.

［38］徐大华．腹腔镜外科医师现代化培训模式探讨．临床外科杂志 , 2008, 16(11):724-725.

［39］许平平 , 许剑民．机器人在结直肠癌手术中的应用现状．临床外科杂志 , 2017(4):255-257.

［40］杨波 , 罗文彬 , 肖亮 , 等．如何科学地进行腹腔镜手术的基础训练．中华腔镜泌尿外科杂志 : 电子版 , 2009, 3(3):257-260.

［41］于良．重视临床腹腔镜技术培训过程中的“学习曲线”．肝胆外科杂志 , 2008, 16(3):167-168.

［42］郑成竹．微创普通外科全真手术．南京：凤凰出版传媒集团、江苏科学技术出版社，2007.

［43］郑民华．腹腔镜结直肠癌手术的现状与展望．中国实用外科杂志，2011, 31(9):841-843.

［44］郑民华．腹腔镜在腹部非胆囊手术中的应用．中国实用外科杂志，2004，24（1）：27-29.

［45］郑民华．腹腔镜左半结肠癌根治术．中国实用外科杂志，2011，31(9):858-860.

［46］中国抗癌协会大肠癌专业委员会．中下段直肠癌外科治疗规范（草案）．中华胃肠外科杂志，2005（2）：181-183.

［47］周军，汪建平，王捷，等．克罗恩病外科治疗 85 例分析．中国实用外科杂志，2007，27(3)：211-213.

［48］周总光，赵玉沛．外科学．北京：高等教育出版社，2009：137-142.

［49］朱丹．手术室护理学．北京：人民军医出版社，2008.

［50］Ali MR, Mowery Y, Kaplan B, et al. Training the novicein laparoscopy. More challenge is better. Surg Endosc, 2002, 16(12):1732.

［51］Ackland G, Grocott MP, Mythen MG. Understanding gastrointestinal perfusion in critical care. Crit Care, 2000, 4:269-281.

［52］Ahmed Ali U, Keus F, Heikens JT, et al. Open versus laparoscopic (assisted) ileo pouch anal anastomosis for ulcerative colitis and familial adenomatous polyposis. Cochrane Database Syst Rev, 2009, 21(1):CD006267.

［53］Andersen J, Kehlet H. Fast track open ileo—colic resections for Crohn’s disease. Colorectal Dis, 2005, 7 : 394-397.

[54] Arteaga-González I, Martín-Malagón A, Fernández EM, et al. The use of preoperative endoscopic tattooing in laparoscopic colorectal cancer surgery for endoscopically advanced tumors: a prospective comparative clinical study. World J Surg, 2006, 30(4):605-611.

[55] Baker R, Senagore AJ, Luchtefeld MA. Laparoscopic assistedvs. open resection: recto-pexy offers excellent results. Dis Colon Rectum, 1995, 38:199-201.

[56] Ballantyne GH, Leahy PF. Hand-assisted laparoscopic colectomy:Evolution to a clinically useful technique. Dis Colon Rectum, 2004, 47:753-765.

[57] Basse L, Thorbol JE, Lossl K, et al. Colonic surgery with accelerated rehabilitation or conventional care. Dis Colon Rectum, 2004, 47 : 271-278.

[58] Beets-Tan RG, Beets GL, Vilegen RF, et al. Accuracy of magnelic resonance imaging in prediction of tumour-free resection margin in rectal cancer. Lancet, 2001, 357(9255) : 497-504.

[59] Benedix F, Kckerling F, Lippert H, et al. Laparoscopic resection for endoscopically unresectable colorectal polyps: analysis of 525 patients. Surg Endosc, 2008, 22(12):2576-2582.

[60] Bennett-Guerrero E, Hyam JA, Shaefi S, et al. Comparison of p-POSSUM risk adjusted mortality rates after surgery between patients in the United States of America and the United Kingdom. Br J Surg, 2003, 90:1593-1598.

[61] Berdah SV, Barthet M, Emungania O, et al. Two stage videoassisted restorative proctocolectomy. Early experience of 12 cases. Ann Chir, 2004, 129(6-7):332-336.

[62] Bilchik AJ, Trocha SD. Lymphatic mapping and sentinel node analysis to optimize laparoscopic resection and staging of colorectal cancer: an update. Cancer Control, 2003, 10(3):219-223.

[63] Braga M, Frasson M, Vignali A, et al. Laparoscopic resection in rectal cancer patients:outcome and cost-benefit analysis. Dis Colon Rectum, 2007, 50(4):464-471.

[64] Ceppa EP, Fuh KC, Bulkley GB. Mesenteric hemodynamic response to circulatory shock. Curr Opin Cfit Care, 2004, 9:127-132.

[65] Chassot P, Delabays A, Spahn D. Preoperative evaluation of patients with, or at risk of, coronary artery disease undergoing non-cardiac surgery. Br J Anaesth, 2002, 89:747-759.

[66] Chin CC, Yeh CY, Huang WS, et al. Clinical outcome of intersphincteric resection for ultra-low rectal cancer. World J Gastroenterol, 2006, 12(4) : 640-643.

[67] Clinical Outcomes of Surgical Therapy Study Group. A comparison of laparoscopic assisted and open colectomy for colon cancar. N Engl J Med, 2004, 350:2050-2059.

[68] Colon Cancer Laparoscopic or Open Resection Study Group, Buunen M, Veldkamp R, et al. Survival after laparoscopic surgery versus open surgery for colon cancer:long-term outcome of a randomized clinical trial. Lancet Oncol, 2009, 10(1):44-52.

[69] Copeland GP. Assessing the surgeon:10 years experience with the POSSUM system. J Clin Excell, 2000, 2:187-190.

[70] Copeland GP. The POSSUM system of surgical audit. Arch Surg, 2002, 137:15-19.

[71] D' Annibale A, Morpurgo E, Fiscon V, et al. Minimally invasive resection for colorectal cancer : perioperative and medium-term results in an unselected patient group at a single institution. Teeh Coloproetol, 2006, 10(4):303-307.

[72] Davies SJ, Wilson RJT. Preoperative optimization of the high-risk surgical patient. Br J Anaesth, 2004, 93(1):121-128.

[73] Delaney CP, Fazio VW, Senagore AJ, et al. Fast-trach postoperative management protocol for patients with high comorbidity under-going complex abdominal and pelvic colorectal surgery. Br J Sury, 2001, 88:1533-1538.

[74] Duepree HJ, Senagore AJ, Delaney CP, et al. Advantages of laparoscopic resection for ileocecal Crohn' s disease. Dis Colon Rectum, 2002, 45:605-610.

[75] Duepree HJ, Senagore AJ, Delaney CP, et al. Laparoscopicresection of deep pelvic endometriosis with rectosigmoid involvement. J Am Clin Surg, 2002, 195:754-758.

[76] Dulucq JL, Wintringer P, Stabilini C, et al. Laparoscopic rectal resection with anal sphincter presercation for rectal cancer long term outcome. Surg Endosc, 2005, 19(11):1468-1474.

[77] Eagle K, Berger P, Calkins. Guideline update for perioperative cardiovascular evaluation for non-cardiac surgery-executive summary:a report of the American College of Cardiology/American Heart Association Task Force on Practice Guidelines . J Am Coll Cardiol, 2002, 39:542-553.

[78] Eckmann C, Kujath P, Schiedeck TH, et al. Ansatomotic leakage following low anterior resection; results of a standardized diagnostic and therapeutic approach. Int J Coloreetal Dis, 2004, 19(2):128-133.

[79] EI-Banna M, Abdel-Atty M, EI-Meteini M, et al. Management of laparoscopic-related bowel injuries. Surg Endosc, 2000, 14(9):779-782.

[80] Fenwick E, Wilson J, Sculpher M, et al. Preoperative optimisation employing dopexamine or adrenaline for patients undergoing major elective surgery:a cost-effectiveness analysis. Intensive Care Med, 2002, 28(5):599-608.

[81] Fukunaga Y, Higashino M, Tanimura S, et al. Laparoscopic colorectal surgery for neoplasm. A large series by a singal surgeon. Surg Endosc, 2008, 22(6) : 1452-1458.

[82] Gan TJ, Soppitt A, Maroof M, et al. Goal-directed intraoperative fluid administration reduces length of hospital stay after major surgery. Anesthesiology, 2002, 97:820-826.

[83] Gracia E, Targarona EM, Garriga J, et al. Laparoscopic treatment of colorectal polyps. Gastroenterol Hepatol, 2000, 23(5):224-227.

[84] Grocott MPW, Mythen MG, Gan TJ. Perioperative fluid managemeng and clinical outcome in adults. Anaesth Analg, 2005, 100:1093-1106.

[85] Guillu PJ, Quirke P, Thorpe H, et al. Short-term endpoins of conventional versus laparoscopic-assisted surgery in patients with colorectal cancer(MRC CLASICC trial): multicenter, randomized controlled trial. Lancet, 2005, 365 (9472):1718-1726.

[86] Hamilton MA, Mythen MG. Gastric tonometry: where do we stand?Curt Opin Crit Care, 2001, 7(2):122-127.

[87] Hansem MB. The entterc mervous system I:organisation and classification. Pharmacol Toxicol, 2003, 92(3):105-113.

[88] Hartlet JE, Mehigan BJ, MacDonald AW, et al. Patterns of recur-rence and survial after laparoscopic and conventional

resections for colorectal carcinoma. Ann Surg, 2000, 232:181-186.

[89] Hauenschild L, Bader FG, Laubert T, et al. Laparoscopic colorectal resection for benign polyps not suitable for endoscopic polypectomy. Int J Colorectal Dis, 2009, 24(7):755-759.

[90] Howell S, Sear J, Foex P. Hypertension, hypertensive heart disease and perioperative cardiac risk. Br J Anaesth, 2004, 92:570-583.

[91] Jaacob BP, Salky B, et al. Laparoscopic colectomy for colon adenocarcinoma:an 11-year retrospective review with 5-year survival rates. Surg Endosc, 2005, 19(5):643-649.

[92] Jacobs LK, Lin YJ, Orkin BA. The best operation for rectalprolapse. Surg Clin North Am, 1997, 77:49-70.

[93] Janson M, Bjorholt I, Carlsson P, et al. Randomized clinical trial of the costs of open and laparoscopic surgery for colonic cancer, Br J Surg, 2004, 91(4):409-417.

[94] Jayne DG, Guillou PJ, Thorpe H, et al. Randomized trial of laparoscopic-assisted resection of colorectal carcinoma:3-year results of the UK MRC CLASICC Trial Group. J Clin Oncol, 2007, 25（21）：3061-3068.

[95] Kairaluoma MV, Viljakka MT, Kellokumpu IH. Open vs. laparoscopicsurgery for rectal prolapse: a case-controlledstudy assessing short-term outcome. Dis Colon Rectum, 2003, 46:353-360.

[96] Kariv Y, Delaney CP, Casillas S, et al. Long term outcomesafter laparoscopic and open surgery for rectal prolapse. Surg Endosc, 2006, 20:35-42.

[97] Karube H, Masuda H, Takayama T. Usefulness of pelvic autonomic nerves during partial and total mesorectal excision-influence parameters and significance for neurogenic bladder. Chirurg, 2004, 75(3):276.

[98] Kirchhoff P, Dincler S, Buchmann P. A multivariate analysis of portential risk factors for intra- and postoperative complications in 1316 elective laparoscopic colorectal procedures. Ann Surg, 2008, 248(2): 259-265.

[99] Kohler A, Athanasiadis S, Omnter A, et al. Long-term results of low anterior resection with intersphincteric anastomosis in carcinoma of the lower one third of the rectum: analysis of 31 patients. Dis Colon Rectum, 2000, 43(6) : 843-850.

[100] Kumar U, Gill IS. Learning curve in human laparoseopic surgery. Curr Urol Rep, 2006, 7:120-124.

[101] Lacy AM, Delgado S, Castells A, et al. The long-term results of a randomized clinical trial of laparoscopy –assisted versus open surgery for colon cancer. Ann Surg, 2008, 248(1):1-7.

[102] Lacy AM, Garcia-Valdecasas JC, Delgado S, et al. Laparoscopy-assisted colectomy versus open colectomy for treatment of non-metastatic colon cancen:A randomised trial. Lancet, 2002, 359:2224-2229.

[103] Leung KL, Kwok SP, Lam SC, et al. Laparoscopic resection of rectosigmoid carcinoma:Prospective randomised trial. Lancet, 2004, 363:1187-1192.

[104] Liu LJ, Shi XH, Xu XD, et al. Laparoscopic-assisted ileal pouch-rectal muscle sheath anastomosis for the treatment of familial adeno matous polyposis. Int J Colorectal Dis, 2011, 26(8):1051-1057.

[105] Loungnarath R, Fleshman JW. Hand-assisted laparo-scopic colectomy techniques. Semin Laparosc Surg, 2003, 10:219-230.

[106] Maartense S, Dunker MS, Slors JF, et al. Hand-assisted laparoscopic versus open restorative proctocolectomy with ileal pouch anal anastomosis: A randomized trial. Aun Surg, 2004, 240:984-992.

[107] Madbouly KM, Senagore AJ, Delaney CP, et al. Clinicallybased management of rectal prolapse. Surg Endosc, 2003, 17:99-103.

[108] Marcello PW, Milson JW, Wong SK, et al. Laparoscopic total colectomy for acute colitis:a case-control study. Dis Colon rectum, 2001, 44 (10) : 1441-1445.

[109] Marescaux J, Leroy J, Gagner M, et al. Transatlantic robot-assisted telesurgery. Nature, 2001, 413(6854):379-380.

[110] Mattei P, Rombeau JL. Review of the pathophys iology and management of postoperative ileus. World J Surg, 2006, 30 : 1382-1391.

[111] McDougall EM, Corica FA, Boker JR, et al. Construct validity testing of a laparoscopic surgical simulator. J Am Coll Surg, 2006, 202(5):779-787.

[112] McGough K, Kirby R. Fluid, electrolytes, blood, and blood substitutes//In:Kirby R, Gravenstein N. Clinical Anesthesia Practice. 2ed. Philadelphia: Saunders, 2002:770-790.

[113] Merah N, Wong D, Foulkes-Crabbe D, et al. Modified Mallampati test, thyromental distance and inter-incisor gap are the best predictors of difficult laryngoscopy in West Africans. Can J Anaesth, 2005, 52:291-296.

[114] Milsom JW, Hammerhofer KA, Bohm B, et al. Prospective, randomised trial comparing laparoscopic vs. conventional surgery for refractory ileocolic Crohn' s disease. Dis Colon Rectum, 2001, 44:1-8.

[115] Mohamed K, Copeland GP, Boot DA, et al. An assessment of the POSSUM scoring system in orthopaedic surgery. J Bone Joint Surg Br, 2002, 84(5):735-739.

[116] Mythen MG. Postoperative gastrointestinal tract dysfunction. Anesth Analg, 2005, 100(1):196-204.

[117] Nisanevich V, Felenstein I, Almogy G, et al. Effect of intraoperative fluid managemeng on outcome after intraabdominal surgery. Anesthesiology, 2005, 103;25-32.

[118] Paun BC, Cassie S, MacLean AR, et al. Postoperat - ive complications following surgery for rectal cancer. Ann Surg, 2010, 251(5):807-818.

[119] Peter WM, Toina YF. The ASCRS textbook of colon and rectal surgery. New York:Spr inger, 2007:693-712.

[120] Poeze M, Takala J, Greve JW, et al. Preoperative tonometry is predictive for mortality and morbidity in high-risk surgical patients. Intensive Care Med, 2000, 26:1272-1281.

[121] Pokala N, Delaney CP, Senagore AJ, et al. Laparoscopic vs open total colectomy:a case-matched comparative study. Surg Endorsc, 2005, 19 (4) : 531-535.

[122] Pokala N, Delanry CP, Senagore AJ, et al. Laparoscopic versus open total colectomy: A case-matched comparative study. Surg Endosc, 2005, 19:531-535.

[123] Polle SW, Dunker MS, Slors JF, et al. Body image, cosmesis, quality of life, and functional outcome of hand-assisted laparoscopic versus open restorative proctocolectomy: long-term results of a randomized trial. Surg Endosc, 2007,

21(8):1301-1307.

［124］ Prytherch DR, Ridler BM, Beard JD, et al. A model for national audit in vascular surgery. Eur J Vasc Endovasc Surg, 2001, 21:477-483.

［125］ Prytherch DR, Sutton GL, Boyle JR. Portsmouth POSSUM models for abdominal aortic aneurysm surgery. Br J Surg, 2001, 88:958-963.

［126］ Rai M, Pandit J. Day of surgery cancellations after nurse-led pre-assessment in an elective surgical centre:the first 2 years . Anaesthesia, 2003, 58:692-699.

［127］ Rehfeld JH. A centenary of gastrointestinal endocrinology. Horm Metab Res 2004, 36(11-12): 735-741.

［128］ Rosin D, Zmora O , Hoffman A, et al. Laparoseopie colon and rectal surgery-after ten years and 350 operations. Harefuah, 2007, 146(3):176-180, 247-248.

［129］ Ross H, Steele S, Whiteford M, Lee S, et al. Early multi-institution experience with single-incision laparoscopic colectomy. Dis Colon Rectum, 2011, 54(2) :187-192.

［130］ Saito N. Ono M, Sugito M, et al. Early results of intersphincteric resection for patients with very low rectal cancer. an active approuch to avoid a penmanentcolostony. Dis Colon Rectum, 2004, 47(4) : 459-466.

［131］ Sanders G, Mercer SJ, Saeb-Parsey K, et al. Randomised clinical trial of intravenous fluid replacement during bowel preparation for surgery. Br J Surg, 2001, 88:1363-1365.

［132］ Sandham JD, Hull RD, Brant RF, et al. A randomized, controlled trial of the use of pulmonary artery catheters in high-risk surgical patients. N Engl J Med, 2003, 348:5-14.

［133］ Sartori CA, Dannibale A, Cutini G, et al. Laparoscopic surgery for colorectal cancer:clinical practice guidelines of the Italian Society of Colorectal Surgery. Tech Coloproctol, 2007, 11(2):97-104.

［134］ Senagore AJ, Brannigan A, Kiran RP, et al. Diagnosis related group assignment in laparoscopic and open colectomy: Financial implications for payer and provider. Dis Colon Rectum, 2005, 48:1016-1020.

［135］ Senagore AJ, Delaney CP, Brady K, et al. A standdardized approach to laparoscopic right colectomy:Outcome in 70 consecutive cases, J Am Coll Surg, 2004, 199:675-679.

［136］ Senagore AJ, Delaney CP, Duepree HJ, et al. An evaluation of POSSUM and p-POSSUM scoring systems in assessing outcomes with laparoscopic colectomy. Br J Surg, 2003, 90:1280-1284.

［137］ Senagore AJ, Duepree HJ, Delaney CP, et al. Results of a standardized technique and postoperative care plan for laparoscopic sigmoid colectomy:A 30 month experience. Dis Colon Rectum, 2003, 46:503-509.

［138］ Senagore AJ, Madbouly K, Fazio VW, et al. Advantageous of laparoscopic colectomy in older patients. Arch Surg, 2003, 138:252-256.

［139］ Senagore AJ. Management of rectal prolapse: the role of laparoscopicapproaches. Semin Laparosc Surg, 2003, 10:197-202.

［140］ Seshadri PA, Poulin EC, Schlachta CM, et al. Dose a laparoscopic approach to total abdominal colectomy and proctoco-lectomy offer advantages. Surg Endosc, 2001, 15(8) : 837-842.

[141] Shiga T, Wajima Z, Inoue T, et al. Predicting difficult intubation in apparently normal patients:a meta-analysis of bedside screening tests performance. Anesthesiology, 2005, 103:429-437.

[142] Sokolovic E, Buchmann P, Schlomowitsch F, et al. Comparison of resource utilization and long-term quality-of-life outcomes between laparoscopic and conventional colorectal surgery. Surg Endosc, 2004, (10) : Epub ahead of print.

[143] Solomon MJ, Young CJ, Eyers AA, et al. Randomized clinical trial of laparoscopic vs. open abdominal rectopexy for rectal prolapse. Br J Surg, 2002, 89:35-39.

[144] Stocchi L, Nelson H, Young-Fadok TM, et al. Safety and advantages of laparoscopic vs. open colectomy in the elderly: matched-control study. Dis Colon Rectum, 2000, 43(3):326.

[145] Takala J, Meier-Hellman A, Eddleston J, et al. Effect of dopexamine on outcome after major abdominal surgery:a prospective, randomized, controlled multicenter study. European Multicenter Study Group on Dopexamine in Major Abdominal Surgery. Crit Care Med, 2000, 28:3417-3423.

[146] Tekkis PP, Kocher HM, Bentley AJ, et al. Oerative mortality rates among surgeons comparison of POSSUM and p-POSSUM scoring systems in gastrointestinal surgery . Dis Colon Rectum, 2000, 43:1528-1532.

[147] Tekkis PP, McCulloch P, Poloniecki JD, et al. Risk adjusted poerative mortality in oesophagogastric surgery:O-POSSUM scoring system. Br J Surg, 2004, 91:288-295.

[148] Tekkis PP, Prtherch DR, Kocher HM, et al. Development of a dedicated risk adjustment scoring system for colorectal surgery(colorectal POSSUM). Br J Surg, 2004, 91:1174-1182.

[149] Tiret E, Poupardin B, McNamara D, et al. Ultra low anterior tessection with intersphincteric dissection—what is the Limit of safcaphincter preservation? Colorectal Dis, 2003, 5(5) : 454-457.

[150] Tsioulias GJ, Wood TF, Chung MH, et al. Diagnostic laparoscopy and laparoscopic ultrasonography optimize the staging and resectability of intraabdominal neoplasms. Surg Endosc, 2001, 15(9):362-365.

[151] Tuman K. Perioperative cardiovascular risk: assessment and management. Anesth Analg, 2001, 92:1451-1454.

[152] Upchurch GJ, Proctor M, Henke P, et al. Predictors of severe morbidity and death after elective abdominal aortic aneurysmectomy in patients with chronic obstructive pulmonary disease. J Vasc Surg, 2003.

[153] Urban M, Rosen HR, Holbling N, et al. MR imaging for the preoperative planning of sphineter-surger for tumors of the lower third of the rectum:use of intravenous and endorecal contrast materials. Radiology, 2000, 214 (2) : 503-508.

[154] Van der Voort M, Heijnsdijk EAM, Gouma DJ. Bowel injury as a complication of laparoscopy. Br J Surg, 2004, 91(10):1253-1258.

[155] Van Klei W, Moons K, Rutten C. The effect of Outpatient Preoperative Evaluation of hospital inpatients on cancellation of surgery and length of hospital stay. Anesth Analg, 2002, 94:644-649.

[156] Veldkamp R, Kuhry E, Hop WC, et al. Laparoscopic surgery versus open surgery for colon cancer. Short-term outcomes orarandomised trial. Colon Cancer Laparoscopic or Open Resectuon Study Group(COLOR). Lancet Oncot, 2005, 6:477-484.

[157] Vitellaro M, Bonfanti G, Sala P, et al. Laparoscopic colectomy and restorative protocolectomy for familial adenomatous polyposis. Surg Endosc, 2011, 25(6) : 1866-1875.

[158] Wallcngren NO, Holtas S, Andren-Sandberg A, et al. Rectal carcinoma: double-contrast MR imaging for preoperative stagng. Radiology, 2000, 215 (1) : 108-114.

[159] Ward N. Nutrition support to patients undergoing gastrointestinal surgery. Nutr J, 2003, 2:18.

[160] Watterson JD, Denstedt JD. Ureteroscopy and Cystoscopy Simulation in Urol. J Endourol, 2007, 21(3):263.

[161] Weeks JC, Nelson H, Gelber S, et al. Clinical Outcomes of Surgical Therapy（COST）Study Group. Short-term quality-of-life outcomes following laparoscopic-assisted colectomy vs open colectomy for colon cancer:a randomized trial. JAMA, 2002, 287（3）：321-328.

[162] Yong L, Deane M, Monson JR, et al. Systematic review of laparoscopic surgery for coloreetal malignancy. Surg Endosc, 2001, 15(12):1431-1439.

[163] Young –Fadok TM, HallLong K, McConnell EJ, et al. Advantages of laparoscopic resection for ileocolic Crohn’s disease. Improved outcomes and reduced costs. Surg Endosc, 2001, 15:450-454.

[164] Ziprin P, Ridgeway PF, Peck D, et al. The theories and realities of port-site metastases: A critical appraisal. J Am Clin Surg, 2002, 195:395-408.